今さら聞けない!?

動物医療の基礎知識

aS編集部・編

予防・症状編

EDUWARD Press

発刊にあたって

「今さら聞けない!?　動物医療の基礎知識　予防・症状編」は、動物看護専門誌『as（アズ）』で2002年から継続している好評隔月連載「今さら聞けないシリーズ」が元になっています。本連載の過去コンテンツから「予防・症状」に沿ったテーマだけを厳選して再編集し、最新情報を加筆して1冊に仕上げました。

本書の最大の特長は、ヒトには「今さら聞けない」、誰かに聞かれても実は「こたえられない」と臨床現場で感じがちで、かつ、知っていなければ始まらない！ 絶対に知っておくべき！ というテーマを、基礎の基礎からやさしく解説していることです。臨床現場で密かに感じているギモンも、忙しさから“わかっているふり”をして日々の業務にあたっていませんか？

「調べても、なかなか成書には書かれていない……」という基本事項から拾い上げてていねいに解説しているので、一人でこっそりとギモンを解決できちゃいます！

本書では、動物看護師として現場で働くなかで、早期にかつ頻繁に遭遇するであろう、重要な「予防」と「症状」にテーマを絞りました。そのなかで、不足していると思われるコンテンツを書籍化にあたって各先生方へ加筆をお願いしました。

また、すでにあるコンテンツでも、内容をアップデートしているので、ベテランの方でも参考にしていただけるような最新情報が満載です。

さらに、2002年～2013年掲載の記事はモノクロ連載でしたが、書籍化にあたり、イラストもカラーで新たに描き起こし、写真もオールカラーにして点数を増やしました。

チーム動物医療のなかで頼れる一員をめざす新人さんも、動物や飼い主さんのために常に最新情報に敏感にアンテナを張り続けたいベテランさんにも、すぐに現場で役立てられるような内容に心がけました。本書が、皆さまの学習の一助となることを心よりお祈り申し上げます。

本書制作にあたり限られた時間の中で多くの先生方に加筆やお写真提供のご協力を賜りました。心より御礼申し上げます。

2017年9月吉日　as編集部

目次

予防編

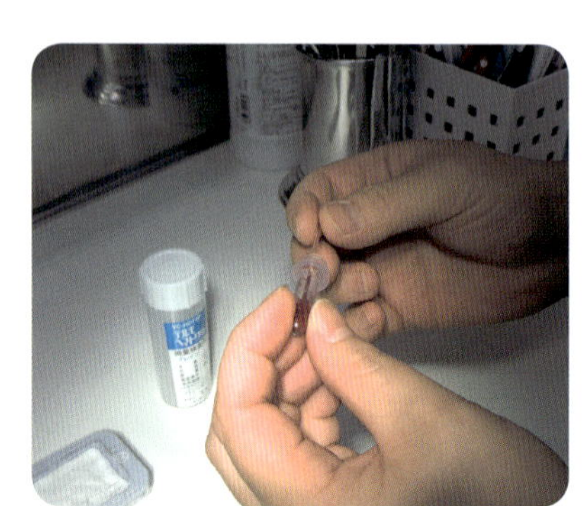

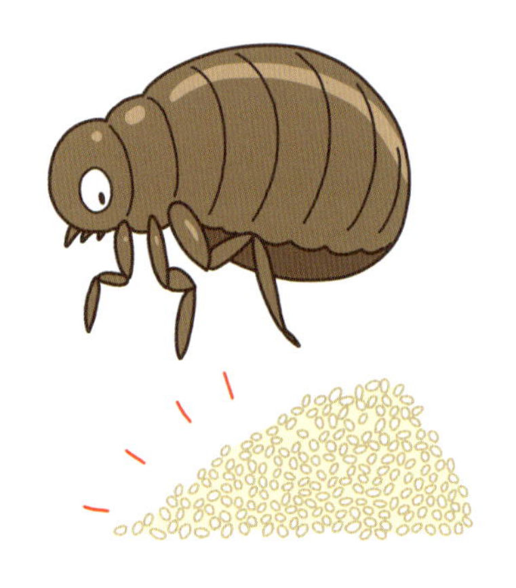

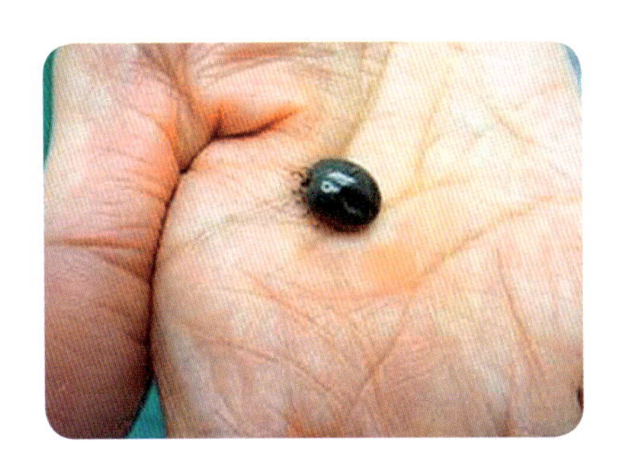

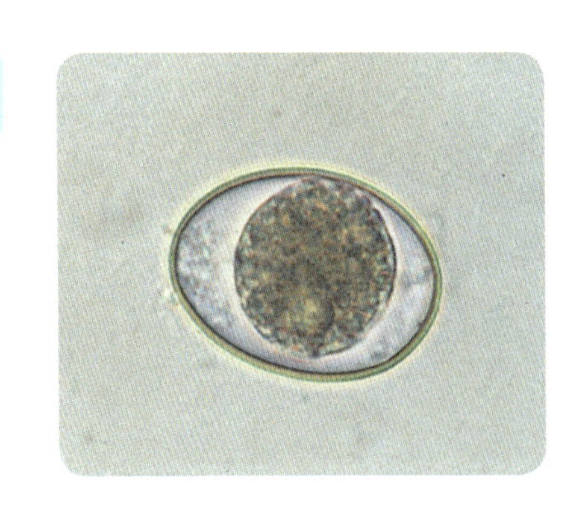

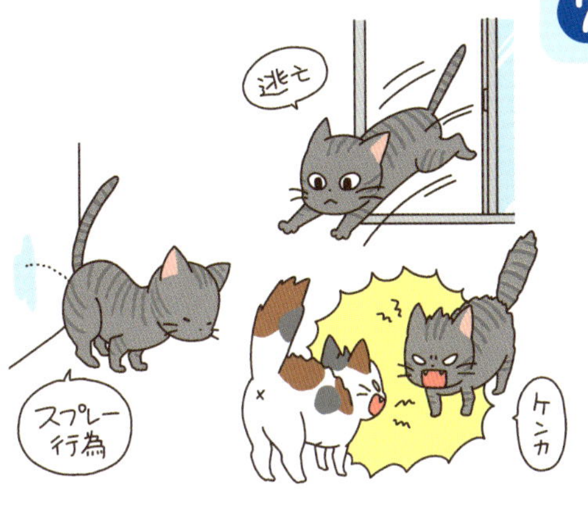

逃亡
スプレー行為
ケンカ

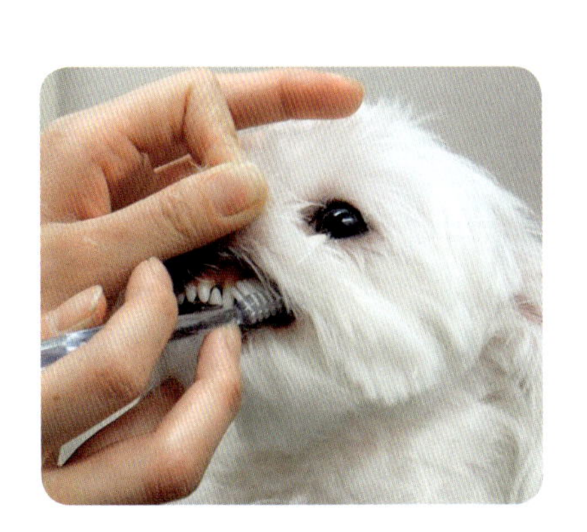

目次

症状編

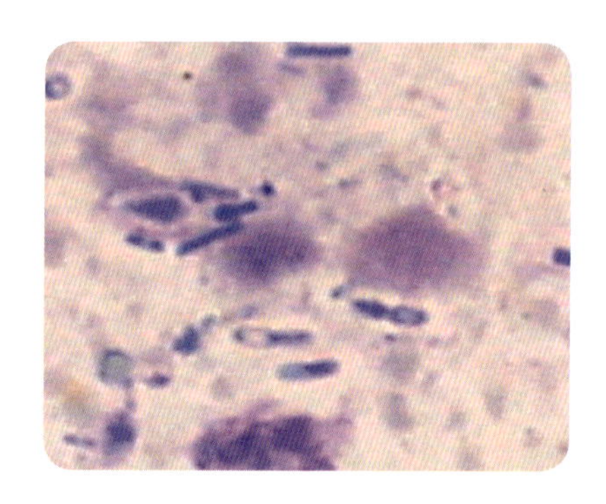

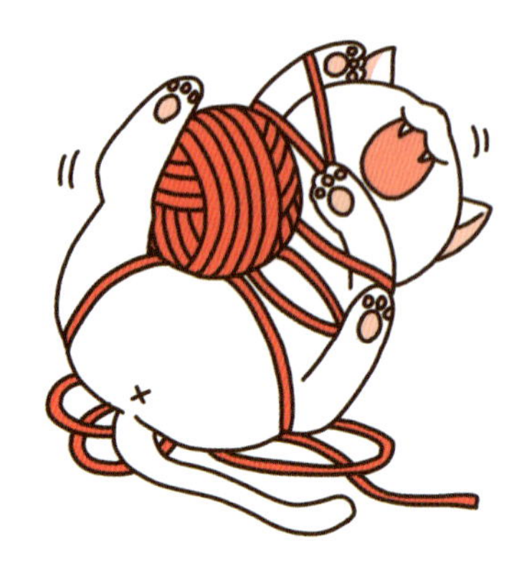

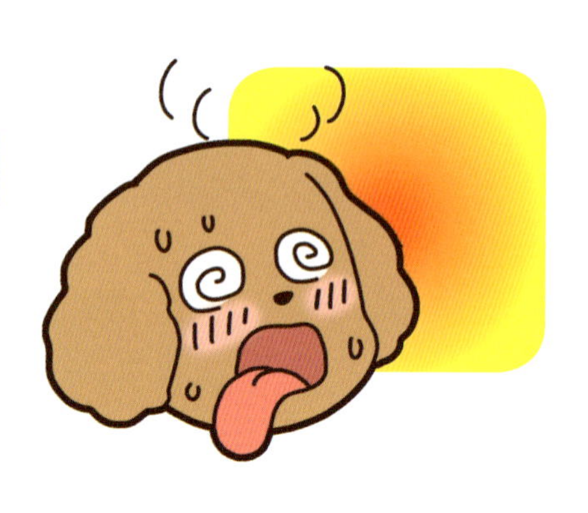

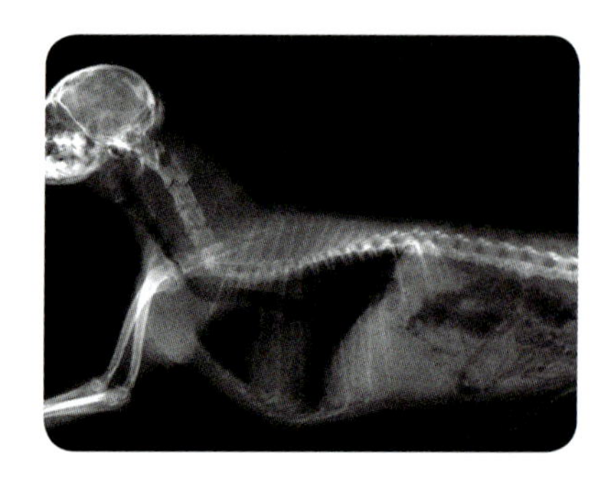

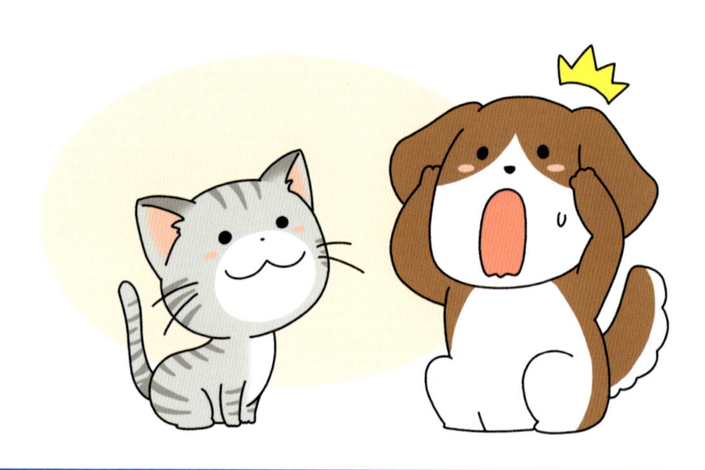

執筆者一覧（執筆順）

万年和明（まんねんかずあき）
大分大学　医学部　客員研究員
医学博士／獣医師

砦上真理（あざかみまり）
山田動物病院　獣医師

佐伯英治（さえきひではる）
サエキベテリナリィ・サイエンス
獣医師

栗田吾郎（くりたごろう）
栗田動物病院
院長／獣医師

兼島　孝（かねしまたかし）
みずほ台動物病院
名誉院長／獣医師

堀　達也（ほりたつや）
日本獣医生命科学大学
獣医学部獣医学科　教授／獣医師

戸田　功（とだいさお）
とだ動物病院　小動物歯科
院長／獣医師

古谷　成（ふるやしげる）
フルヤペットクリニック
院長／獣医師

東　真理子（あずままりこ）
しののめ動物病院　獣医師

小沼　守（おぬままもる）
千葉科学大学　危機管理学部
動物危機管理学科　教授／獣医師

白石　健（しらいしたけし）
パンダ動物病院
院長／獣医師

予防編

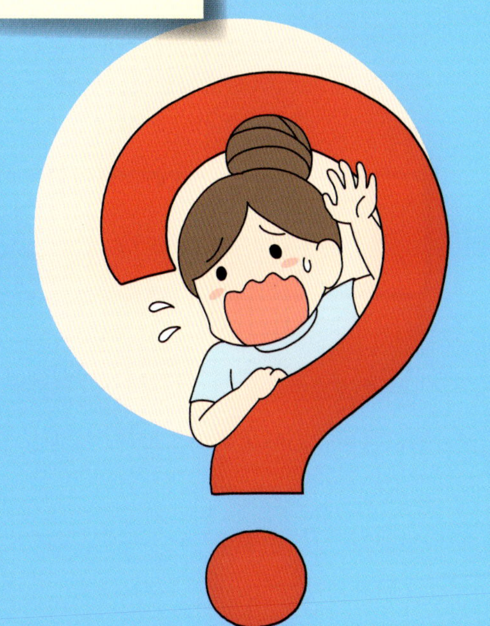

狂犬病

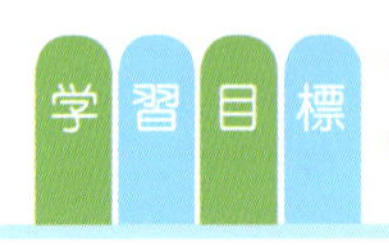

- 狂犬病とはどんな病気かを知る。
- 日本での狂犬病再流行の防止策を考える。

執筆・万年和明（大分大学）

日本で一般の方が狂犬病に触れるのは、春に飼い犬に予防注射を受けさせるように自治体から案内されるときくらいで、狂犬病がどんな病気か具体的に知る機会は少ないかもしれません。

ところが米国をはじめ狂犬病流行国では、小・中学校の授業中に保健所から説明に来て、庭先に来る野生動物に手を出さないように、弱って飛べないコウモリを触らないように、そして触るとどうなるのか、具体的に教育を受けます。

日本では 1956 年以来 60 年間も狂犬病の国内での発生がなく、社会的に振り向かれない病気の一つになってしまっています。口蹄疫や鳥インフルエンザによって殺処分や消毒など莫大な被害を被ったことは記憶に新しいですが、狂犬病も日本国内で発生して根づけば、それ以上の被害や影響が出ると予想されます。狂犬病がない状態が長く続くよう、おさらいしましょう。

狂犬病ってどんな病気？

狂犬病（英：rabies（レイビーズ））はすべての温血動物（哺乳類と鳥類）が感染し、発症するとほぼ 100％死亡する人獣共通感染症です。原因体は狂犬病ウイルスで、世界で毎年約５万 5,000 人のヒト、数十万頭の動物が狂犬病で死亡していると言われています。

ヒトがいったん発症してしまうと救済手段はありません。激烈な神経症状を示し、狂躁状態が続いたのち昏睡、呼吸機能不全によりほぼ 100％死亡します。

狂犬病の感染経路は？

代表的な感染経路は、発症した動物に咬まれて、唾液に含まれる狂犬病ウイルスが咬傷部位から侵入することです。

コウモリに由来するヒトでの感染では、コウモリに咬まれた傷や記憶がないにもかかわらず発症する事例がみられています。

さらにヒトの狂犬病では、角膜移植や実質臓器移植などの医療行為でも感染した例があります。

狂犬病の予防は？

発症前なら感染や発症を防ぐことができます。ウイルスが体内に入った直後からワクチンを接種する「曝露後(ばくろご)ワクチン」という方法で、毎年世界で1,500万人以上が接種を受けています。狂犬病の流行地域に出かけるときに、あらかじめワクチンを接種しておく「曝露前ワクチン」という方法もあります。

狂犬病の流行地である東南アジア諸国で、路上の犬の頭をなでるような不用意な接触は避けるべきでしょう。

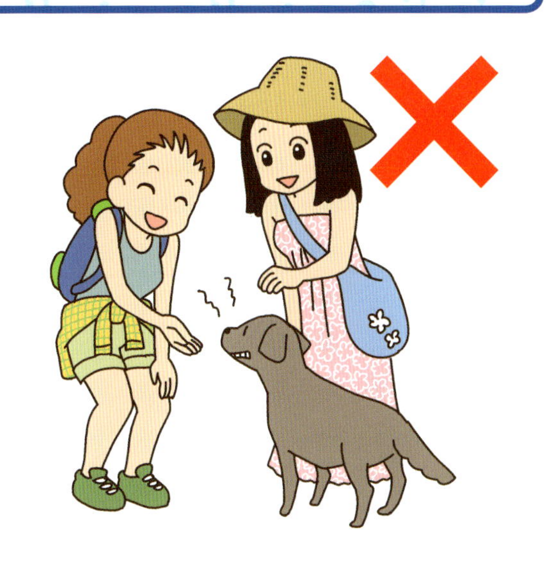

感染するとどうなるの？

ヒトの場合

●潜伏期(せんぷくき)

狂犬病ウイルスが傷口から筋肉に入り、神経筋接合部から末梢神経をさかのぼり、中枢神経からさらに大脳にたどり着くまでが潜伏期です。**一般に1～3カ月、長いものでは25年**という報告もあります。受傷部と脳との距離、入ったウイルス数などによって長短があります。

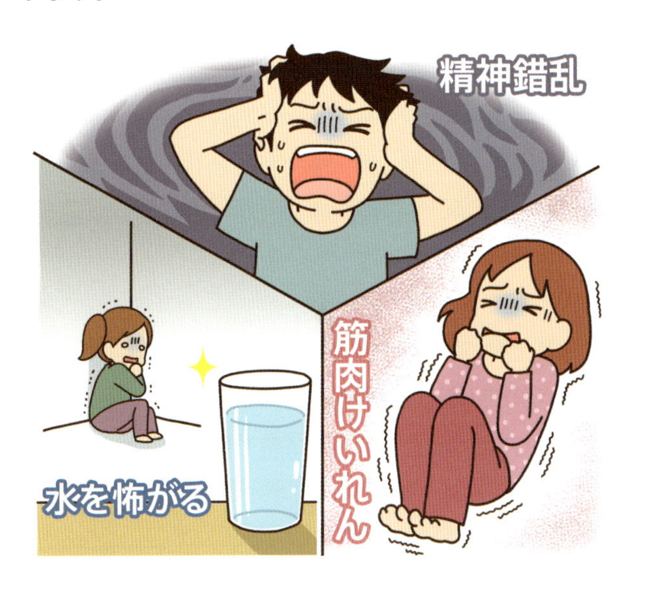

●前駆期(ぜんくき)

ウイルスが大脳に到達する前後に前駆症状がみられます。ヒトの前駆症状は、発熱、倦怠感、筋痛、疲労感、食欲不振、悪心（吐き気）、嘔吐、咽頭痛、空咳、咬傷部位の痛みや掻痒感(そうようかん)などです。

●狂躁期(きょうそうき)

次に狂躁期になって不安感と興奮、精神錯乱、筋肉の痙攣など神経症状がみられます。

また、水を飲もうとすると咽頭部の筋肉が激痛を伴って激しく痙攣するため、**水を怖がる**ようにみえることから「恐水症」と呼ばれる症状がみられます。また、風が顔面に当たる刺激で顔面に激痛を感じるため、風を怖がるようにみえる「恐風症」もみられます。

この後、昏睡(こんすい)期に入って呼吸機能不全によって死亡してしまいます。

▶狂躁期がない「麻痺型」もある

激烈な神経症状の狂躁期を経ずに麻痺が全身に広がって死亡する「麻痺型」もあり、特にコウモリ由来の発症にみられます。

犬の場合

●潜伏期

犬での潜伏期は、ほとんどの場合21～80日です。

●前駆期

前駆期は半日から3日間続き、挙動が一変して沈うつと活発な動作状態を繰り返します。

●狂躁期

それから狂躁期が3～4日間続き、特徴的な吠え方で吠えます(図1-1)。目的なく徘徊し、**目の前のものに咬みつく**ので、短時間に多くのヒトや動物に被害を及ぼします。恐水症状はみられませんが、嚥下(えんげ)機能不全により、水をうまく飲めなくなります。

麻痺期になると、後肢に力が入らずヨロヨロと歩行し尾をたらし、発症後3～6日で呼吸麻痺により死亡します。

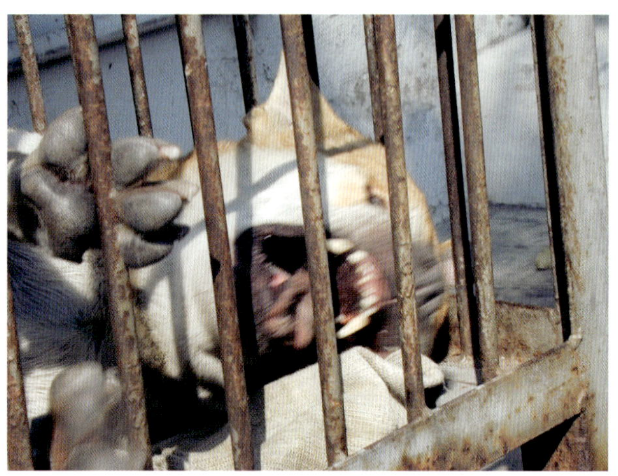

図1-1　狂犬病を発症した犬（写真提供：狂犬病臨床研究会）

▶狂躁期がない「麻痺型・沈うつ型」もある

ヒトと同様、狂躁期の症状を示さず発病初期から麻痺症状を示す「麻痺型」または「沈うつ型」が15～20%にみられます。

猫の場合

●潜伏期

猫の潜伏期も犬と同程度で、平均19日と報告されています。

●狂躁期

90%が狂躁型といわれ、「攻撃」「紅潮」「流涎(りゅうぜん)」「瞳孔散大(どうこうさんだい)」が猫での4大兆候といわれます。狂躁期には**威嚇をせずに突然飛びかかって咬む**ことがあり、大変危険です。

猫同士では狂犬病ウイルスの伝播は起こらないといわれています。

狂犬病の発生状況は？

日本での発生状況

日本では、戦後の進駐軍の指示によって現在の狂犬病予防法が制定され、野犬対策、輸入検疫、ワクチン接種の3大施策が行われました。犬とヒトは1956年、猫は1957年の発症例を最後に、日本では今日まで約60年間、狂犬病がない状態が続いています。

1970年にはネパールで犬に咬まれた日本人男性が無処置のまま帰国して発症しました。2006年11月にはフィリピンのマニラで日本人男性2名が犬に咬まれて、無処置のまま帰国したのち発症しました（個別の事例）。2020年にフィリピンから来日していた外国籍の男性が発症し死亡しました。いずれも国外でウイルスに感染した「**輸入狂犬病**」という扱いです。厚生労働省の研究班（班長：山田章雄・東大名誉教授）の疫学や統計調査の成果報告が国立感染症研究所の電子版学術誌に掲載（2018年4月）され、日本の厳しい検疫をすり抜けて感染動物が侵入する確率は、4万9千年に1度との計算値を示すとともに、万一侵入しても、感染の連鎖は起こらず自然に収まると結論づけました。

世界での発生状況

一般的には世界で毎年5万5,000人が狂犬病で死亡していると言われていますが、世界保健機関（WHO）によると2010年は世界中で6万1,000人が狂犬病で死亡、世界の死亡数の96％をアジアとアフリカが占めていると報告されています（WHO Expert Consultation on Rabies, 2nd ed. WHO Technical Report Series 982, Geneva, 2013.）。

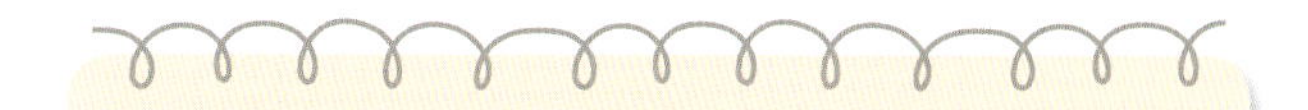

世界の狂犬病清浄国・地域はどこ？

2013年7月現在、農林水産大臣が指定している狂犬病の清浄国・地域は、アイスランド、オーストラリア、ニュージーランド、フィジー諸島、ハワイ、グアムです。

また、狂犬病を対象にした検疫対象動物種は、犬、猫、アライグマ、キツネ、スカンクです。

他の地域・動物種と区別して検疫期間などが設定されています。

●インド

発生がもっとも多いのはインドです。2013年の人口は12億5,200万人で、2,500万頭の犬が生息していると推定されています。毎年1,500万人が犬の咬傷を受け（60％が野犬、40％がペット）、年間2万5,000～3万人が狂犬病で死亡しています。

●中国

1990～1996年のワクチンキャンペーンが奏功し、ヒトの狂犬病は1996年に159件と激減しました。しかし、2006年は3,279件と患者数が急増しました。原因は犬の数の増加とワクチン接種率の低下といわれています。2010年の死亡者は約2,000人、2011年は約1,900人です。

中国では狂犬病による死亡者数が、伝染病による死亡者全体の12％を占めていて、エイズ、肺結核の次に死亡数が多い感染症となっています。

●韓国

1999年3月末に自宅で飼育していた犬に咬まれたヒトが1カ月後に発症し、5月2日に死亡しました。その後の調査で15頭の動物（動物種不明）が狂犬病陽性と判明し、近隣の犬2万頭にワクチン接種をしています。韓国で15年ぶりの狂犬病でした。

さらに2012年4月には、京畿道華城市八灘面の農家の犬が狂犬病陽性となり、韓国農林水産食品部が狂犬病発生注意報を出し、漢江より南の地域での13年ぶりの狂犬病事例となりました。

●台湾

犬－犬間での狂犬病の伝播は1961年に撲滅し、52年間狂犬病がないと思われていました。しかし、2013年7月16日に3頭のイタチアナグマが狂犬病

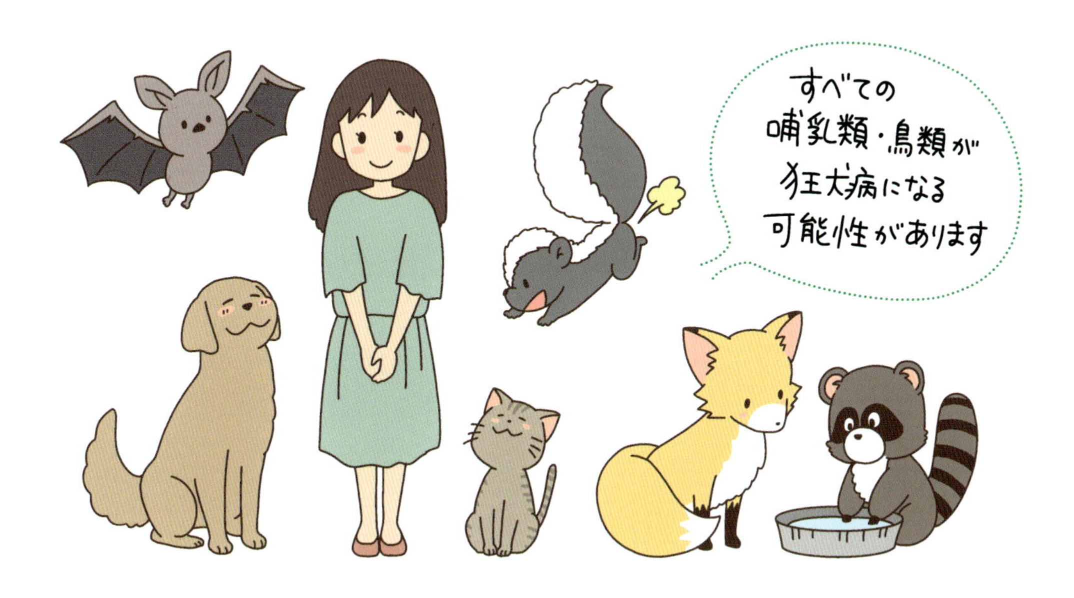

蛍光抗体検査で陽性と発表されました。

1999～2012年に合計6,841頭の臨床的に健康な犬と5頭の明らかに健康な猫が検査されましたが、狂犬病はみつかりませんでした。2009～2012年には、合計322頭のコウモリも検査されましたが、狂犬病はみつかっていません。

台湾当局は2012年から野生動物の疾病モニタリングを開始し、さらに2013年から狂犬病をモニタリング項目に追加して調査を続けています。2013年11月6日までの台湾全土での狂犬病発生頭数合計は、イタチアナグマ215頭、ジャコウネズミ1頭、犬1頭と報告されました。

さらに、2014年12月29日付け報告ではハクビシン1頭が狂犬病陽性となり、陽性ハクビシン第一例となって、発見地域での犬・猫に対するワクチン接種を強化しました。

●ヨーロッパ

欧米先進諸国では、ワクチンと野犬対策によって犬の狂犬病は激減しましたが、コウモリを含む野生動物の間では流行が続いています。ヨーロッパでは中部～東部のキツネ、東北部のタヌキの間で感染が成立しています(図1-2)。

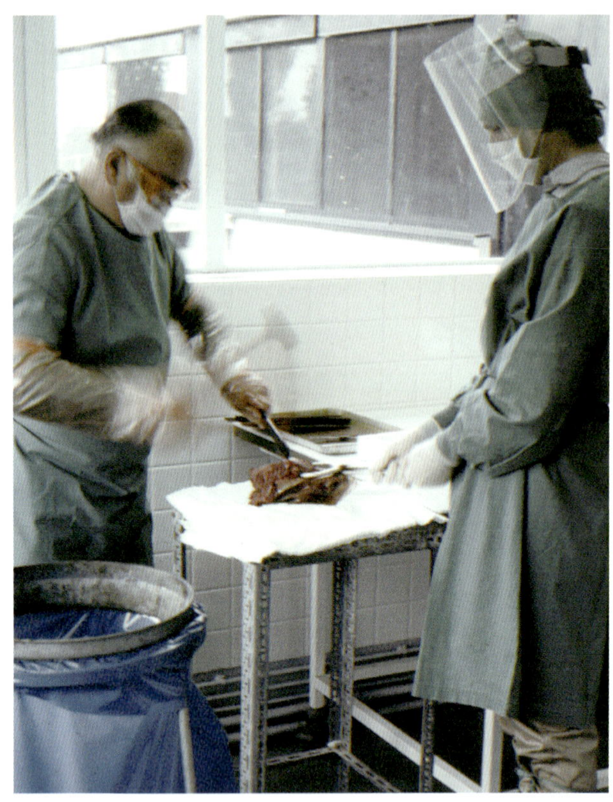

図1-2　狂犬病疑いキツネの脳摘出作業（提供：フランス国立狂犬病研究所）

フランスでは、アフリカから不法に持ち込まれた犬による感染例があります。イタリアでは、東欧から感染したキツネが侵入したという報告もあります。ロシア、ウクライナ、クロアチアなどの東欧諸国は、依然として狂犬病の常在地となっています。

●アメリカ

2007年9月に犬の狂犬病撲滅宣言が出されました。しかし、プエルトリコを含む全米から7,256件の動物の狂犬病が報告されています。そのうち93％が野生動物、7％が家畜で、野生動物はアライグマ36.6％、コウモリ27.2％、スカンク20.4％、キツネ6.7％、家畜は猫3.8％、犬1.3％、ウシ0.8％の順になっています。

米国でのヒトの狂犬病の**大多数はコウモリ由来**です。1990～2000年に32件のヒトの狂犬病が発生し、うち24件（74％）がコウモリ関連変異株によるものです。咬傷によるものと断定できた2件以外は、感染経路が不明です。

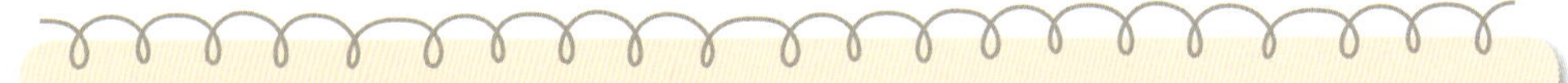

猫へのワクチン接種が義務ではない理由は？

ワクチンの対象動物としては、犬と猫が認められています。なぜ猫にはワクチン接種が義務づけられていないのかというと、野良猫の制御が難しい、猫から猫への間で感染環が成立していない、猫は偶発的な被害者であって主たる加害者の犬だけをワクチン接種対象にしておけば十分――という考えに基づいているかと思います。なお、アメリカでは州によっては猫への接種が義務となっています。

狂犬病発生への備えでできることは？

狂犬病予防法

ヒトの狂犬病に関連する法律に、「感染症の予防及び感染症の患者に対する医療に関する法律」（平成10年10月2日法律第114号）があります。狂犬病は4類感染症に指定されていて、診断した医師はただちに保健所に届け出ることになっています。

犬、猫、アライグマ、キツネ、スカンクなどの輸出入に関しては、狂犬病予防法に基づいた、「犬等の輸出入検疫規則」（平成11年10月1日農林水産省令第68号）で規定されています。**生後90日を超えた犬**には、登録と狂犬病予防注射が義務づけられていて飼いはじめてから30日以内に住所地の市区町村か保健所に届けなければなりません。登録済みの証として、鑑札と予防注射済票を飼い犬に装着することも義務になっています。

日本でのワクチン接種

集団内の動物の免疫が70～75％を上回ると伝染病は流行しない（シャルル・ニコルの法則）といわれています。

厚労省によれば、2014年度の犬の登録頭数は662万6,536頭、ワクチン接種頭数は474万4,364頭です。接種率は71.6％で、再興時も感染は広がらないことになります。

しかし、一般社団法人 ペットフード協会による全国犬猫飼育頭数推計の2014年度の犬の飼育頭数1,034万6,000頭を分母にして接種率を計算すると45.9％となり、**半数以下しかワクチンを接種していない**ことになります。

飼い主さんへの啓発

狂犬病の恐ろしさは「百聞は一見にしかず」。ネット上に動物の発症の様子の動画が数多くアップロードされています。「rabies symptoms in animals movies」のキーワードで検索するか、You Tubeで閲覧（https://www.youtube.com/watch?v=oBn385Mun6A）してみてください。

丹念に探すとヒトの発症の様子の動画もヒットします。ワクチンさえ打っておけば鉄壁の守りになったのにと発症してから嘆いても手遅れです。

2014年夏に東京の代々木公園で突然起こったデング熱は70年ぶりの国内発生事例で、これをきっかけに60年間発生のない狂犬病にも関心を持ってくれればと思っています。

飼い主の3つの義務
①
市区町村か保健所に
犬を登録する
②
狂犬病予防注射を
受けさせる
③
鑑札と予防注射済票を
犬に装着する
市区町村
保健所

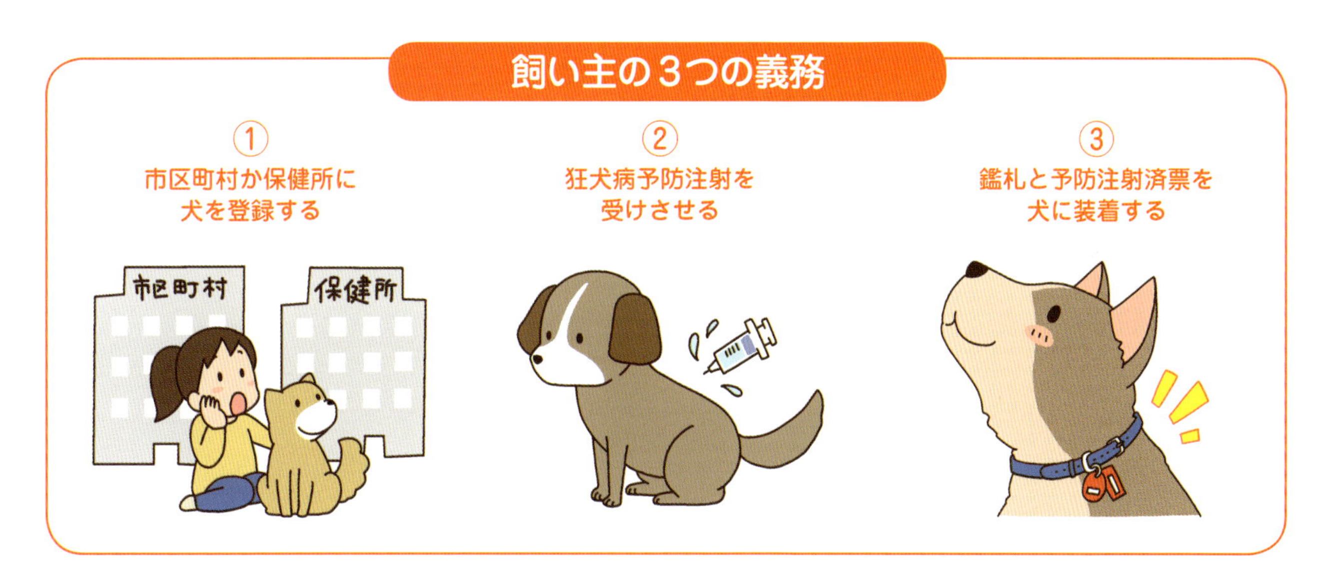

飼い主さんからのよくある質問にどう答える？

Q1 日本にはない病気なんでしょ？

A はい、60 年間国内では発生がありません。しかし、まわりの国には狂犬病があります。狂犬病が入らないように、検疫という不断の警戒が必要です。そして万一侵入しても広がらないように、ワクチンを接種して防御態勢を構築することが大事です。

いつ次がくるかはわからなくても対策が必要だということは、東日本大震災後の津波への対応策のことを思い浮かべれば理解できるかと思います。

Q2 うちの犬はおとなしくて ヒトや他の犬を咬まないから 大丈夫よね？

A 甘咬みやなめることでも、感染の可能性はあります。発症する２～３日前の唾液中にウイルスが出ているといわれています。

犬が慣れていた隣の家のおばあちゃんを咬んだ。ワクチンも登録もしていない。傷は何針か縫うほど深く、おばあちゃんは子どものころ狂犬病の犬をみたことがあり、自分も狂犬病になるのではと心配している——という例を聞いたこともあります。

損害賠償や法律上の義務（登録、ワクチン、係留）など面倒なことになります。「うちの犬だけは大丈夫」という過信は禁物です。

Q3 予防注射を打っておけば 絶対に狂犬病にかからない？

A はい、フランスのパスツールが狂犬病ワクチンを開発して以来、長い間の研究や改良が続けられています。ワクチンの添付文書に従って接種すれば大丈夫です。

しかし、流行国でヒトが咬まれてワクチンを打ったのに狂犬病を発症したという報告があります（p.9 の COLUMN 参照）。ワクチン接種前の傷口の消毒ミス、ワクチン接種量の不足、ワクチンの有効期限切れなど理由はさまざまです。なかには合理的な理由が見当たらない失敗例もあり、「絶対にかからないか」は断言できません。

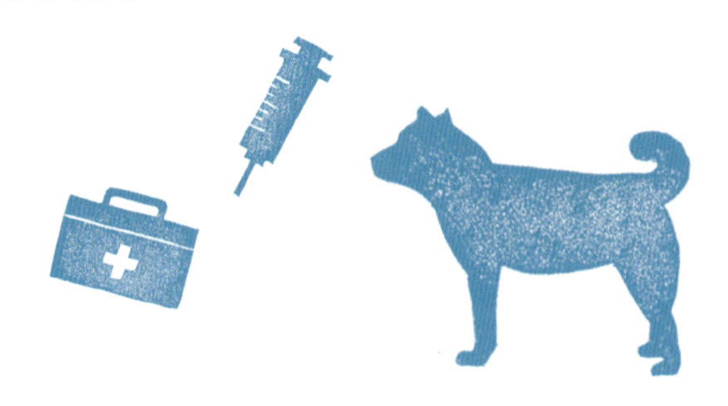

海外旅行時は、狂犬病が適用される保険の加入も考えて！

海外旅行時に出発ロビーに旅行保険手続きマシンをみかけますが、現地での伝染病を補償される病名に「リッサウイルス感染症」と約款に書いてあればそれは狂犬病のことです。ベトナムで犬に咬まれてチャーター便でタイのバンコクに緊急搬送されワクチンを打ってもらった費用が旅行保険に入っていたため補償されたという例もありますので、出発前に旅行保険への加入についても検討してみてください。細かい字の約款を注意深く読んで「リッサウイルス感染症」がカバーされているかも確認してください。保険会社によってはリッサウイルス感染症が適用外であることもあるので注意が必要です。

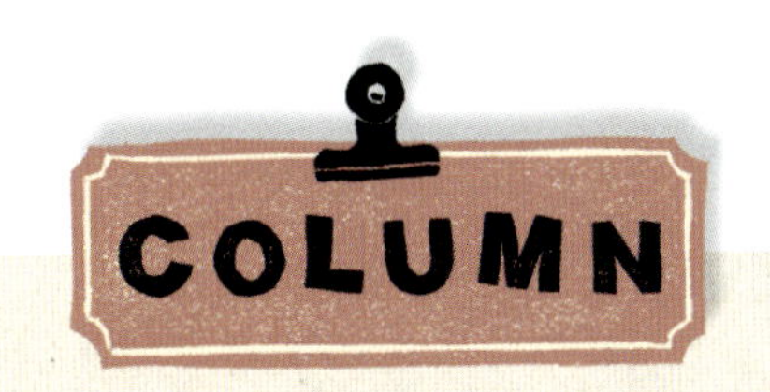

狂犬病で女性が死亡、ワクチン接種したにもかかわらず発症—陝西省

（2017年7月22日 Record Chinaより一部抜粋）

陝西省西安市の病院で18日、32歳の女性が狂犬病で死亡した。女性は6月20日に野犬に咬まれた直後に狂犬病のワクチンを接種していた。そのため、ワクチンの有効性を不安視する声が高まった。

中国メディアの華商報は19日、陝西省西安市の病院で18日に32歳の女性が狂犬病で死亡したと報じた。女性は6月20日に野犬に咬まれた直後から狂犬病のワクチン接種の治療を受けていた。そのため、ワクチンの有効性を不安視する声が高まった。

西安市で死亡した女性は6月20日に左くるぶしを野犬に咬まれ、すぐに病院で狂犬病用ワクチンの接種を受けた。さらに標準的な治療の手順どおり同月中に3回、ワクチンの接種を受けていた。しかし7月13日に左足のしびれやせき髄の違和感を覚え、16日には歩けなくなった。女性は入院したが18日午前4時ごろには意識が混濁し、同日午前6時50分に死亡した。

病院側は、使用したワクチンは省の関連機関から一括購入したもので、温度管理も規則通りで有効期間内のものだったと、使用したワクチンにも治療法にも問題はなかったと説明した。咬まれた場合には5回のワクチン接種を行うが、女性は5回目の接種を行う前に死亡したとした。

女性が発症・死亡したことについては、狂犬病は1回目のワクチン接種から28日後に患者の体内に抗体が発生するが、女性を咬んだ犬が多くのウイルスを持っており、発症が早まった可能性があるとの見方を示した。

狂犬病はヒトも犬もワクチンで予防できる人獣共通感染症です。狂犬病制御の３本柱である「検疫」「野犬対策」「予防注射」のどれもおろそかにしてはいけません。

60年間国内で発生のない狂犬病を、日本でふたたび目にすることがないように願っています。

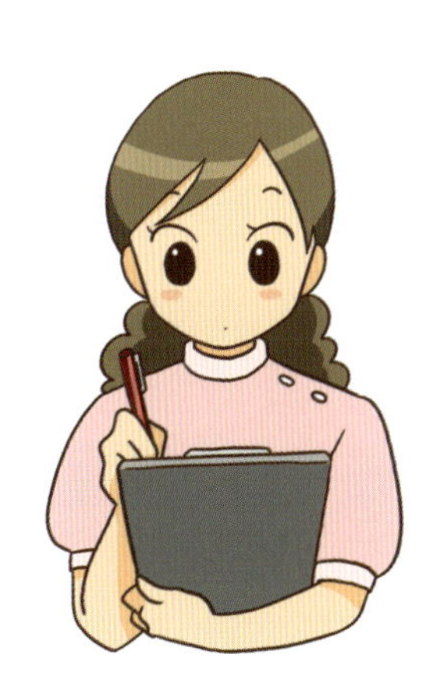

参考文献
1. 厚生労働省ホームページ　http://www.mhlw.go.jp/bunya/kenkou/kekkaku-kansenshou10/
2. 農林水産省ホームページ　http://www.maff.go.jp/j/syouan/douei/eisei/rabies/
3. 日本獣医師会ホームページ　http://nichiju.lin.gr.jp/ekigaku/
4. 狂犬病臨床研究会ホームページ　http://www.rabies.jp/

混合ワクチン

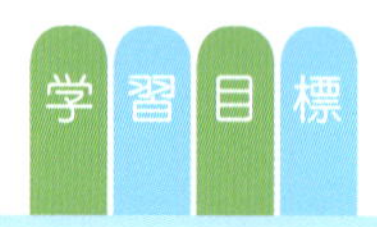

- ワクチンの分類や免疫のしくみを正しく理解する。
- 接種時プログラムや接種後の注意点について飼い主さんへきちんと説明できる。

執筆・呰上真理（山田動物病院）

「○○ちゃんのワクチンの時期がやってきました」などというＤＭを書いたことが皆さんもあるのではないでしょうか？　ワクチンというのはどういうものか、なんのために使っているのかということを考えたことがありますか？　日常的に使用することが多いワクチンについて今回はしっかりと知識をアップデートしましょう。

ワクチンって何？

そもそもワクチンとはなんでしょう？　ワクチンとは伝染性疾患、感染症の予防のために使用する薬液のことをいいます。細菌やウイルスに感染すると、その病原体に対する抵抗力（免疫）が生まれます。その原理を応用し、**病原体の毒性を弱めたり無毒化したものを体内に人為的に入れて病原体に対する抵抗力をつけること**を予防接種といいます（図 2-1）。

ワクチンの分類

●生ワクチンと不活化ワクチン

ワクチンのパッケージをよくみてみましょう。そこには生ワクチン、不活化ワクチンなどと書かれていないでしょうか？　生ワクチンというのはウイルスや細菌などの病原体そのものを無毒化し、免疫原性を維持したものをいいます。簡単にいうとジステンパーやパルボの生ワクチンは、ジステンパーウイルスやパルボウイルスそのものと考えていいでしょう。

それに対して不活化ワクチンというのは、ウイルスを大量に培養した後に殺菌してしまい、病原性と感染性をなくしてしまったものをいいます。ということは、生ワクチンを接種した場合には、動物は弱いながらもそのウイルスに感染したことになり、動物のからだのなかではそのウイルスに対する免疫ができることになります。これにより主に細胞性免疫が誘導されるため、その免疫が強く、長く効果が続くものが多いといえるでしょう。しかし、やはり病原体そのものをからだのなかに入れるのですから、免疫力が落ちている動物などでは発病する危険性があります。また十分な免疫ができるには、約１カ月近い時間がかかるといわれています。そのため他の予防接種を受けるためには、ウイルス同士の干渉を防ぐために**27日間以上の間隔をあける**必要があるといわれています。そして移行抗体の影響も受けやすいということがわかっています。

それに対して不活化ワクチンは主に液性免疫を刺激誘導します。免疫応答を強くするために添加物（アジュバンド）を加えることもあります。免疫の持続期間は短いですが、完全に無毒化した病原体なので発症するリスクはなく、安全性が高いといわれています。また不活化ワクチンのほうが移行抗体の影響は受けに

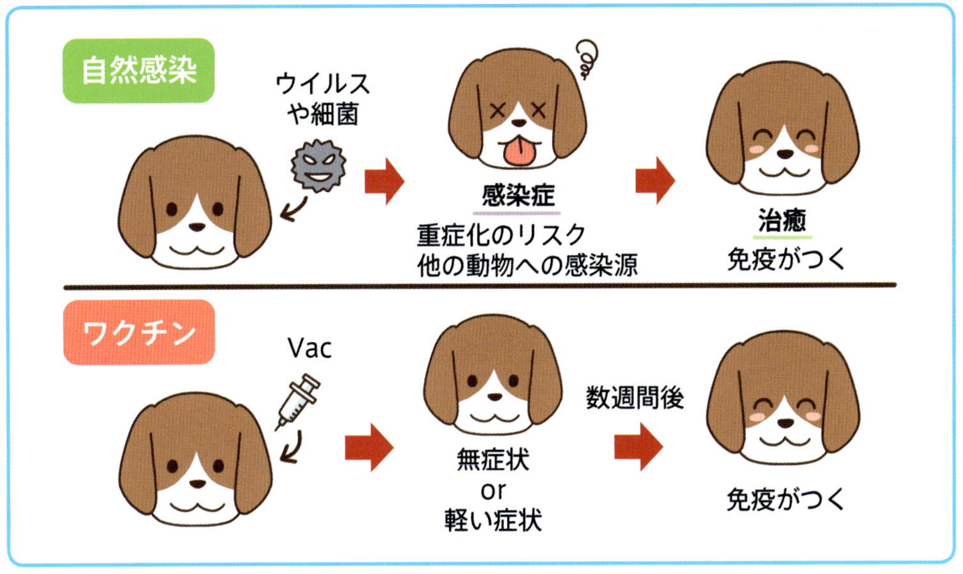

図 2-1
自然免疫とワクチン接種による免疫の違い
体外からの病原体が体内に入って感染が成立すると、生体は反応してその病原体に対する免疫ができます。ワクチン接種はその病原体の病原性を弱く抑えて症状を発症させず、またほかの動物に対して感染源にならないようにしながら免疫を付けることが可能です。

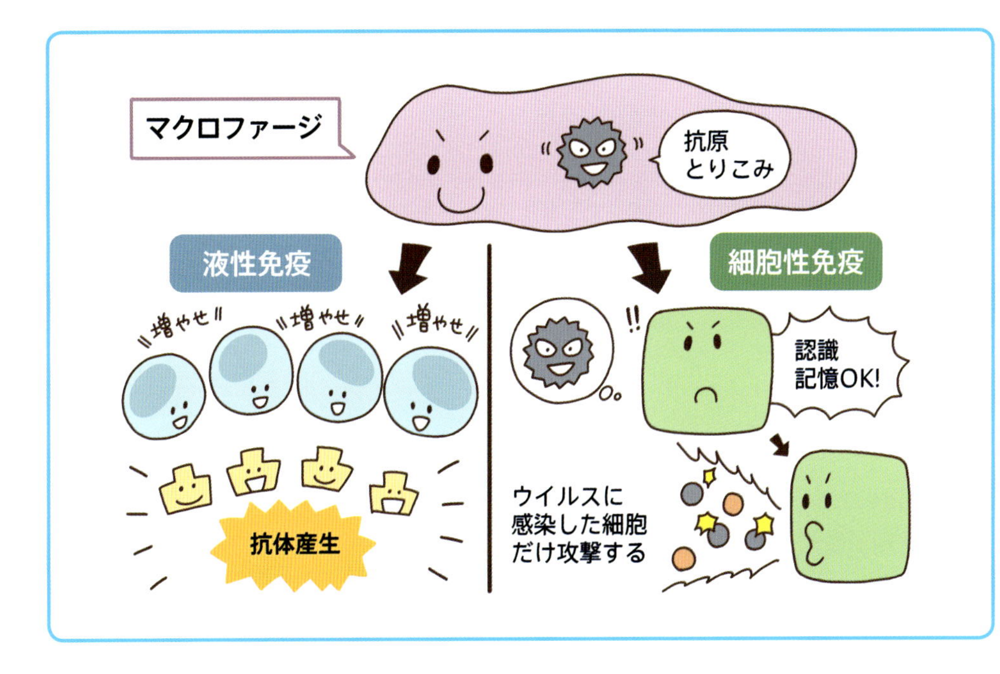

図 2-2
免疫がつくられるしくみ
体内に自分のものではないもの（抗原）が入ってくると、マクロファージなどのいわゆる食細胞と呼ばれる細胞がその抗原を取り込みリンパ球に指令を出します。
指令を受けたリンパ球はB細胞を増やし抗体の産生を行います (液性免疫)。同時に T 細胞ではその抗原を認識・記憶しウイルスに感染した細胞はこのT細胞が直接攻撃し傷害します（細胞性免疫）。

くいですが、十分な抗体価を得るためには数回の接種が必要な場合もあります。

免疫の種類

●液性免疫と細胞性免疫

免疫には大きく分けて**液性免疫**と**細胞性免疫**があります。液性免疫とは、特定の抗原に対して働く抗体をリンパ球のなかのB細胞という細胞がつくり、その抗体によって免疫反応を示すことをいいます。それに対してウイルスなどに対してリンパ球のなかのT細胞が直接攻撃をすることを細胞性免疫といいます。

この細胞性免疫は同時に液性免疫を調節する機能も持っています。体内に自分のものではないもの(抗原)が入ってくるとマクロファージや単球などのいわゆる食細胞と呼ばれる細胞が、その抗原を取り込み、こういうものが入ってきたとリンパ球に指令を出します。指令を受けたリンパ球はB細胞を増やし、抗体の産生を行います。同時にT細胞ではその抗原を認識·記憶します。ウイルスに感染した細胞はこのT細胞が直接攻撃し、傷害します(図 2-2)。このときリンパ球は入ってきた抗原を記憶するために、同じ抗原が再度体内に入ってきたときに即時に前回より高い抗体(IgG)を産生し反応できるようになるのです。このようにして初めて入ってきたときよりも**二度目に入ってきたときのほうが免疫応答が早く、強くなることを二次応答と呼びます。**

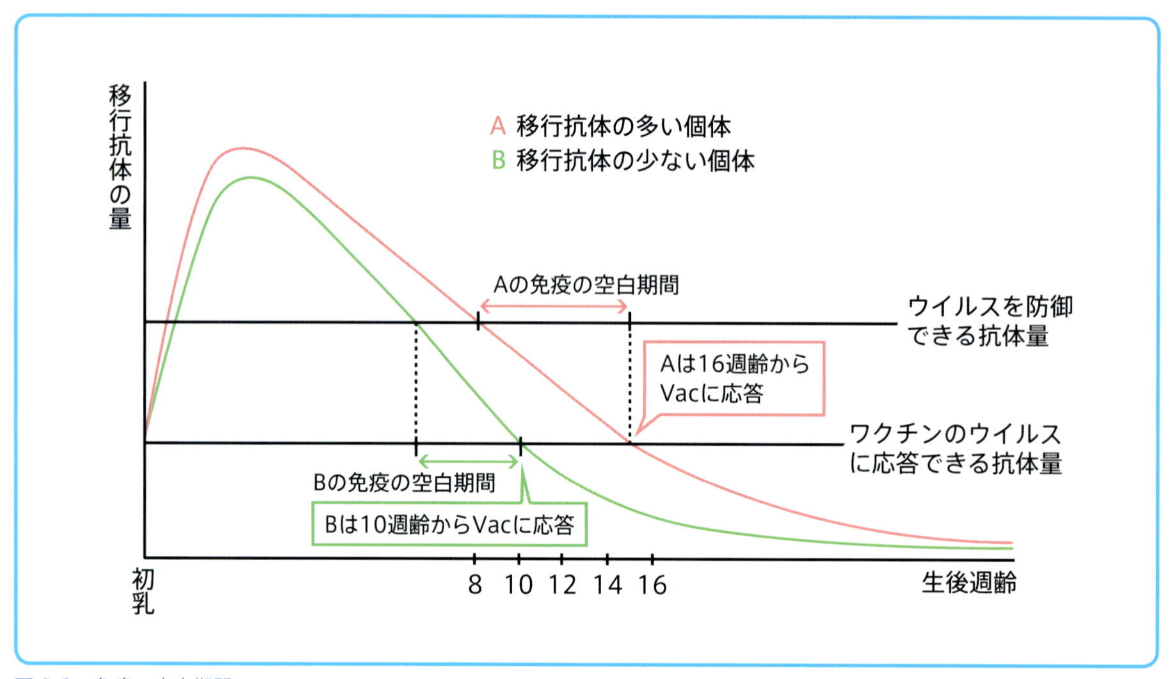

図 2-3　免疫の空白期間
　移行抗体の量は個体によりまたそれぞれのウイルスによっても異なっています。ただし病原体から生体を防御するためにはある程度の抗体量が必要になります。そして、ワクチンを接種した際にそのなかのウイルスが体内で増殖し免疫応答が起きなければワクチンによる免疫がついたとはいえません。ある程度の量まで生体内の移行抗体の量が減らないとこの免疫応答が起きないことがわかっています。この図では A は 10 週齢程度から生体を防御できるレベルの抗体量ではなくなっていますが、16 週目ぐらいにならないとワクチンによる十分な免疫応答を引き起こせない抗体量になっています。つまりこの間が免疫の空白期間でこの期間を短くするようにワクチネーションのプログラムを立てる必要があります。

子犬や子猫のワクチンを数度繰り返し接種するのは、この二次応答を引き起こし、体内の抗体価を高く維持させることにより、免疫記憶を強くさせることを目的としています。一般的に不活化ワクチンでは主に液性免疫を誘導するといわれています。これらの免疫応答により、ワクチンによる免疫がつくられていくのです。

免疫の完成期間

それでは、これらの免疫はどのくらいで完成できるのでしょうか？　一般的に**体内の抗体価はワクチンを接種して 2～ 4週間でピークになる**といわれています。そのことから最終のワクチンを接種して 2週間ほど経過してからが、安心してお散歩をすることができる時期ということになります。従来のワクチンは母親からの移行抗体がある時期に接種するとその効果が十分に発揮できないといわれていましたが、近年ハイタイター（高力価）のワクチンが主流になり、早いものだと生後 4 週からの接種が可能になります。それにより 3 回ワクチン接種をしても生後 10週にはワクチンプログラムが終わるものもあり、子犬の社会化には十分対応できるようになったといえると思います。

移行抗体の量や強さは母親の免疫状態や、その個体が初乳を飲んだ量などにより大きな差があります。子犬や子猫の体内移行抗体量は、初乳を摂取した後、直ちに上昇し、その後は徐々に減っていきます。それに伴い感染症に対する抵抗力も弱まってきます。

移行抗体の消失時期は早くて 45日、長いと 150日前後といわれています。子犬や子猫を守る大事な移行抗体ですが、この体内での量が高いままであるとワクチンを接種しても十分な免疫応答が起こらずにワクチンによる免疫獲得ができません。これが一定のレベルまで下がると初めてワクチンにより接種したウイルスが体内で増殖可能になりワクチンによる免疫がつくられるようになります。移行抗体による抵抗力がなくなりワクチンが有効になるまではワクチンを接種しても効果がないうえに、感染症にはかかってしまう危険な時期が発生します。これを**免疫の空白期間**といいます（図 2-3）。移行抗体の量もワクチンによりつくられた抗体の量もそのつど測定して十分な効果を確認しながら接種できれば一番良いのでしょうが、そこまではなかなかできないので、この空白期間がなるべく短くなるようにワクチンプログラムを立てていきます。

ワクチン接種の目的

ワクチンを使用する目的としては、**個体免疫と集団免疫**というものがあります。個体免疫というのはその個体が感染症にかかることを防ぐことですが、集団免疫という言葉は聞き慣れないのではないでしょうか？集団免疫というのは地域社会で疾病が流行することを防ぐ目的でワクチン接種を行うことで、その地域での70％以上の宿主で免疫があれば、感染症の流行が防げるといわれています。狂犬病が日本で発生していないのに、ワクチンを義務的に接種しなくてはいけないのは、この集団免疫をしっかりつけておくためということなのです。

実際に平成27年度の全国登録頭数に対する予防注射頭数による注射率が厚生労働省から発表されています。全国平均71.8%、注射率が高い県では89%、低い県では48.5%、と地域で大きく差が開いています。またこの調べはあくまでも登録されている頭数に対する注射率と考えると、未登録の犬もいますので実際の接種率はどのくらいになっているのでしょうか？

実際に調べたデータはありませんが、飼育頭数は登録頭数の約2倍といわれていますので、その狂犬病予防接種率と考えると確実に70パーセントは切ってしまうでしょう。これでは集団免疫としては十分ではなくなってしまいます。集団免疫の重要性、意義をきちんと飼い主さんに説明し、その地域での接種率を上げることが、本来の疾病予防であるということを覚えておきましょう。

なぜワクチンは元気なときに打つの？

ワクチン接種を受けに動物が来院したときに、元気食欲がきちんとあるか、何か病気を発病していないか問診をとり、健康であると判断されたときに接種をするのではないでしょうか？　それではワクチンはどうして体調のよいときに接種しなくてはならないのでしょうか？　ワクチンは弱毒化してありますがウイルスを体内に入れ、動物に免疫反応を起こさせるわけですから、その動物自体の免疫力が落ちていたり、他の病気を発病しているときには、正常な免疫応答ができずに、ウイルスに対する免疫を獲得できなかったり、ひどい場合にはワクチンにより発病する危険性があるからです。

感染症にかかっている動物では体内で抗ウイルス因子が産生されていてワクチンのウイルスが増殖できない状況をつくってしまいます。また免疫力が低下するFIV（猫免疫不全ウイルス）などの発病期や自己免疫疾患で免疫抑制剤を投与しているとき、抗がん剤治療を行って免疫力が低下している際などは十分な免疫応答が望めないうえに、生ワクチンによる発症の危険性もあるために注意が必要です。

生ワクチン株は弱毒化する際に低温で培養されているものが多く、発熱し39～40度近い体温がある動物ではウイルスが増殖できない場合があるといわれているため発熱にも注意が必要です。

また生まれつきワクチンに反応しにくい個体もいます。これは遺伝的に免疫応答に異常がある個体で、「ノンレスポンダー」または「ローレスポンダー」といわれています。実際に日常的にワクチンを接種していてそれぞれの個体がきちんと免疫応答をしているか判断することは血中の抗体価を測定しないとわかりません。心配であれば抗体価を測定することをお勧めする必要があるかもしれません。

ワクチンはいつ接種すればいいの？

ワクチン接種プログラム

●コアワクチンとノンコアワクチン

ワクチンにはコアワクチンとノンコアワクチンがあります。コアワクチンとはどんな生活環境でもすべての動物が接種するべきワクチンとされ、ノンコアワクチンは住んでいる場所、生活形態などにより接種するべきかどうするか決めるワクチンとされています。ワクチンの接種プログラムにはいろいろ推奨されているものがあります。世界小動物獣医師会（WSAVA）で推奨されているプログラムを表2-1、表2-2、表2-3に示します。

また、ワクチンの種類についても表を参照してください。ワクチンは本当に1年に一度接種しなくてはいけないのでしょうか？　ワクチンの免疫の項で説明したように母親からの移行抗体が体内に十分あるうちはワクチンによる免疫応答が十分に起こりません。また最近では3週齢から経鼻で入れることのできるワクチンもあります。基本的には「6～8週齢で接種をはじめ16週を超えるまで3～4週ごとに定期的に接種するのが確実な方法です。その後最終接種から1年後にブースターとして接種し、その後は3年もしくはそれ以上の間隔をあけて再接種します」と推奨されています。生後一年未満の子犬に16週齢まで接種し、その1年後に再接種することで移行抗体が多い個体や免疫応答があまりよく無い個体でも確実に免疫を獲得することができるとされています。

アメリカでの報告ではジステンパーウイルスやパルボウイルスなどの生ワクチンでは、実験的に接種した7年後でも抗体価を測定するとその効果は有効であったとの報告があります。しかし、不活化ワクチンでは半年から1年でその抗体価が低下してしまうことがわかっており、種類によっては半年に一度接種しなくては意味がないものもあります。コアワクチンの接種であればこのガイドラインにそって3年程度間をあけての接種で問題はないようですが、レプトスピラやパラインフルエンザウイルス等のノンコアワクチンに関しては1年に1度の接種がいまだに必要であると考えられます。本来であればワクチンを打つ前に抗体検査を行って各個体ごとの抗体価を測定し、抗体価が十分でないものに対してワクチンを接種するという個々に応じたプログラムが必要なのかもしれません。

それでは、ワクチンを接種したら100％病気を予防できるのでしょうか？　答えはNOです。ワクチンを接種しても、その免疫反応は個体によりさまざまで、一度のワクチン接種で十分な免疫を獲得する個体もあれば、なかなか免疫を獲得できない個体もあります。ある報告では、小型犬のほうがワクチン接種をしていても、十分な抗体価を持っていない個体が多いといわれています。またワクチンを接種した直後で、抗体価が十分に高くない時期に感染すれば、感染症を発症してしまう可能性があります。ただし、ワクチン接種を行っている個体は、そうでないものに比べるとその病気に感染しても症状が軽症で済むことが証明されています。

また、猫免疫不全ウイルス（FIV）の感染有無を調べる院内検査キットは、抗体検査になるのでワクチン接種をした個体が、屋外に出てしまい感染したかどうかを検査したい場合には、簡易検査では陽性に出てしまうため、PCR検査でウイルスを直接検出しなくてはならなくなります。

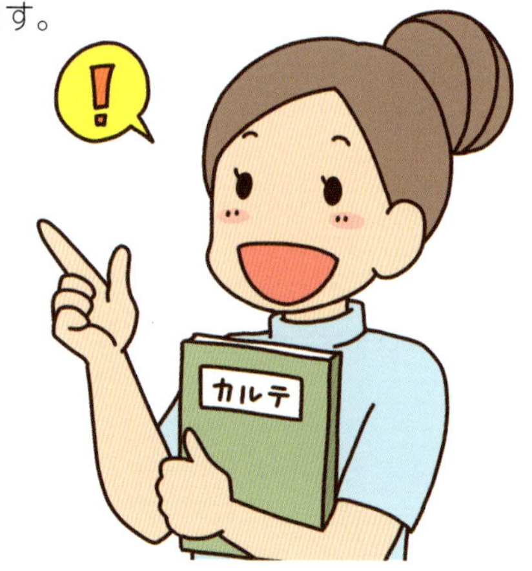

表 2-1 犬のワクチン

犬のワクチン	接種方法	追加接種の間隔	症状
犬ジステンパーウイルス（CDV）	6～8 週齢で接種開始し 16 週齢以上になるまで 2～4 週ごとに接種	6 カ月齢または 1 歳齢で再接種した後は 3 年未満の間隔では追加しない	下痢、鼻水、目やに、発熱痙攣、ハードパッドなど
犬パルボウイルス（CPV）			激しい嘔吐、下痢、血便、心筋が侵されて突然死、ウイルスは環境中で 6 カ月生存可
犬アデノウイルス 2 型（CAV-2）			咳、鼻水、肺炎、気管支炎、扁桃炎
犬パラインフルエンザウイルス（CPiV）		6 カ月齢または 1 歳齢で再接種した後は毎年追加	咳、鼻水、扁桃炎（ケンネルコフ症候群）
レプトスピラ	8 週齢以上で開始 2～4 週後に 2 回目を接種	毎年接種	体の出血や黄疸、高熱、嘔吐、下痢など

表 2-2 猫のワクチン

猫のワクチン	接種方法	追加接種の間隔	症状
猫汎白血球減少症ウイルス（FPV）	6～8 週齢で接種開始し 16 週齢以上になるまで 2～4 週ごとに接種	6 カ月齢または 1 歳齢で再接種した後は 3 年未満の間隔では追加しない 高リスク群：6 カ月齢または 1 年で再接種した後は毎年追加	嘔吐、下痢、流産、死産 致死率９０%、白血球減少
猫ヘルペスウイルス 1 型（FHV）			くしゃみ、咳、目やに 治ってもウイルスをもち続ける
猫カリシウイルス（FCV）			くしゃみ、鼻水、口内炎
猫白血病ウイルス（FeLV）	8 週齢以上で開始 3～4 週後に 2 回目を接種	1 年後に再接種した後はリスクがある個体では 2～3 年の間隔で追加	リンパ腫、白血病、腎不全
クラミジア	9 週齢以上で開始 3～4 週後に 2 回目を接種	リスクがある個体では毎年追加	くしゃみ、咳、流涙、結膜炎
猫免疫不全ウイルス（FIV）	6～8 週齢で開始 2～3 週ごとに 3 回接種	1 年後に再接種した後はリスクがある個体では毎年追加	急性期（風邪様症状、下痢など） エイズ期（免疫不全症状）

表 2-3 ワクチンの推奨プロトコール

	米国推奨			**日本推奨**
	米国推奨		**追加接種**	
	16 週齢以下	**16 週齢以上**		
犬ジステンパーウイルス	1 回目 6～8 週 2 回目 9～11 週 3 回目 12～14 週	1 回接種	1 年後 それ以降は 3 年ごと	4 週齢以上の犬に 3～4 週間で 2 回接種、それ以降は年 1 回の再注射が望ましい
犬パルボウイルス	1 回目 6～8 週 2 回目 9～11 週 3 回目 12～14 週	3～4 週間隔で 2 回接種	1 年後 それ以降は 3 年ごと	6 週齢以上の犬に接種する
犬アデノウイルス	1 回目 6～8 週 2 回目 9～11 週 3 回目 12～15 週	1 回接種	1 年後 それ以降は 3 年ごと	4 週齢以上の犬に 3～4 週間で 2 回接種、それ以降は年 1 回の再注射が望ましい
パラインフルエンザウイルス	1 回目 6～8 週 2 回目 9～11 週 3 回目 12～16 週	1 回接種	1 年後 それ以降は 3 年ごと	4 週齢以上の犬に 3～4 週間で 2 回接種、それ以降は年 1 回の再注射が望ましい
レプトスピラ		2～4 週間隔で 2 回接種	1 年ごと high-risk 下では 半年ごと	4 週齢以上の犬に 3～4 週間で 2 回接種、それ以降は年 1 回の再注射が望ましい

ワクチン接種後は何に注意すればいいの？

ワクチンアレルギー

日本小動物獣医師会による犬89,000頭、猫10,620頭を対象とした調査では犬では全体の0.49%猫では1.25％で副反応の報告があります。主な副反応の発生頻度を表2-4にまとめましたので参照してください。

●即時型アレルギー（アナフィラキシーショック）

一般的にワクチンアレルギーには二つのタイプがあるといわれています。その一つが即時型アレルギー（アナフィラキシーショック）で、これは通常ワクチン接種後1時間以内に発症し、症状としては虚脱やチアノーゼ、低体温、呼吸困難などの呼吸器・循環器の症状を示します。このアナフィラキシーショックは非常に怖いもので、そのまま死に至ることもあります。

●非即時型アレルギー

それに対して接種後1時間から24時間以内に起こるものを非即時型アレルギーといい、Tリンパ球が関与し、主に顔面の浮腫（図2-4）や、皮膚の発赤、蕁麻疹、消化器症状を示します。これらのアレルギーが起こる確率はそれほど高いものではありませんが、少なくともワクチンを接種した日は、一日よく観察してもらい、何か異常があればすぐに連れてきてもらうようにしたほうがよいでしょう。

表2-4　犬と猫のワクチン接種後の副反応発生頻度

順位	犬	猫
1	顔面浮腫	元気食欲消失
2	皮膚のかゆみ	発熱
3	食欲消失	嘔吐
4	嘔吐	注射部位の痛み
5	蕁麻疹	顔面浮腫
6	アナフィラキシーショック	皮膚のかゆみ

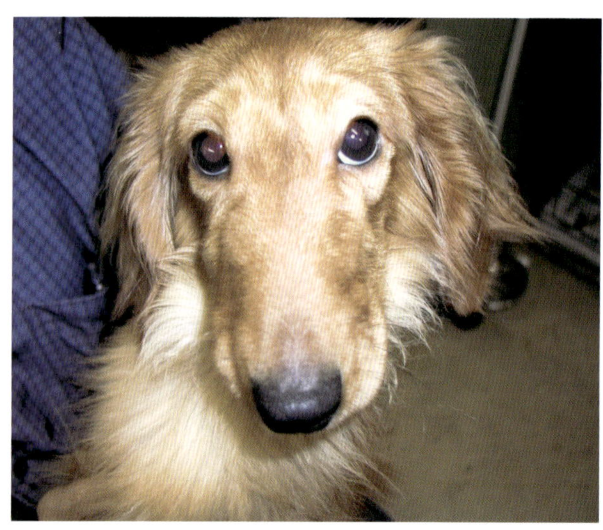

図2-4　ワクチンアレルギーによる顔面浮腫

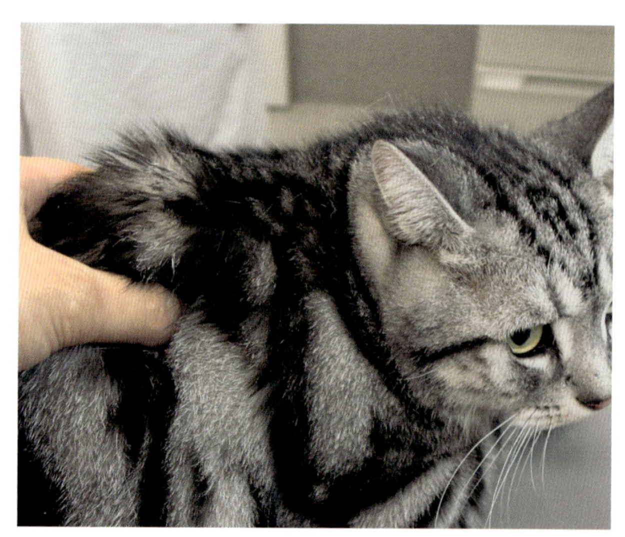

図2-5　ワクチン接種部位肉腫

▶接種回数が多いほうが危険性は高い

ワクチンによるアレルギーは、初めてのワクチンより接種回数が多いほうが危険性が高いことを、きちんと飼い主さんに説明する必要があります。一度ワクチンアレルギーが出たことのある動物には、ワクチンの種類を変えたり、抗ヒスタミン剤などの投与をしてからワクチンを打つといいといわれています。病院によっては、ワクチンを接種したときは一時間ぐらい待合室で待ってもらう場合もあるようです。

●猫の接種部位肉腫

そして猫のワクチンでよく耳にするのが、ワクチン接種部位肉腫という腫瘍です（図 2-5）。その名前の通り、ワクチンを接種した部位に腫瘍が発生するというものですが、この発生する確率は 1/1000～1/10000程度であるといわれています。それほど頻度が高いものではありませんが、発生すると再発率も高く、致死的になる腫瘍です。この腫瘍の発生が米国では社会問題となり、ワクチンを接種する部位や、不必要なワクチンを使用しないなどのガイドラインができあがりました。これはまれな例ですが、ワクチンによる副作用として飼い主さんに可能性はお話しする必要があると思います。

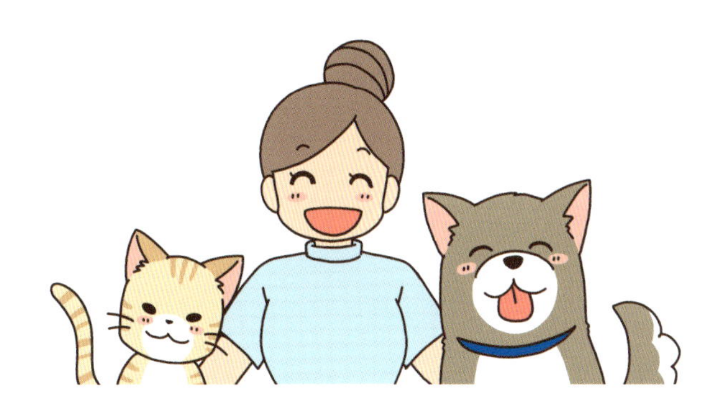

犬や猫以外のワクチンは？

現在では犬や猫以外の動物も来院する機会が増えていると思われます。皆さんの病院では犬や猫以外の動物のワクチンはどうしていますか？

狂犬病は日本では犬だけに義務づけられていますがアメリカでは猫やフェレットの狂犬病予防も義務づけられています。狂犬病自体は、哺乳類すべてが感染するのですから、飼育頭数が多ければ必要なのかもしれません。また、フェレットではジステンパーに感染すると致死的になることが知られているため、混合ワクチンを接種することが多いかと思います。海外にはフェレット用のワクチンもあるようですが、日本にはまだ正規に輸入はされていません。また最近人気が出てきたミニブタですが、家畜として飼育されているブタが豚コレラのワクチンが全頭行われていることから、やはりワクチン接種を行うべきであるといわれています。

毎日目にするワクチンですが、少しは知識がアップデートされたでしょうか？　ワクチンの接種間隔など今後また変わっていく可能性があることもありますから、きちんとした情報を常に入手するように努め、飼い主さんにきちんと説明できるようにしましょう。

予防編 ③

フィラリア症

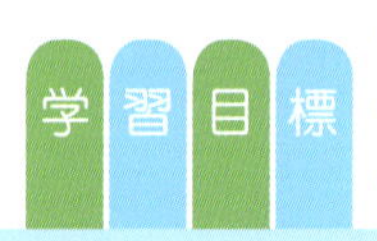

- フィラリア症の病態を理解する。
- フィラリア症の検査方法とその原理を理解する。
- 飼い主さんからの質問にきちんと答えられるようになる。

執筆・皆上真理（山田動物病院）

動物看護師をしていてフィラリア症を知らない方はいないでしょう。しかし都市部ではその感染率は減っており、ミクロフィラリアをみたことがないという方もいるのではないでしょうか？　春の予防シーズンが始まると飼い主さんからの質問も増えてきます。その前にもう一度知識の再確認をしていきましょう。

フィラリアは一生のなかでどう成長していくの？

フィラリアの生活環

初めにフィラリアの生活環（ライフサイクル）について確認しておきましょう（図 3-1）。これをしっかりと理解することで正しい検査のタイミングや検査方法の選択が行えると思います。

「犬糸状虫（フィラリア）の終宿主はイヌ科動物であり、中間宿主は蚊である」――教科書に書かれている用語ではこう説明されていると思います。というこ

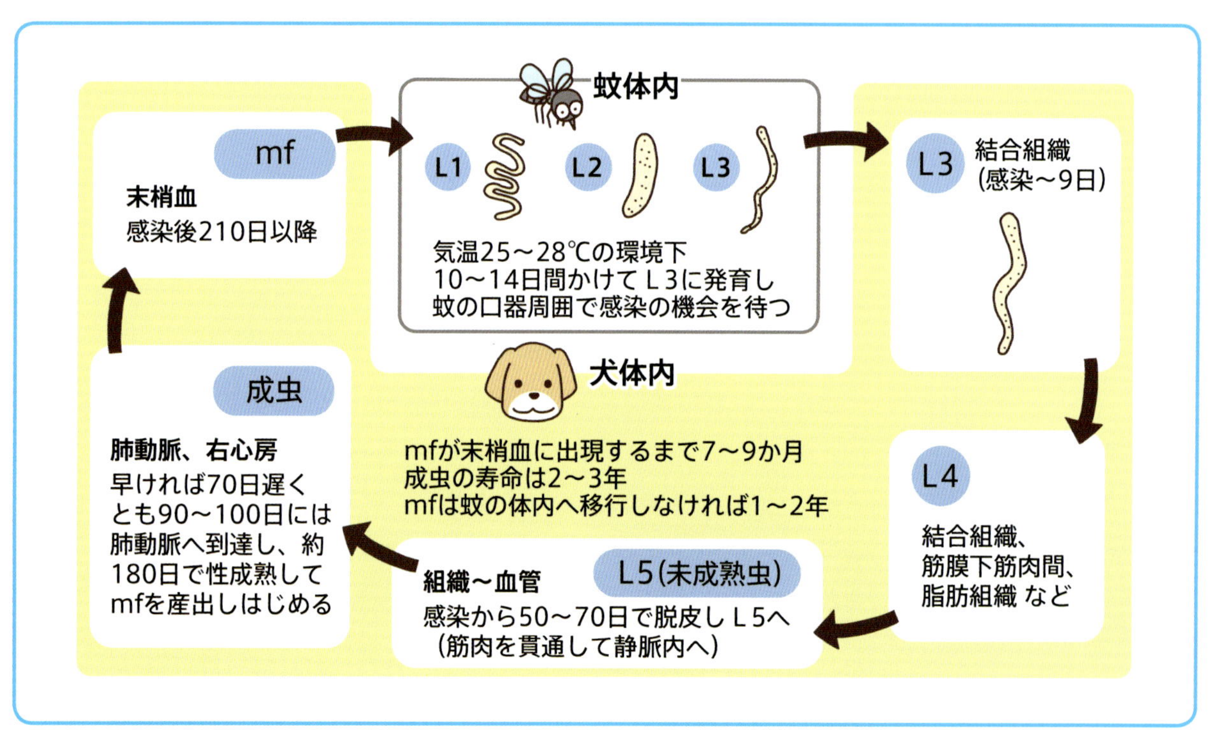

図 3-1　フィラリアの生活環（ライフサイクル）

とは、この生活環はイヌ科動物と蚊の両方が存在しないと成立しないということをまず理解してください。

フィラリア感染犬を蚊が吸血した際にそのmf(ミクロフィラリア)が蚊の体内に入ります。そのmfはおよそ2週間かけて感染力をもつL3となり吻鞘に集合して感染の機会を待ちます。その蚊が別のイヌ科動物を吸血する際に、その刺口から犬の体内へL3は感染します。犬の体内に入った子虫は脱皮を繰り返しながら発育し感染から**90日程度で成虫**となり肺動脈に達します。

その時点で2.5～3.8cm程度の虫ですが、体長はその10倍近くまで成長してmfを産出し始めます。これが末梢血中に出現するようになるには感染から**7～9カ月**の時間がかかります。

ではフィラリア感染の症状は感染から、どの程度の期間で発現するでしょうか？　実は未成熟虫が肺動脈に到達し大きな虫体に育つまでは、ほとんど臨床症状は明らかにはなりません。大きくなった虫体が血管の内皮に刺激を与えたり、物理的な血管の狭窄を起こしたりすることにより循環障害や咳のような症状を出してきます。つまり症状が出て飼い主さんが犬の様子がおかしいといって来院したときには、すでに感染から半年以上たってしまっており、体長1ミリ程度だった感染子虫は患者さんの中で10cmもある虫に育っている。そこがフィラリア感染の怖いところです。

毎年、投薬開始前に検査を行うのはなぜ？

予防薬の投与を開始する前に毎年検査を行います。これは前年度の予防が確実に行えたかどうかを確認するための検査になります。各予防薬の添付文書には「犬糸状虫感染犬への投薬は成虫およびミクロフィラリアの駆虫等適切な処置を行ってから慎重に投与すること」と書かれています。

フィラリア予防薬は予防薬と呼ばれていますが、実際には**mf、L3、L4に効果のある駆虫薬**です。血中にmfが多数出現するような濃厚感染例はもちろん、少数寄生でもフィラリア感染犬に予防薬を投与すると、急性犬糸状虫症(大静脈症候群)、食欲不振、嘔吐、下痢、元気消失、歩様異常、痙攣(けいれん)、流涎、発赤・掻痒などの皮膚アレルギー症状がみられることがあるとわかっています。

安全に薬剤を使用するためには、避けられる有害事象は避けたほうがよいのは当然です。そのために投薬時点での感染有無を調べる必要があるのです。もちろん前年度確実に投薬していて、感染している確率は低いので検査せずに処方しているという病院もあるかもしれませんが、通年で予防していない限りは100%確実に予防されているとはいえないので、初回の投与時にはこのようなリスクがあることを必ず飼い主さんに伝える必要があると思います。

また、各予防薬の添付文書にも「使用上の注意」として書かれていることですので、薬を使用するうえではそれを遵守しなくてはいけないというのも理由の一つといえるでしょう。受付で「なんで毎年検査しないといけないの？」と飼い主さんに聞かれたときにきちんと説明できるようにしておきましょうね。

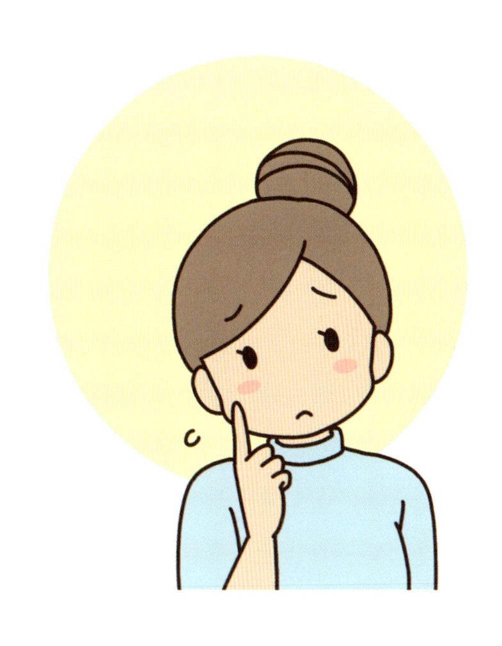

フィラリア検査はどんな内容で、いつやるの？

フィラリアの検査は検出目的の違いにより大きく2つに分けられます。それは**mfを検出するための直接法・集虫法と成虫の寄生を検出するための抗原検査・抗体検査**になります。

直接法

採取した血液をスライドグラスに1～2滴落として、カバーガラスをかけて直接顕微鏡で観察する。

●メリット

・安価、迅速な検査が可能です。

●デメリット

・血液量が少ないため、検出率が低いです。

・オカルト感染※1時には検出できません。

・ミクロフィラリアは定期出現性※2により時間帯により検出率が変わります。

※1 オカルト感染：フィラリアに感染しているにもかかわらず、末梢血中にミクロフィラリアがみられない状態をオカルト感染といいます。未成熟成虫の寄生、雌雄どちらかの単性寄生、雌虫の老化などが原因とされます。

※2 フィラリアの定期出現性：フィラリアには媒介する昆虫の吸血時間に合わせて末梢血中に出現するという性質があります。この性質を定期出現性といい、基本的には夜間の出現率のほうが高くなりそのピークは午後10時ごろ、出現率が一番低くなるのは午前10時ごろといわれています。

手順

step1

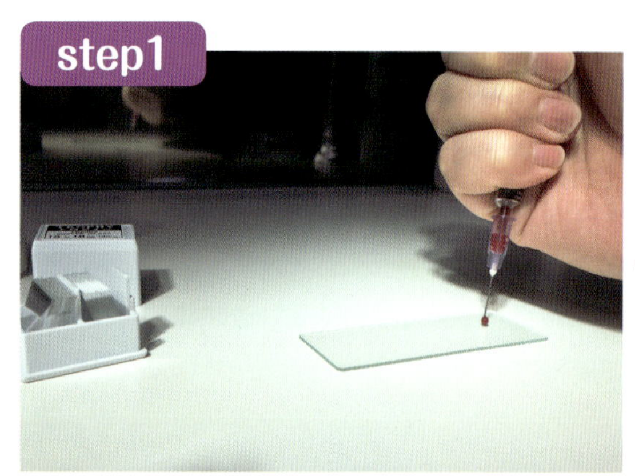

抗凝固処理をした血液もしくは採血直後の血液を一滴スライドグラスに落とします。

step2

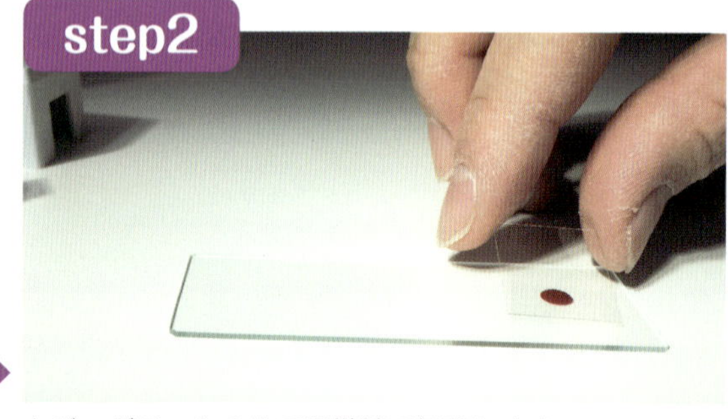

カバーガラスをのせて顕微鏡で観察します。

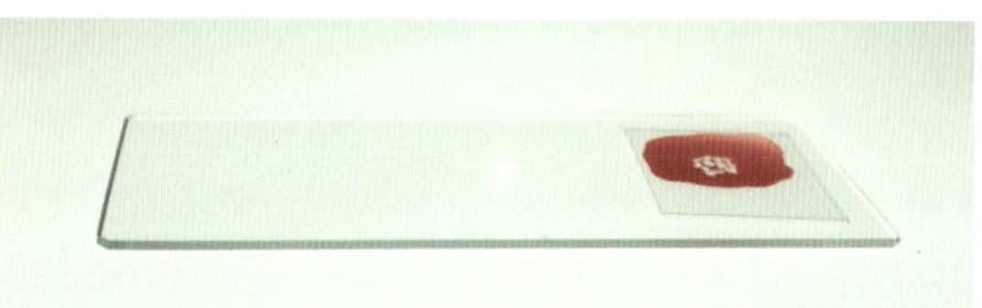

step3

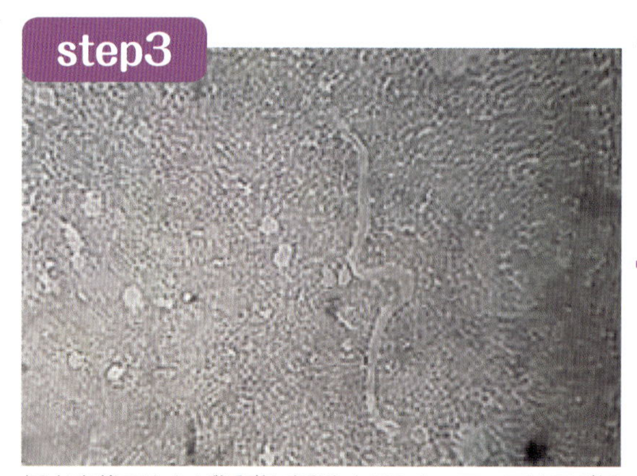

採血直後であれば活発に活動するミクロフィラリアが観察できます。このとき、顕微鏡の絞りは少し絞っていたほうが観察しやすいです。

step4

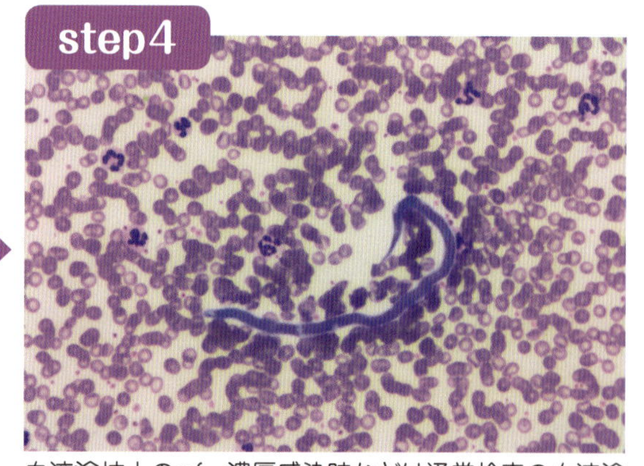

血液塗抹上のmf。濃厚感染時などは通常検査の血液塗抹上にミクロフィラリアがみつかることがあります。その際には写真のようにミクロフィラリアは青く染まります。この写真で血球とミクロフィラリアの大きさの差を覚えておくと検査の際に迷うことがなくなるでしょう。

ヘマトクリット管集虫法

ヘマトクリット管集虫法といい、通常のヘマトクリット値を測定するのと同様のやり方でヘマトクリット管に血液を入れ、遠心分離をしたのちにバフィーコートの上を顕微鏡で観察します。

●メリット

直接法より少し血液量が多いため検出率が上がります。

●デメリット

道具が必要となります。その他のデメリットは直接法と同じです。

手 順

step1

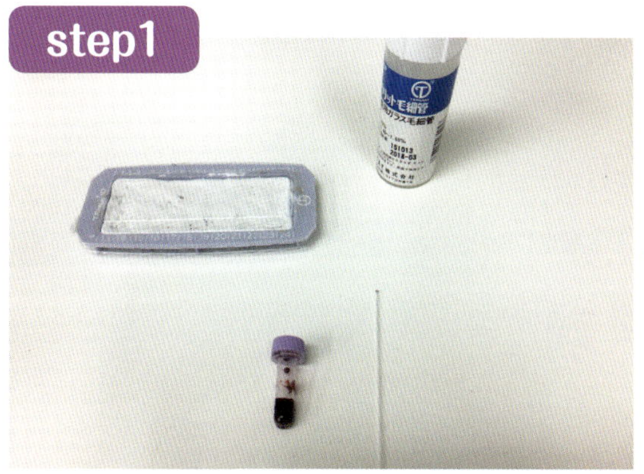

準備するものはヘマトクリット管、血液、パテと通常の検査と変わりません。

step2

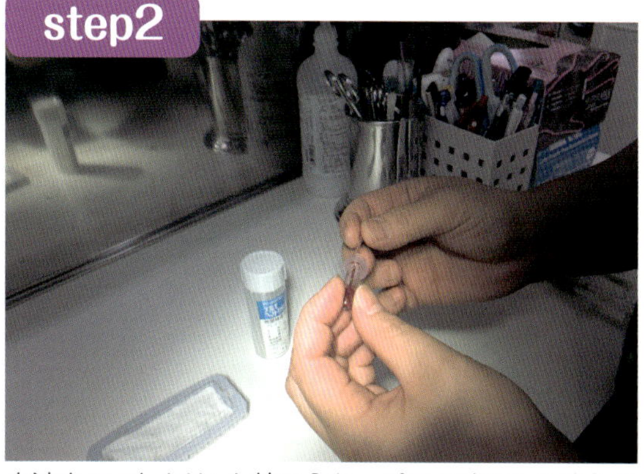

血液をヘマトクリット管に入れ、パテを詰めたら遠心分離機で12,000bpmで5分間遠心分離します。

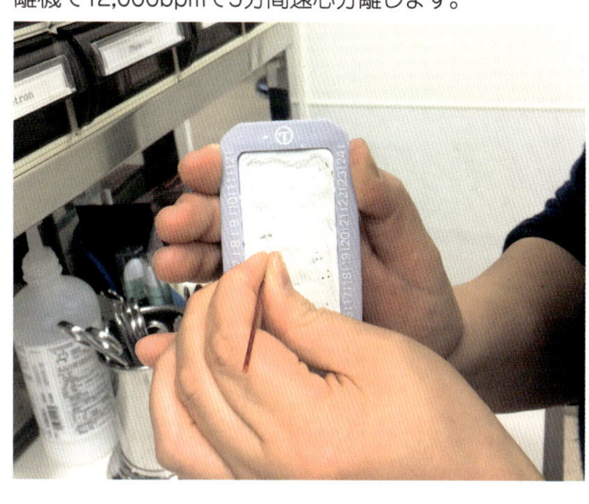

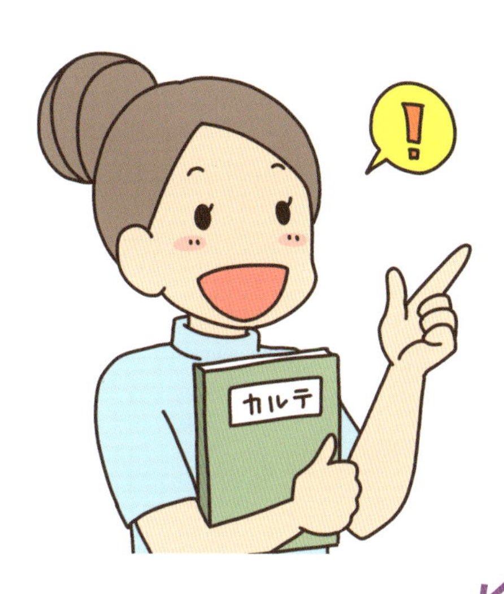

step3

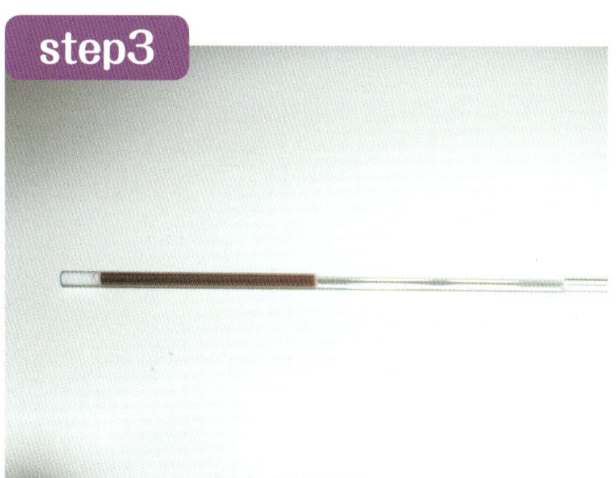

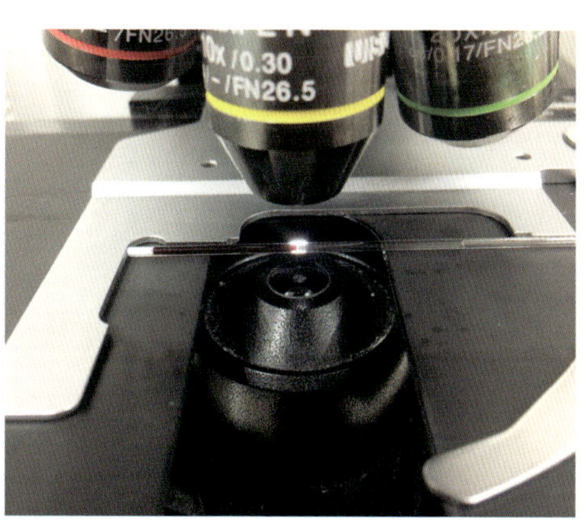

ヘマトクリット管を写真のように顕微鏡のステージに設置し鏡検します。バフィーコートのすぐ上に活動しているミクロフィラリアが観察できます。

フィルター集虫法

採取した血液を溶液で希釈して専用のフィルターを通すことで、引っかかったミクロフィラリアを検出することができます。

●メリット

直接法に比べて血液量が多くなり、検出率が高くなります。

●デメリット

専用のキットを使うためコストと手間がかかります。その他のデメリットは直接法と同じです。

アセトン集虫法

採血した血液に調整した溶液を加えることで、赤血球を溶血させたうえで、ミクロフィラリアを染色することができます。これを遠心分離して染色されたミクロフィラリアを観察する検出法です。

●メリット

検出率は直接法より高くなります。

●デメリット

コストと手間がかかります。その他のデメリットは直接法と同じです。

フィラリアの予防期間を各地域で決める目安は？

フィラリアの予防期間を決める一つの目安としてHDU※（Heartworm Development Heat Unit）という概念が考え出されています。このHDUとはフィラリアを媒介する蚊の体内で、ミクロフィラリアがL3に発育するために必要な積算温度の単位で、その値が130になる日が感染開始日となり、30日間の値が130となる最後の日が感染終了日とされています。これによって計算してみると、1998年の仙台におけるフィラリア感染期間は6月1日～10月24日（4カ月と25日間）、同じ年の東京は5月5日～11月11日（6カ月と7日間）となっています。現在は平均気温も上昇しているため、基本的には春の感染開始時期が早まる傾向にあるようです。

※ HDUの求め方

一日HDU＝〔（日最高気温＋日最低気温）÷2〕－臨界温度（14℃）

例えば、ある日の最高気温が21℃、最低気温が13℃だったとします。その日の一日HDUは（21＋13）÷2－14＝3となります。次の日のHDUが5、その翌日が4だとして、3＋5＋4……と積算してその値が130となる日が感染開始日となります。HDUがマイナスとなる場合はその日のHDUは0になります。

抗原検査

フィラリアの抗原検査は雌の成虫から分泌された物質を抗原として検出し、陽性·陰性で判定するもので、さまざまなキットが販売されています。どのキットにおいてもその特異性は高く成虫が中程度以上寄生していれば、その検出率はほぼ100%といわれています。寄生数が3匹以下と少ない場合には陽性と判定されない場合もあります。

今回はアイデックス ラボラトリーズ株式会社のスナップハートワームのキットを用いた検査方法を説明します。他の検査キットでは展開液を使って血液を希釈するものや、血液をただ落とすだけで判定可能なものなどさまざまですが、判定は陽性または陰性で判定します。

手 順

(写真提供：アイデックス ラボラトリーズ株式会社)

step1

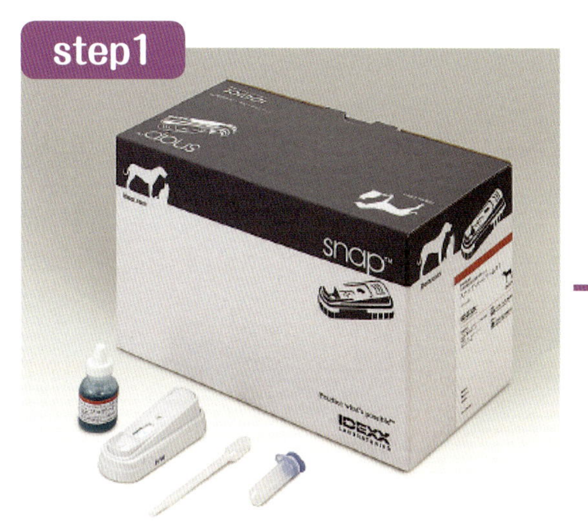

検査キットにはコンジュゲートと呼ばれる液体と、デバイスが入っています。まず規定量の血液をコンジュゲートで希釈します。検体となる血液は抗凝固処理（ヘパリン、EDTA）された全血または血漿、血清でも可能です。

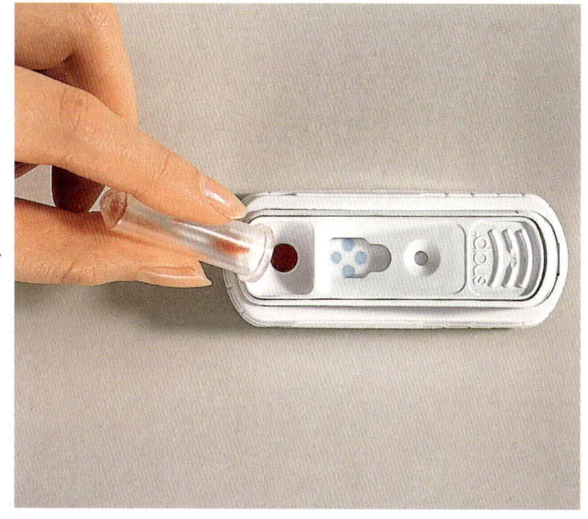

希釈した検体をデバイスに入れて吸収させます。

step3

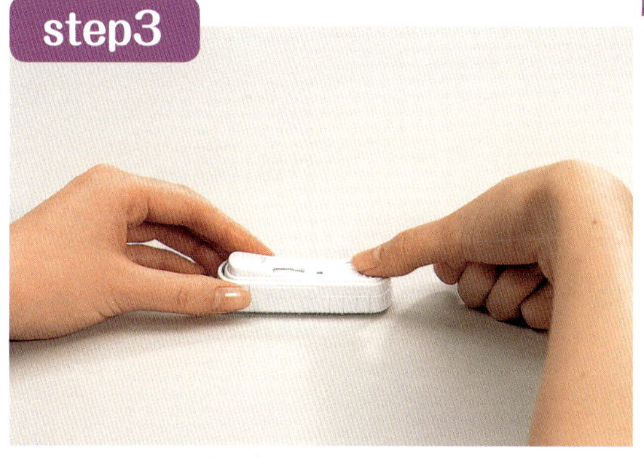

既定の場所まで検体が吸収されたら、デバイスをカチッというまで押し込み反応を待ちます。

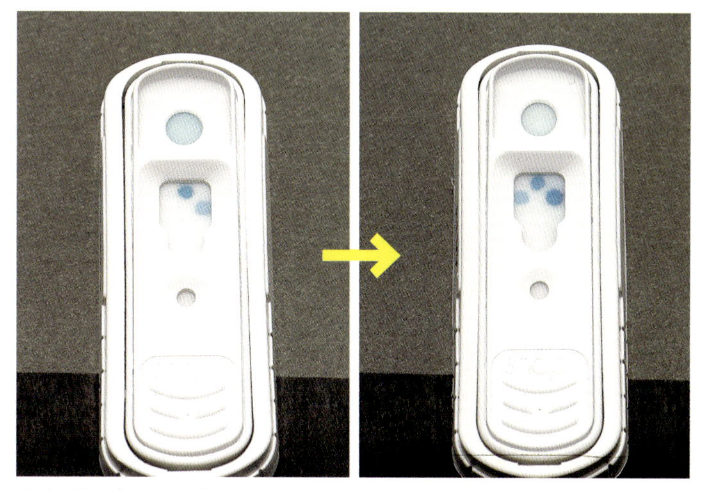

反応時間（スナップハートワームの場合8分）を待って判定します。三角形の上の頂点に当たるサインは陽性コントロール（きちんと検査ができたかどうかを判定します）右の丸一つのサインでは弱陽性、左右両方の丸が出ると強陽性という判定になります。

抗体検査

これは主に猫のフィラリア感染症の診断に用いられる検査です。猫はフィラリアの終宿主ではないため、感染幼虫L3を持った蚊に吸血されても感染が成立しないことがほとんどです。まれに感染が成立しても、その感染幼虫は成虫まで発育できないか、できたとしても寄生数は非常に少ないことがほとんどです。またそこでミクロフィラリアを産出することもほとんどできないことが知られています。

以上のことから猫のフィラリア感染症の検出には、直接法も抗体検査もあまり有効ではないことが多いのです。抗体検査はL4後期から検出が可能といわれています。ただしこの検査は一部の検査機関でしか行われていないので、迅速で簡便な検査とはいえません。

検査のタイミング

ではこのフィラリアのライフサイクル、検査の原理を踏まえて検査を行うタイミングを考えてみましょう。

フィラリアに感染し、L3が成熟するのにおよそ180日かかります。そのため、**抗原検査は180日以降でないと意味がない**ということになってしまいます。また血中のミクロフィラリアは感染した子虫が成熟し、子虫を産生するようにならないと検出できません。ということは感染後7～9カ月後にならないと検出することができないということになります。

ではここで問題です。ポチくんが通う動物病院ではフィラリアの予防は5月から12月までは推奨しています。ある日ポチくんの飼い主さんが来院して「7月分のお薬を飲ませ忘れちゃったわ。どうしたらいいかしら？」と聞いてきました。皆さんならどう答えますか？

まずお薬の再開は少しでも早いほうがいいことを伝えてあげましょう。その後の検査については最後の投薬（6月分の投薬）がいつだったのか？　来院したのがいつだったのかによって変わってきます。フィラリアの予防薬は実は駆虫薬であることを覚えておきましょう。

この薬は、フィラリアの各発育段階mf、L3、L4にさまざまな程度で作用しますが、最も効果が強いのが体内に侵入したL3とL4になります。フィラリアのライフサイクルを再度チェックしてみると、L3は侵入部位から結合組織に3～12日とどまり、その後、組織内を移動しつつ50～70日でL5に脱皮していきます。ということは、感染から30日を過ぎて後期L4になり、さらに50日近くなりL5になってしまうと駆虫薬の効果があまりみられなくなってしまいます。もしポチくんの6月の投薬が6月上旬で、来院したのが8月の下旬であれば、もし来院後すぐに8月分の投薬をしてもらったとしても、6月投薬後に感染した子虫は後期L4やL5になってしまっている可能性があります。しかし現時点では検査をしても感染しているかどうかはわかりません。このまま年内の投薬を続けてもらい180日以上たったところ、つまり来年の投薬前にしっかり検査を行うことをお勧めするのが正解です。

基本的には**投薬日から30日前までの感染を駆虫する薬**であると飼い主さんに伝えてあげるとわかりやすいかもしれません。

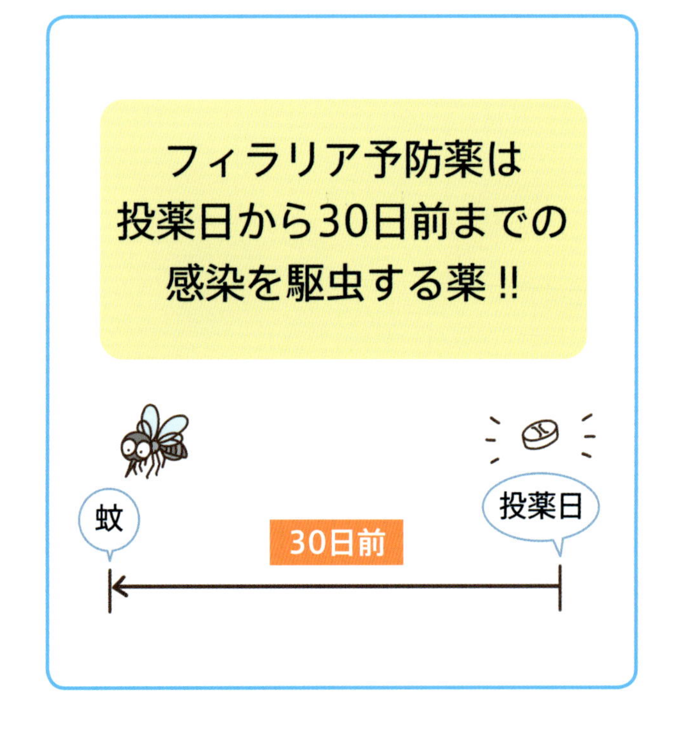

フィラリア症にかかるとどんな症状になるの？

犬の症状

それではフィラリアに感染してしまうと、どのような症状が出てくるのでしょうか。よく知られているのが咳や腹水などの右心不全症状ですが、実はこのフィラリア症はその臨床症状によりその重症度が４つにクラス分けされています。またその症状は慢性の症状と、急性の大静脈症候群（vena cava syndrome、いわゆるベナケバ症候群）の２つに大きく分けられます。

慢性症状としては呼吸障害（**呼吸困難**、発咳、喀血、運動不耐性）や**右心不全**（頸静脈怒張、腹水貯留）、**失神**、**ネフローゼ症候群**（タンパク尿、低アルブミン血症、高窒素血症など）があげられ、大静脈症候群としては突発性の虚脱や血色素尿、貧血、呼吸困難などの重篤な臨床症状があげられます（表 3-1）。

慢性的な症状というのは成虫が肺循環に存在するために物理的な閉塞を起こしたり、虫体そのものやその排泄物に対する宿主側（犬）の反応から肺炎や好酸球性肉芽腫、肺動脈内膜炎、血栓塞栓症、肺高血圧症などが起こることにより現れてくる症状で、その重症度は感染した成熟成虫数によるといわれています。また、大静脈症候群は多数のフィラリアが絡み合って三尖弁を通過することによって引き起こされる症候群で、急性の三尖弁逆流症からショックを起こしたり、血管内溶血（虫体による物理的溶血）により血色素尿（赤褐色やワイン色の尿）になったりします。このような急性症状が現れた場合には、外科的に成虫を吊り出さないと死に至ることもあります。

犬以外の症状

現在 40種類以上の動物でフィラリアの寄生が報告されています。そのなかでも食肉目（タヌキやキツネ、猫、フェレットなど）の報告が圧倒的に多く、次にアシカ類（アシカやアザラシなど）やサル目、ウマ目、ウシ目、ネズミ目、ウサギ目などに報告があります。それだけ多くの種類の動物に感染することがわかっているため、多くの動物園や水族館などの施設でも、フィラリア症の予防は行われているようです。

また、かつてはヒトへの感染は成立しないといわれていましたが、日本においても 100例ほどの症例が報告されています。ヒトがフィラリアに感染すると、肺に銭形陰影をつくるため、肺がんと診断されてしま

表 3-1　フィラリア症の重症度

クラス	臨床症状	X 線検査所見	臨床病理学的異常
1 軽度	無症状あるいは時々発咳 軽度の運動不耐性	なし	なし
2 中等度	無症状あるいはしばしば発咳、運動不耐性	右心室拡大 肺動脈の軽度拡大 肺野の軽度不透過像	軽度の貧血 軽度のタンパク尿
3 重度	運動不耐性 持続的な発咳 努力性呼吸 悪液質 右心不全	右心室、右心房の拡大 中等度から重度の肺動脈拡大 肺野の不透過像	貧血 タンパク尿
4 極めて重度	大静脈症候群		

うことが多いそうです。

これらの動物のなかで、猫やフェレットは体の大きさが犬に比べて小さいことからも、例え一匹のフィラリア感染でも命にかかわる重篤な症状が出ることも多いといわれており、現在さまざまな研究が行われています。

特に猫のフィラリア感染は病気の認識とともに、より一般的なものになってきているといってもよいでしょう。それなのに発生数が少ないのはなぜでしょうか。それは猫が本来の宿主ではないため、L３が成虫になる確率が低いからとされています。実際の研究によれば、L３が感染し成虫になるのは犬で40～90％といわれるのに対し、猫では１～25％といわれています。フィラリアに感染した猫の多くは無症状のまま経過するといわれていますが、なかには元気・食欲の低下や沈うつ、嘔吐、咳などの慢性症状を示すものや、重度の呼吸困難、喀血、虚脱などの急性症状を呈して死に至るものまで多様な経過をたどります。

10年前に行われた全国の猫のフィラリア感染率の調査においては、抗体検査の陽性率が12.1％と無視することのできない結果となっていました。これらのことからも、今後猫のフィラリア予防もさらに一般的になってくるかもしれません。

フィラリア症の治療って何をするの？

フィラリア症の治療は大きく分けて、①成虫の駆除、②ミクロフィラリアの駆除、③心不全の治療の３つに分けられます。フィラリアが寄生すると、肺の血管の内膜が増殖したり、フィラリアの死後にその死体が血管に詰まったりする肺動脈塞栓症(はいどうみゃくそくせんしょう)など、さまざまな問題が起こってくることは前述しました。治療はそれらの症状を和らげるために行われるものです。

フィラリア成虫の駆除

まず成虫の駆除ですが、駆虫薬を用いた内科的治療と手術による外科的摘出があります。このどちらを選択するのかについては明確なガイドラインはありませんが、内科的駆除を行った場合には、死滅虫体が肺の血管に詰まってしまう肺動脈塞栓症が最大のリスクとしてあげられます。

内科的治療に用いられる薬はメラソルミン（商品名：イミトサイド）という有機ヒ素化合物です。これを３時間または24時間あけて２回投与する方法、または投与後１カ月あけてから24時間間隔で２回投与する２段階駆除方法が報告されています。

肺動脈塞栓症のリスクを回避するためには、その動物の重症度をきちんと確認することが重要です。重症度分類のうち１度の場合は内科的治療が推奨されますが、２～３度の症例では慎重に２段階駆除をする必要があるかもしれません。投与後１カ月は運動制限を行うことも重要です。

４度の症例では内科的治療を行うリスクは非常に高く、外科的に虫体を摘出して虫体の数を減らしてから内科的治療を行うことが勧められています。駆除がうまくいけば、およそ６カ月後には抗原検査が陰性になることで、駆除が確認できるでしょう。また、イベルメクチンの予防用量を31カ月連続投与すると、成熟前の成虫を100％殺滅できるとの報告もあります。さらに、モキシデクチンやセラメクチンにもある程度の成虫駆除効果が認められていますが、これらの薬は成虫駆除薬としては承認されてはいません。

ミクロフィラリアの駆除

ミクロフィラリアの駆除は通常は成虫駆除の３～４週間後に行います。駆虫薬として認可されている薬はヨウ化ジチアザニン（商品名：ミコクロリーナ）だけです。

フィラリア予防薬はL3およびL4幼虫を殺滅することで感染を予防しているのですが、ほとんどの予防薬はその強さに差があるにしても、予防用量でミクロフィラリア殺滅作用があるといわれています。このうちミルベマイシンオキシムの効果が最も強く、末梢血中のミクロフィラリア数を急速に減少させます。死滅したミクロフィラリアは肺の毛細血管に塞栓しますが、通常は速やかにマクロファージなどに処理されます。ミクロフィラリアの寄生数が多い場合には、成虫駆除と同様、一気に死滅したその死体が毛細血管を塞栓するため、初回投与の3～8時間以内に元気消失・食欲不振、流涎、吐き気、頻脈などの副作用が現れ、通常は6～8時間以内にほとんど消失します。しかし、ミクロフィラリアの数があまりに多い場合には、循環不全によるショックを引き起こすこともあるため、入院処置をとるなど、少なくとも8時間はしっかりと観察する必要があります。

ミクロフィラリア駆除を行った2～3週間後に、顕微鏡による検査を行い、効果を確認します。寄生が確認できた場合には再投与を行い、駆除できるまで繰り返します。通常は1～2回の投与で完全に駆除できるといわれています。

心不全の治療

フィラリア感染が長期にわたると、成虫により肺循環が閉塞したり、肺の血管内皮が増殖したりすることで肺高血圧の状態になり、右心不全を起こしてしまいます。それにより腹水が貯まったり、大きくなった心臓や肺の病変により咳が出たりというさまざまな症状が現れてきます。これに関しては虫体の駆除とは別に利尿剤やACE阻害剤、アスピリンなどを適宜使用していくことになります。

飼い主さんへ啓発していきたいことは？

フィラリアの薬は現在さまざまなタイプが販売されています。薬型も錠剤、チュアブル、スポット剤、徐放性の三カ月に一度の投薬でよい薬、半年に一度の注射薬などさまざまなタイプのものがあります。効果に関しても、フィラリアだけでなく消化管内の寄生虫に効果があるもの、ノミ・マダニも一緒に予防するものなどの選択肢があります。それぞれの飼い主さんの生活スタイルに合わせたものを勧めてあげられるようにしましょう。

冒頭にも書きましたが、フィラリアは決して過去の病気ではありません。日本全国どこを探してもフィラリアに感染しない地域というのは存在しないのです。イベルメクチンが一般的になる前にはフィラリアの予防薬は蚊の出現期間に毎日飲ませる薬でした。現在では1カ月に一回の投与でほぼ100％の予防効果があります。そのため、多くの飼い主さんにきちんと理解してもらい、予防を怠らないようにしてもらいたいものです。

フィラリア症に感染した犬の末期はみていて非常につらいものです。咳が治まらず、お腹ばかり大きくなり、体はどんどんやせ細っていきます。実際に感染した動物を目にする機会が少なくなった今だからこそ、飼い主さんへの啓発活動はしっかりと行う必要がありますし、それは動物看護師である皆さんにかかっています。

また、現在ではフィラリア予防薬の販売会社などが予防薬の投与日にメールでお知らせしてくれるサービスなどもあります。それらを上手に利用して、フィラリアに感染する動物が1頭でも減るようにしていきましょう。

ノミ・マダニ

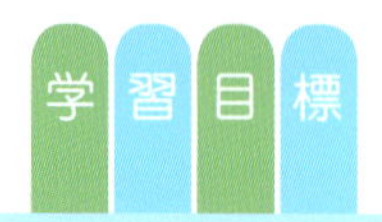

学習目標
- ノミやマダニの生態や特徴、病害を正しく理解する。
- ノミやマダニの予防法や対策を正しく飼い主さんへ伝えられるようにする。

執筆・佐伯英治（サエキベテリナリィ・サイエンス）

飼い主さんへノミ・マダニ対策法をアドバイスすることはとても重要です。基本知識を身に付けて診察の合間などに飼い主さんにぜひお話ししてあげましょう。

ノミってどんな生き物なの？

ネコノミの生態

ノミは節足動物の隠翅（いんし）目（ノミ目）に含まれる昆虫の1種です。一般にはノミは翅（はね）をもたない比較的下等な昆虫と思われがちですが、動物の体毛をかきわけて動きやすいような形態に進化をとげた昆虫です。最近の傾向では犬や猫に寄生するノミはそのほとんどがネコノミですので、以下は生態がよくわかっているネコノミを中心に述べることにします。

ノミは、図4-1に示したように卵（図4-2）→幼虫（1齢～3齢幼虫）（図4-3）→サナギ（繭形成）（図4-4）→成虫（図4-5）の順で発育するのですが、幼虫期の形態と成虫の姿がまったく異なり、さらにサナギをつくる完全変態を行う昆虫です。幼虫期の虫体は、周囲の有機物（主にノミ成虫が排泄した糞が乾燥したもの）をさかんに食べて栄養源にしています。

サナギから羽化（うか）した成虫は、動物の炭酸ガスや振動などの刺激に反応して速やかに動物に跳び移り、10分以内に吸血をはじめると、その約1週間後から動物体表上で産卵を開始し、生涯に平均160個程度の卵を産みます。

卵はすぐに動物から落下し、条件によって異なりますが、2～10日前後で1齢幼虫が孵化（ふか）します。**動物の体表にノミの成虫が寄生しているとすると、主に動物の休息場所を中心とする室内に卵や幼虫、サナギが多数存在している**ことがおわかりいただけたと思います。その数は動物体表上の成虫の10～20倍に達するといわれます。

ノミの一生は4週間から1年間（環境が悪ければサナギの状態で生存します）と環境条件により、かなり幅があります。

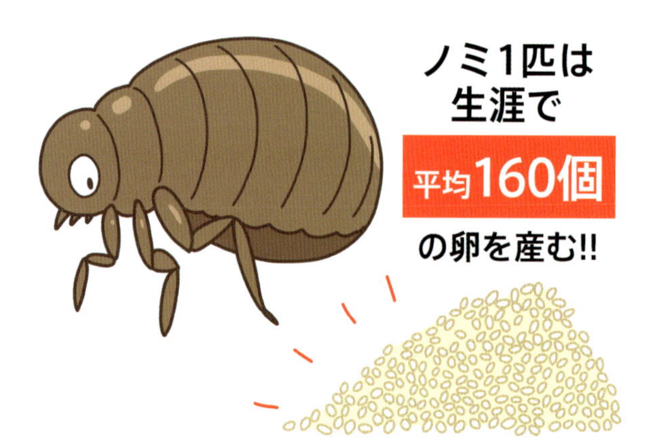

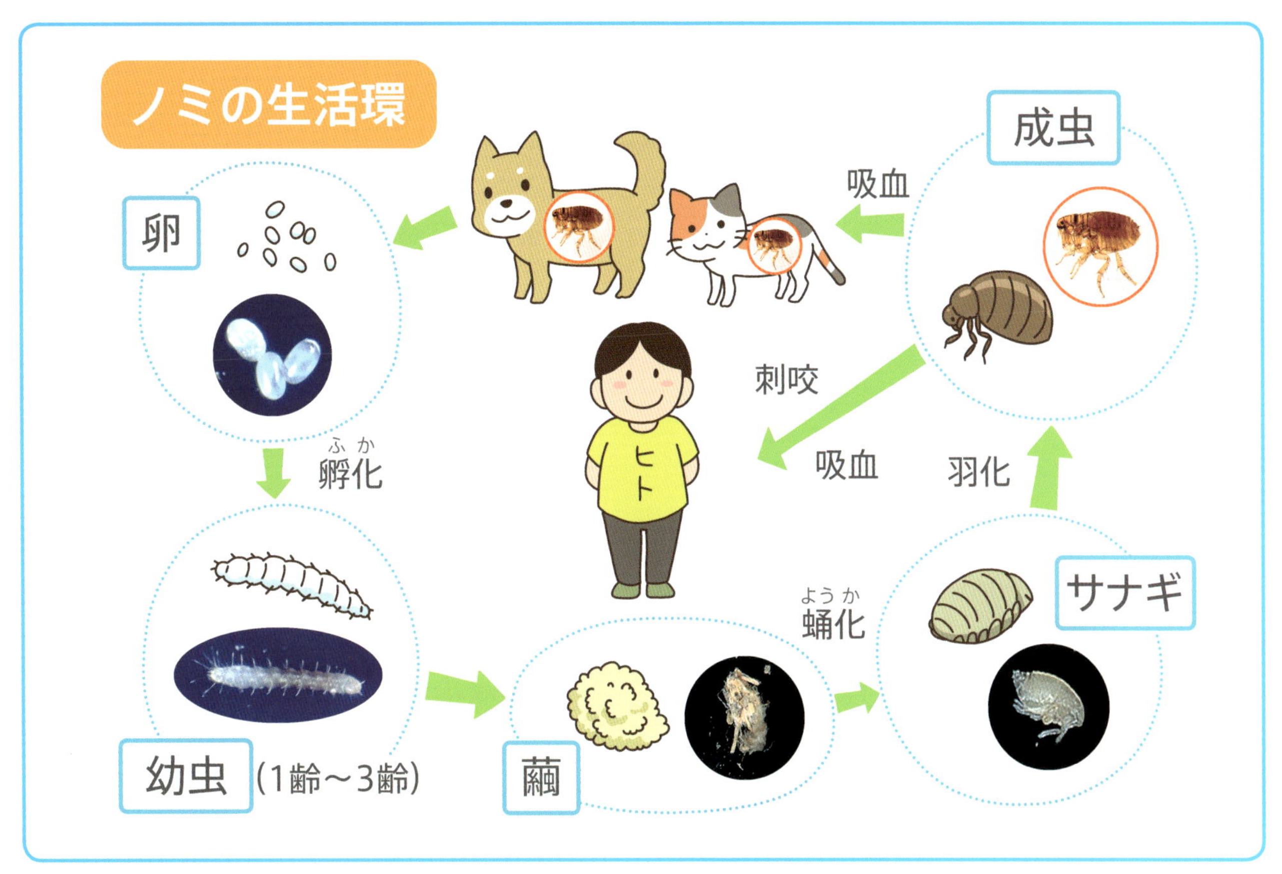

図 4-1　ノミの生活環

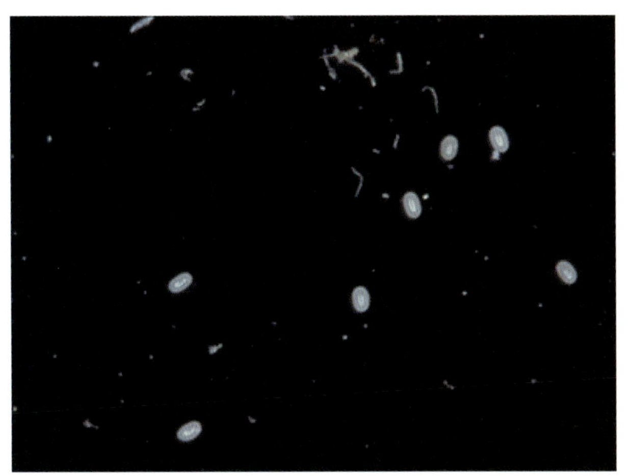

図 4-2　ノミの卵

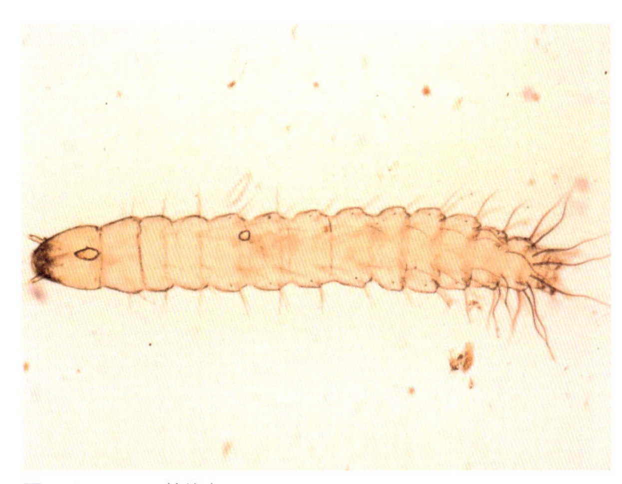

図 4-3　ノミ 1 齢幼虫

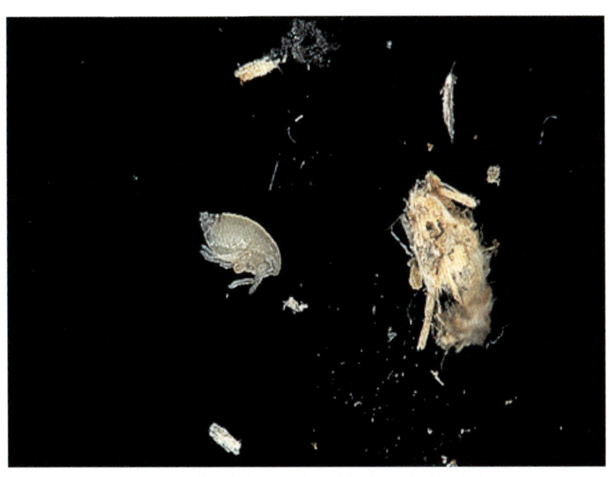

図 4-4　ノミのサナギ（左）とゴミが付着した繭（右）

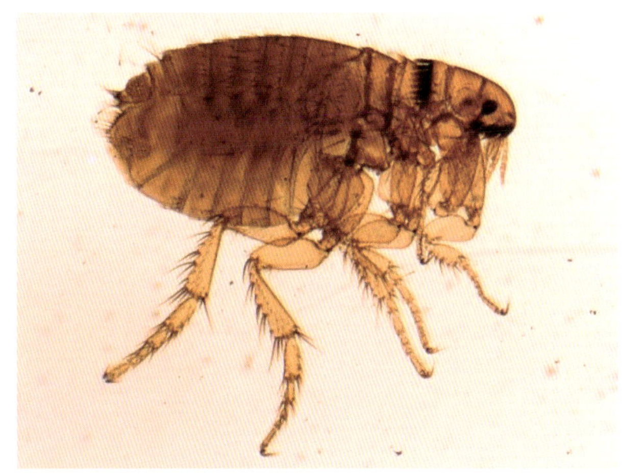

図 4-5　ネコノミ雌成虫

ノミが大発生したらどうすればいいの？

通常の予防対策と対応

ペットにノミの成虫が寄生していると、その周辺には数十倍もの卵や幼虫が存在することは、前述したとおりです。つまり、ノミの大発生というと動物の体にたくさんのノミ成虫が寄生している状態と思い込みがちですが、同時に環境中の汚染がかなり深刻であると受け止めなければなりません。そこで**予防管理対策も、vs動物と vs環境の 2本立てで行う**ことが必要です。

動物の体に寄生しているのは成虫ですから、これを対象とした駆除剤を与えます。市販の駆除剤は病院で処方されるものよりは効き目がマイルド（言い換えると効き目が弱い）なので、より確実な効果を期待して動物病院に準備されている各種の薬剤で対応するよう、飼い主さんに勧めましょう。薬剤の種類（滴下剤、錠剤、首輪型など）は豊富なので、状況により使い分けます。

環境中のノミ清浄化は、成虫を対象とした場合よりむしろ大変な作業です。しかしこれを怠ると、成虫を何回駆除しても動物は再感染を繰り返しますし、そのうちに家族にも被害が及びます。環境中の虫体の駆除には、薬剤（市販の燻蒸（くんじょう）剤や刺し込みタイプの殺虫剤）や動物用薬品（カーバメイト系の殺虫剤）の散布が行われます。薬剤を使用する前に掃除機をかける（このこと自体が重要な駆除法です）と、その刺激でサナギから成虫が羽化して一層効果があがるともいわれています。

今述べたように掃除機による清掃は有効な手段ですが、特に卵や幼虫がたくさん生息する部屋の四隅、ベッドの下、観葉植物などの鉢の周辺、カーテンと窓の隙間などを念入りに清掃します。その際、掃除機の紙パックにノミ取り首輪の小片を入れておくと、羽化した成虫に効果的です。環境中のノミを増やさないという目的で、成虫が寄生している動物に投与する薬剤があります。

この薬剤の投与を受けたノミ成虫は卵を産むことはできますが、その卵は羽化できずにやがて死滅するか、あるいは幼虫の脱皮を阻害する、異なる作用をもつ2つのタイプの薬剤があります。

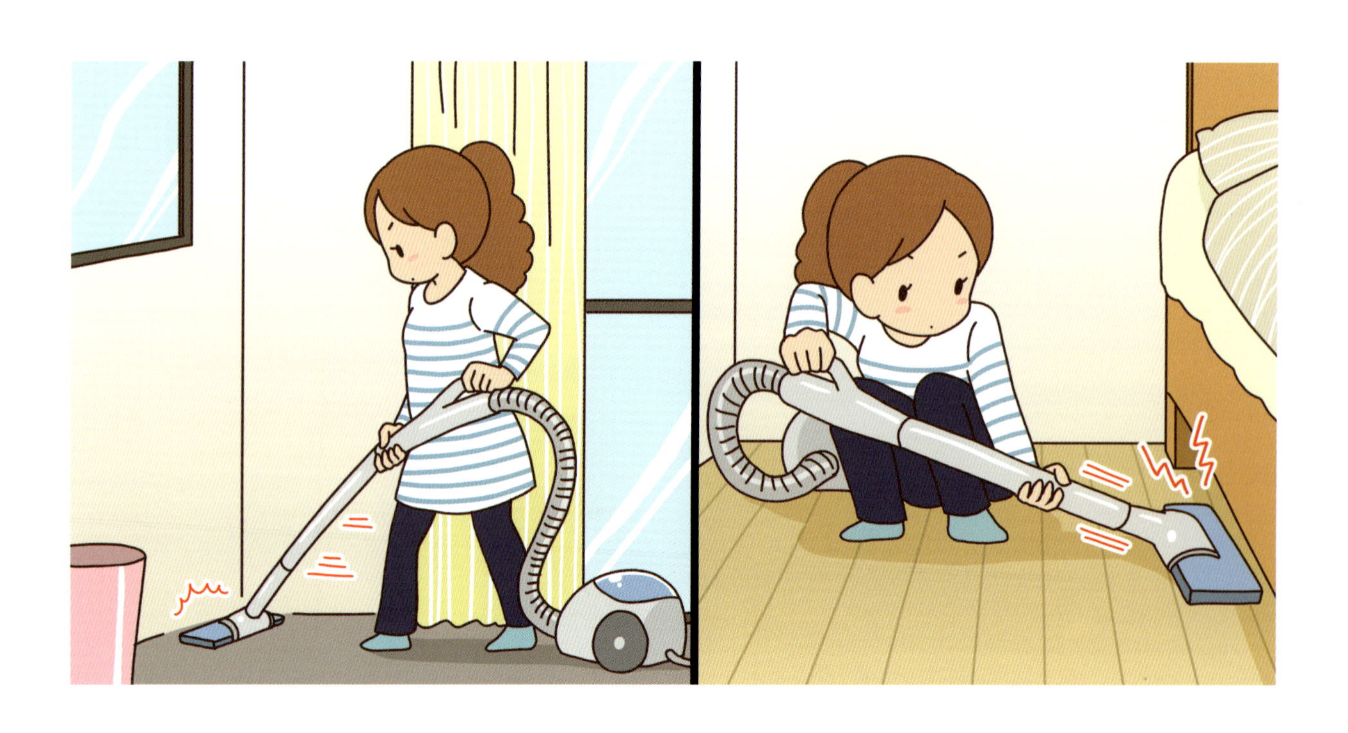

ダニってどんな生き物なの？

ダニとマダニの関係

地球上に生息する動物の3/4は節足動物に含まれます。ペット動物やヒトの外部寄生虫は節足動物の仲間の昆虫類かクモ類のいずれかに含まれます。例えばノミは昆虫ですが、ダニは脚を8本備えているのでクモの仲間です。

ダニには約50万種類が属する（現在知られているのはその10％程度）と考えられている巨大な動物群ですが、**小動物の臨床で重要なダニはマダニ類、ヒゼンダニ類（疥癬虫など）、ツツガムシ類（毛包虫など）の3種**で、その他獣医学的には中気門類やササラダニ類の2種が加えられます。

これらの中でマダニ類は非常に特殊なダニです。つまり、他のダニに比べて体が飛び抜けて大きく(最大で吸血後3～4cmに達する種類もあります。通常は吸血後で1cm前後)、英語ではマダニをtickと称し、その他の小型ダニ類miteと分けて扱います。マダニ類はその被害の深刻さから世界的に大変恐れられているダニです。

マダニの特徴の2つ目はその食性にあります。彼らの栄養源は唯一動物の血液であり、卵以外すなわち幼ダニ、若ダニおよび成ダニの各発育ステージで、発育あるいは産卵のために雌雄ともに吸血をします（図4-6、図4-7）。

マダニの一生（図4-8）からみると、動物の体表に寄生している時間は比較的わずかな期間（トータルで1～2カ月以内）であり、それ以外は草むらや落ち葉の下などで自由生活しています。自由生活の間、彼らは一切食物を取らずに、飢餓状態のままひたすら宿主に寄生するチャンスを狙っています。

わが国の犬に寄生するマダニは6属17種類程度が知られていますが、それらのうち本来犬を好適な宿主にするのは、ツリガネチマダニとクリイロコイタマダニの2種類で、その他のマダニは偶発的に犬に寄生したものです。

マダニはどんな病害をもたらすの？

すでに述べたように、マダニの唯一の栄養源は血液です。従って、マダニの寄生を受けた動物は吸血により血液が失われます。マダニの種類や雌雄によっても吸血量は違います。メスの成ダニの吸血量は1mL程

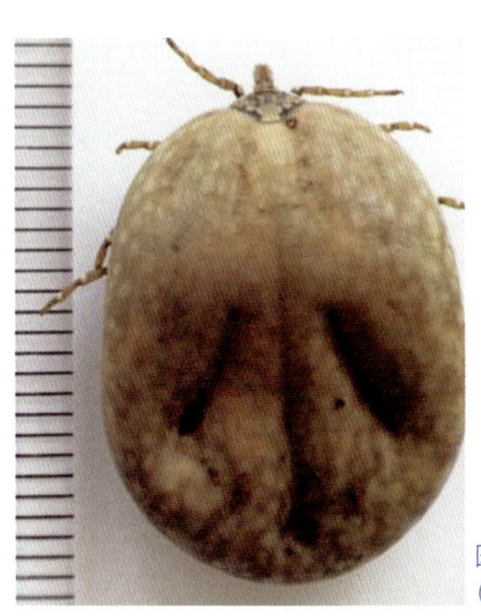

図4-6　飽血後の雌成ダニ（タカサゴキララマダニ）

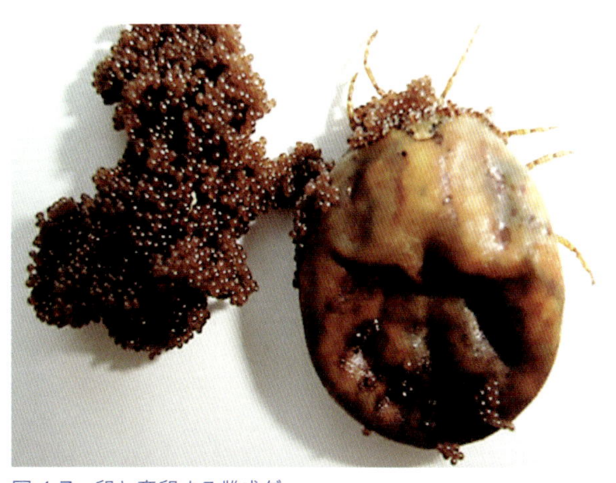

図4-7　卵と産卵する雌成ダニ

度ですが、犬1頭に数十匹あるいはそれ以上が寄生すれば宿主は貧血に陥ります。

貧血に勝るとも劣らないマダニの重大な病害としてさまざまな病原体の伝播(でんぱ)があげられます。マダニは吸血する前に宿主に唾液（宿主から吸血した血液の血漿成分は腸管で吸収されて唾液腺へ集まり、マダニ由来の唾液成分と混じり合います。この唾液成分そのものが宿主のアレルギーや神経症状を起こす可能性があります）を注入します。

さまざまな病原体は最終的にはマダニの唾液腺に集まり、宿主への唾液注入の際に動物体内に侵入します。種類によって媒介する病原体の種類は異なりますが、わが国にみられるマダニ媒介性の疾病には犬のバベシア症（原虫病；フタトゲチマダニ、ツリガネチマダニ、クリイロコイタマダニなどが媒介）、犬やヒトのライム病（スピロヘータ；シュルツェマダニ、ヤマトマダニなどが媒介）、さらにはヒトの重症熱性血小板減少症候群（SFTS）（p.34～43参照）、野兎病および日本紅斑熱などの重要かつ場合によっては致死的なマダニ媒介性感染症が知られています。

マダニに有効な薬剤も多く市販されています。ただし、動物体表に寄生するマダニの駆除は比較的容易であっても、環境中のマダニの退治は事実上不可能です。また吸血の際に、唾液を介して各種病原体が伝播される危険性があるため、寄生したマダニをなるべく速く駆除するような処置や薬剤を選択して使用する対策が重要です。

マダニの生活環
成ダニ
① 飽血
② 産卵
③
卵
孵化
④
幼ダニ
⑤ 吸血
ヒト
⑥ 飽血
⑦ 脱皮
⑧
若ダニ
⑨ 吸血
⑩ 飽血
⑪ 脱皮
⑫
成ダニ
⑬ 吸血

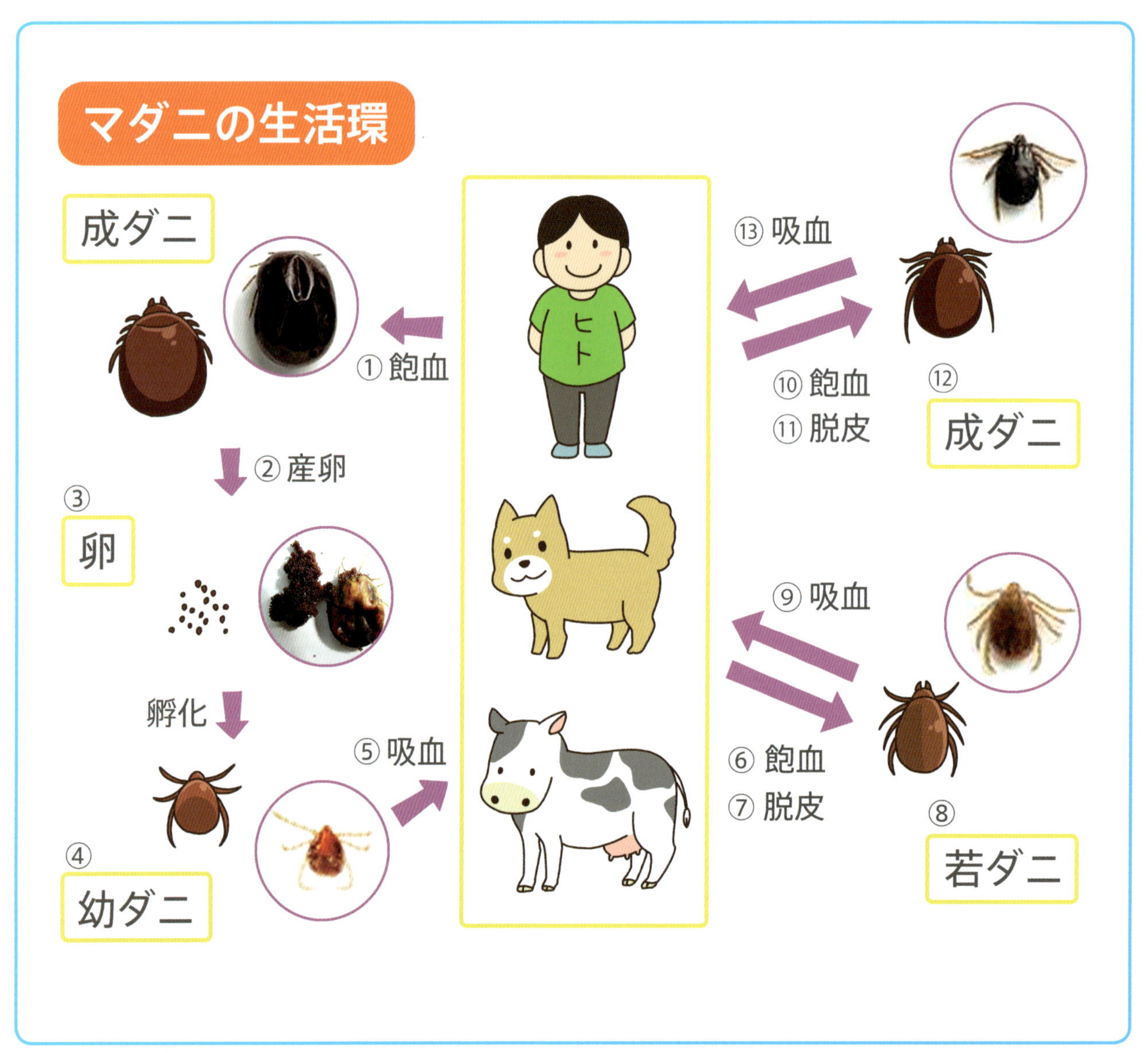

図4-8　マダニの生活環

ノミやマダニはヒトにも寄生するの？

ノミの寄生

犬や猫のノミによるヒトのノミ刺咬症は日常的にしばしば認められます。中心部に小さな刺口がみられる発赤とかゆみが生じます。ノミの唾液に反応してアレルギー反応が強く現れると、水疱形成などの皮膚症状が現れる場合があります。

最近ではヒトのノミ刺咬症のほとんどがネコノミによるものだとされています。

ノミは瓜実条虫の中間宿主でもあるので、不用意にノミを潰すと爪や指が汚染され、ヒトが感染する可能性もあります。また、**バルトネラ感染症（猫ひっかき病）の原因**であるバルトネラ菌を猫から猫へ伝播する重要な役割を果たしています。

マダニの寄生

マダニがヒトに多数寄生する機会は決して多くないと思われます。従って、吸血による直接的な被害というよりも、唾液中のマダニ由来の生理活性物質による神経障害や病原体の伝播が心配です。

マダニによって媒介されるヒトの疾病として、わが国ではライム病・野兎病（細菌）、日本紅斑熱・Q熱（リケッチア）、SFTS・ダニ脳炎（ウイルス）などに注意しましょう。

Let's try! 力試しテスト

Q1 雌雄ともに成虫のステージだけ吸血する節足動物を選んでください。

①蚊　②ノミ　③マダニ　④ヒゼンダニ　⑤シラミ
⑥ハジラミ　⑦ツメダニ　⑧アブ　⑨ツツガムシ　⑩ニキビダニ

 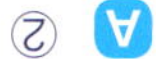
A ②

雌雄の成虫のみ吸血：ノミ
血液を栄養源（食料）とするため雌雄ともに吸血します。

雌の成虫のみ吸血：蚊、アブ
雌の卵巣の発育を目的として吸血します。　雄雌ともに餌として花蜜や水などを吸引して生きています。
卵以外の各発育ステージの雌雄虫体が吸血：マダニ、シラミ
幼虫（幼ダニ）、若虫（若ダニ）と成虫（成ダニ）の雌雄が血液を栄養源としています。
幼虫のステージのみ寄生するが吸血しない：ツツガムシ
幼虫はネズミやヒトに寄生しリンパ液などを吸引します。若虫や成虫は自由生活性で小昆虫やその卵を食べます。
すべての発育ステージで虫体は吸血しない：ヒゼンダニ、ハジラミ、ツメダニ、ニキビダニ
卵以外の各発育ステージの虫体は皮膚片や体液などを栄養源にしています。

予防編 5

SFTS

エスエフティエス

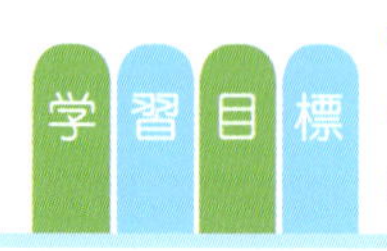

- SFTS がどのような疾病であるのかを理解する。
- SFTS の病原体（SFTSV）の伝播がどのように行われるかについて、現時点での知識を得る。
- SFTS の予防で何が重要かを知る。

執筆・栗田吾郎（栗田動物病院）

2009 年の 3 月下旬から 7 月中旬にかけて中国中央部で、発熱や下痢、嘔吐などの消化器症状、血小板減少、白血球減少などを特徴とするヒトの疾患が相次いで発生しました。その感染症の患者からは新種のウイルスが分離され、2011 年に重症熱性血小板減少症候群という全く新しい病気として報告されました。報告の時点での致死率は 30％と非常に高いものでした。

現在までにこの病気は中国、韓国および日本で確認されており、**①主にダニによって媒介される、②原因はウイルス、③ヒト以外の動物にも感染するなどの事実がわかっています。**また、アメリカでも類似のウイルスによる感染症が確認されています。

最近では、犬や猫が SFTS を発症した例も確認・報告されており、これらの動物からヒトへの感染も 確認されています。感染したと考えられるヒトのなかには亡くなった例もあり、SFTS を疑う症例の取り扱いには十分な注意が必要です。致命率が高い新しい感染症ということで、マスコミでもさかんに報道されています。病院で飼い主さんから質問を受けた方もいるかもしれません。皆さんも動物医療のプロフェッショナルとして、現時点での正しい知識を身に付けてください。

SFTSって何？

SFTSとは重症熱性血小板減少症候群の略称で、血小板減少を伴う重度の発熱を呈する症候群という意味の英語、Severe Fever with Thrombocytopenia Syndromeの頭文字をとったものです。日本語の名称が長いため、会話などでは「SFTS」のほうがよく使われています。

SFTSの病原体はウイルスで、**重症熱性血小板減少症候群ウイルス（Severe Fever with Thrombocytopenia Syndrome Virus；SFTSV）**と呼ばれています。SFTSVはエンベロープという膜をもつ RNAウイルスで、フタトゲチマダニ（図 5-1）などのマダニによって媒介されます。現在までにマダニ以外の媒介動物は確認されていません。推定されるこのウイルスの感染サイクルを図 5-2に示しました。

日本では猟犬やシカ、イノシシなどの調査で抗体陽

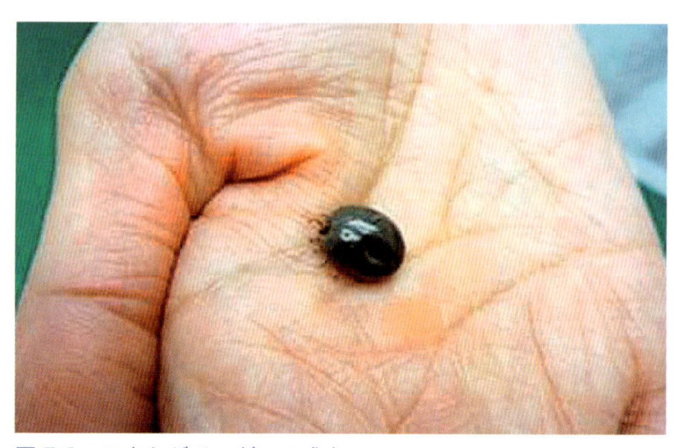

図 5-1　フタトゲチマダニの成虫

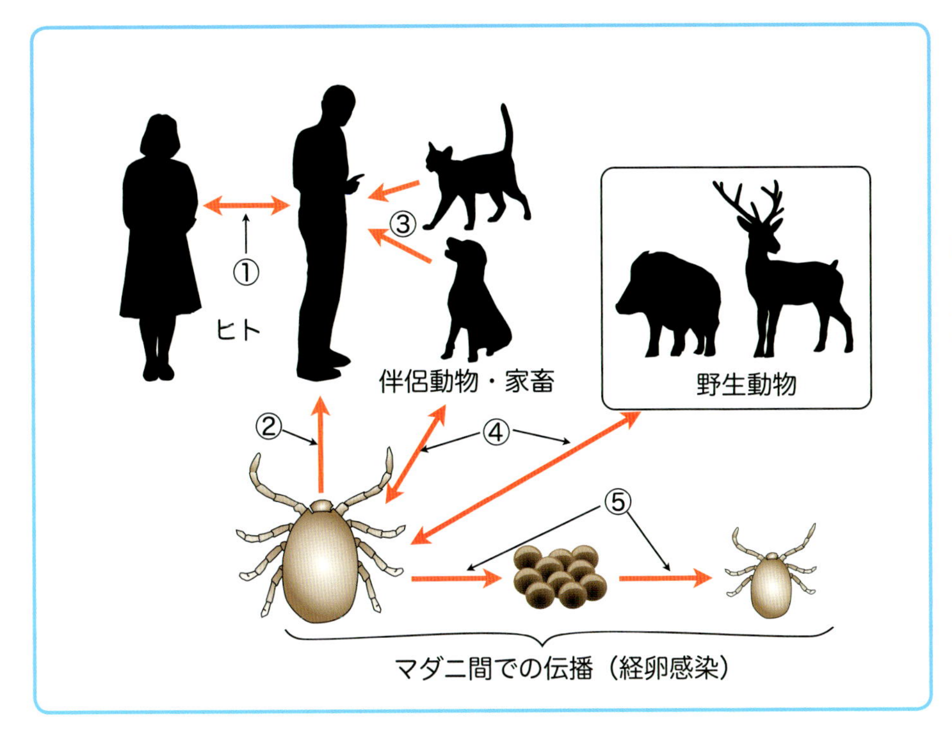

図 5-2　SFTSV の感染環
　マダニの間では、卵を介して親から子へのウイルスの伝播が行われます（⑤）．現在ではマダニからヒト（②），ヒトからヒトへの経路（①）、そして 伴侶動物からヒトへの経路（③）があると考えられています。野生動物からヒトへの経路も否定されているわけではありません。野生動物や伴侶動物・家畜とマダニとの間でどのようなサイクルができているのかは完全にはわかっていませんが、伴侶動物を含む家畜や野生動物が感染環のなかで重要な役割を果たしていることは間違いないと考えられます。

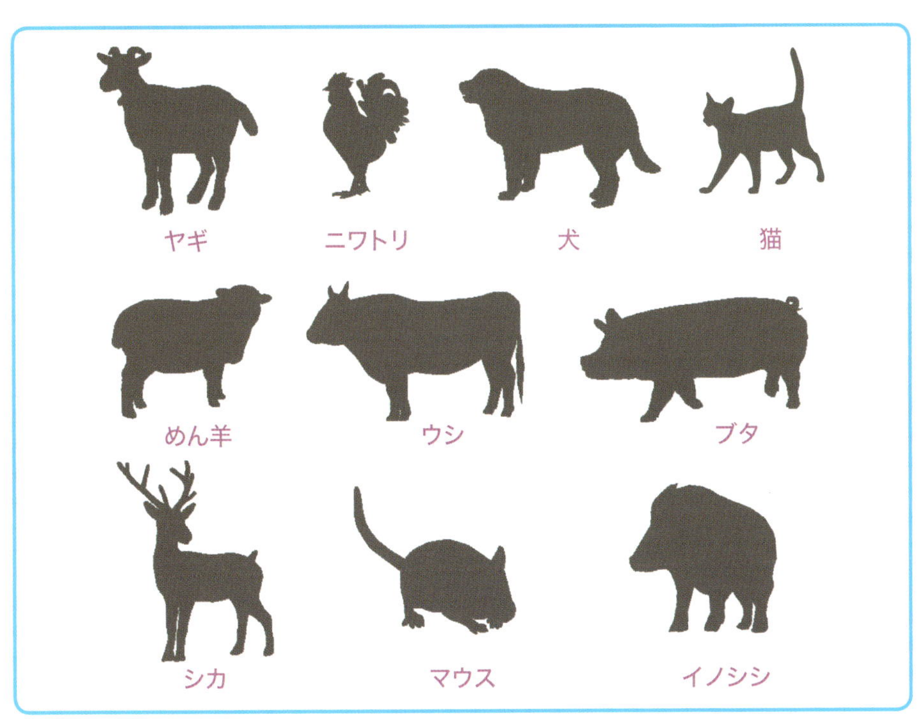

図 5-3　現在までに感染が確認されている代表的な動物
　家畜や野生動物で多くの種に感染が認められています。特にニワトリなど哺乳綱以外の動物にも感染することから、宿主の範囲は非常に広いと考えられます。犬や猫では、発熱、血小板減少などヒトと類似した徴候が認められることが報告されています。

性の個体がみつかり、SFTSVに感染していたことがわかっています。中国ではヒツジ、ウシ、犬、ブタそしてニワトリから、抗体だけでなくウイルスの遺伝子が検出され、ウイルス自体が存在していたこともわかっています。

　以前は動物がウイルスに感染しても発症することはないとされていましたが、国内でも発熱・衰弱などに加えて血小板減少などの所見がみられた犬と猫の血液・糞便からSFTSウイルスが検出された事例が報告されており、犬や猫でも発症することがわかりました。特に猫では強い症状がみられ、犬より死亡する割合が高いといわれています。現在までに抗体やウイルスの遺伝子が確認された主な動物を図 5-3に示しました。

　ヒトでの治療は対症療法が主体です。抗ウイルス薬であるファビピラビルやリバビリンなどが有効だという報告もありますが、確実な効果が確認されているわけではありません。

SFTSウイルスはどうやって運ばれるの？

マダニが運ぶ

「ノミ・マダニ」といわれるように、マダニはよくノミと同じように扱われます。しかし、ノミは「幼虫→サナギ→成虫」という完全変態を行う昆虫であるのに対し、マダニはクモの仲間で足が8本あり、生まれたときから成ダニとよく似た形態をしています（ただし、幼ダニは足が6本です）。

日本には47種のマダニが生息しているとされ、現在までにフタトゲチマダニ、ヒゲナガマダニ、オオトゲチマダニ、キチマダニ、タカサゴキララマダニなどからSFTSVがみつかっています。多くのマダニは幼ダニから若ダニになるとき、若ダニから成ダニになるとき、そして成ダニとなって産卵する前の3回にわたって宿主に寄生して吸血します（**図5-4**）。

マダニは吸血時に動物からSFTSVを取り込むと考えられています。また、SFTSVを保有する親ダニから生まれた子ダニにもウイルスが伝播されます（**図5-2の①**）。

マダニがヒトに寄生すると、この吸血の際にウイルスがヒトの体内に侵入し、SFTSが発生すると考えられます。

暖かい時期は注意

日本では2019年4月24日までに西日本を中心に396人が感染し、61人が死亡しています。致命率は15.4％とかなり高いですが、軽症例では確定診断が行われないことがあるため、ある程度重い症例の中での致命率と考えたほうがよいかもしれません。致命率は高齢者ほど高い傾向があります。感染者のうち、男性は49.1％、女性は50.9％とほぼ同数でした。

図5-5に各県での発生状況をまとめました。**図5-6**は国立感染症研究所の報告による2014年から2018年の患者発生状況を月別にグラフにしたものです。**5月から8月にかけて発生が多く**、これはマダニの活動が活発になる時期と一致していると考えられます。しかし、真冬でも発生がみられることから、寒いからといって油断してはいけません。また、現在までにマダニ、猟犬、シカ、イノシシなどでSFTSVの分布調査が行われています。その結果、SFTSVは北海道から九州までの広い範囲に分布していることがわかっています（**図5-7**）。現在ヒトでの発生は西日本に限られていますが、今後他の地域でも発生する可能性があります。

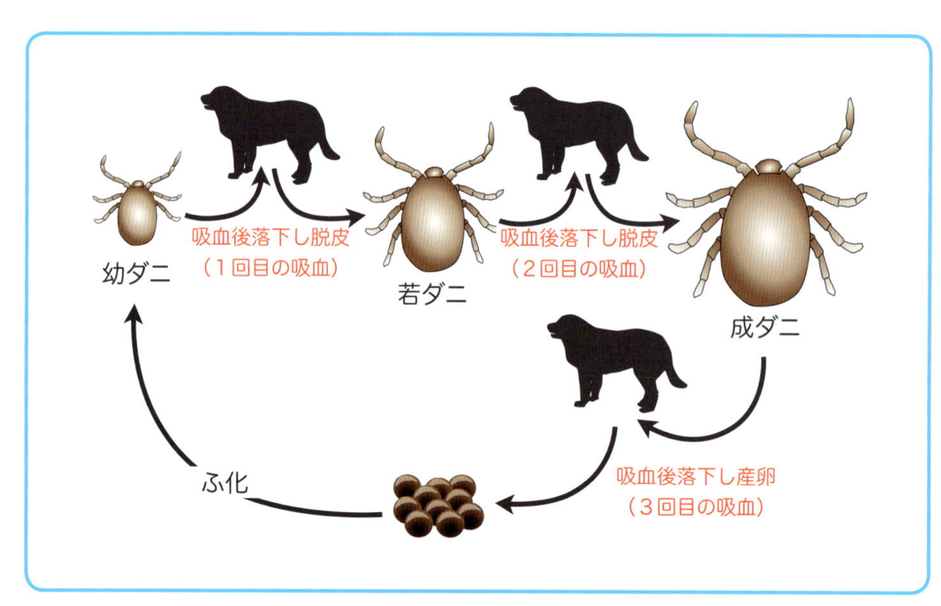

図5-4　マダニの発育環
マダニは幼ダニから若ダニになるとき、若ダニから成ダニになるとき、そして産卵前の3回動物に寄生して吸血します。この吸血の際に動物とマダニとの間でウイルスの受け渡しが行われていると考えられます

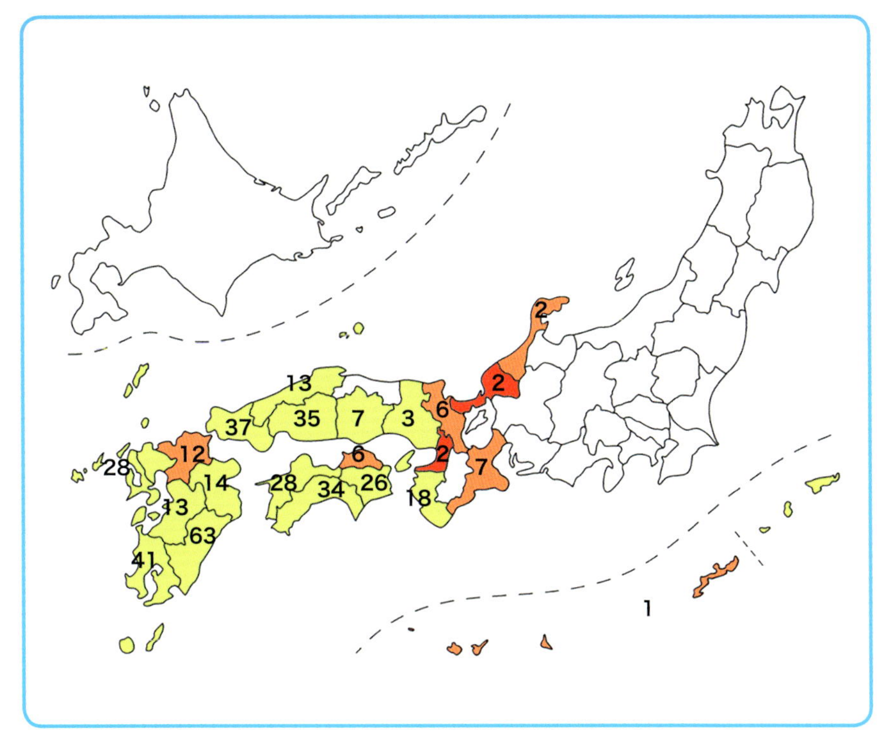

図 5-5　ヒトにおける SFTS の発生状況（厚生労働省の発表による）
2015 年 1 月 14 日までのデータを黄色で、2017 年 7 月 26 日までのデータをオレンジで、2019 年 4 月 24 日までのデータを赤で示してあります。数字は感染が確認された人数です。範囲が徐々に広がっているのがわかります。

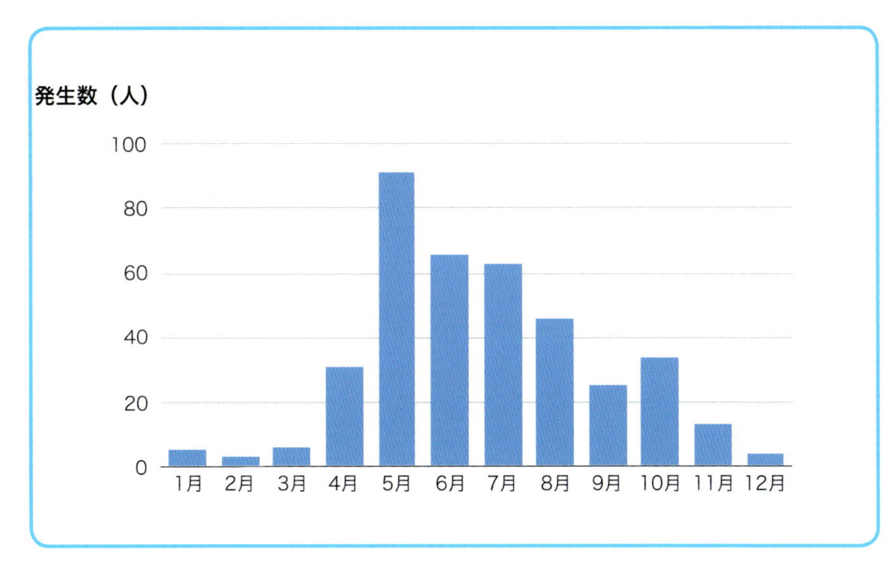

図 5-6　SFTS の月別発生状況
2013 年から 2018 年にかけて発生した患者数を月別に示したものです。マダニの活動が活発になる初夏から夏にかけて患者数が増えているのがわかります。ただし、12 月から 2 月にかけても発症者がみられることから冬の間も感染の危険が全くなくなるわけではないことがわかります。

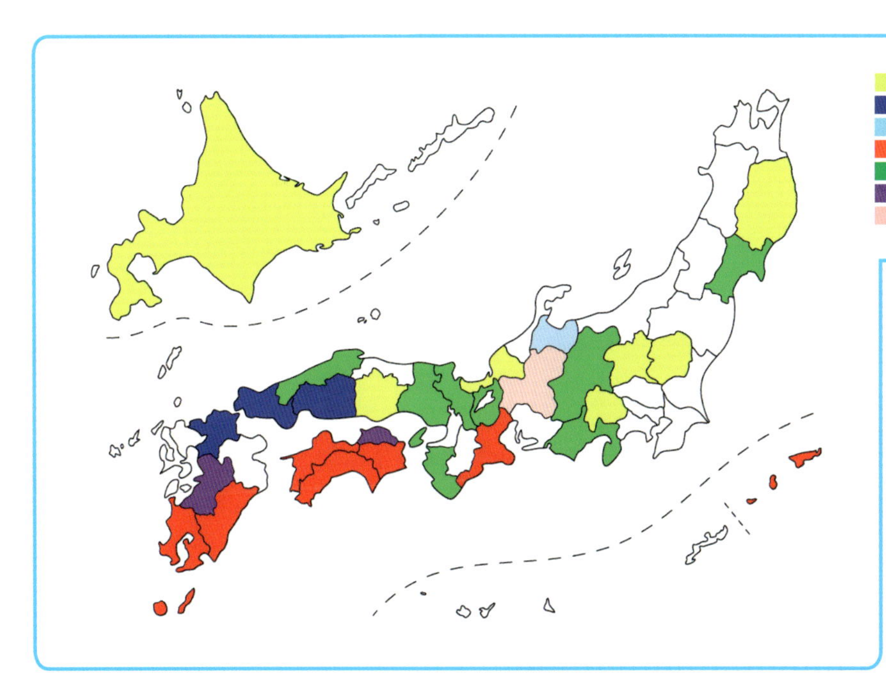

図 5-7　SFTSV の分布状況
マダニ、猟犬および野生動物を対象とした調査のデータに基づいて作成。マダニについてはウイルスの遺伝子が、猟犬と野生動物では抗体が検出された地域を色分けして記載してあります。野生動物は調査対象であるニホンジカとイノシシのいずれかあるいはその両方について抗体が検出された場合に陽性としてあります。調査を行っていない地域もあるため、色が塗られていない都府県でも、ウイルスの存在が否定されるわけではありません

新しい病気だけどどうやって診断するの？

ヒトでは一般に表 5-1のような臨床的特徴がみられた場合に表 5-2の検査により確定診断を行うとされています。検査は現在国立感染症研究所ウイルス第一部と、全国の地方衛生研究所で行うことができます。

犬や猫では、発熱、白血球減少、血小板減少、消化器症状や自力採食困難などで入院が必要なほど重症である、といった症状や所見がみられることがわかっています。室内のみで生活している動物のリスクは低いと考えられます。疑いのある動物では、ウイルス学的検査が必要となるため、ヒトと同様国立感染症研究所に問い合わせてください。

SFTSを発症した患者ではマダニに刺されたことが確認できない例もあり、「マダニに刺された」という訴えがないからといってSFTSを否定することはできません。

表 5-1　SFTS を疑う徴候や所見

発生の背景	西日本に多い。春から秋に多い。高齢者に多い
潜伏期間	6～14日
臨床徴候	発熱、消化器症状（嘔気、嘔吐、腹痛、下痢、下血）を主徴とし、時に頭痛、筋肉痛、神経症状、リンパ節腫脹、出血症状などを伴う
血液所見	血小板減少（10万 /mm2未満）、白血球減少（4000/mm2未満）、血清酵素（AST、ALT、LDH）の上昇
致死率	10～30％程度

表 5-2　SFTS が疑われた場合の確定診断のための検査

1	分離・同定による病原体の検出
2	PCR法による病原体の遺伝子の検出
3	ELISA法または蛍光抗体法による抗体の検出（IgM抗体の検出またはペア血清による抗体陽転もしくは抗体価の有意の上昇）
4	中和試験による抗体の検出（ペア血清による抗体陽転または抗体価の有意の上昇）

※ 1.2 は血液、咽頭拭い液および尿、また 3.4 は血清を検体とする

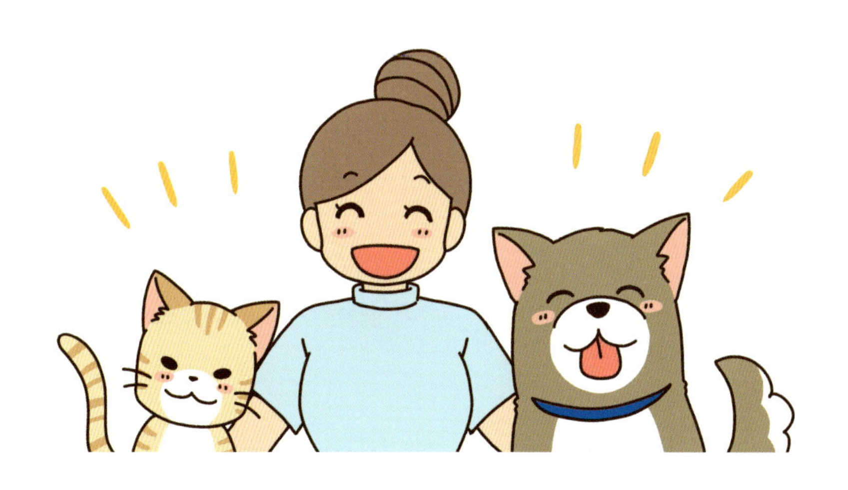

どうすればSFTSを予防できるの？

感染経路を断つのが効果的

一般に感染症の予防には、

❶ 感染源に対する対策

❷ 感受性者に対する対策

❸ 感染経路に対する対策

の3つがあります。

❶ 感染源に対する対策

マダニにウイルスを伝播する主な感染源が野生動物と考えられているため、感染源に対する対策は困難です。伴侶動物から直接感染する場合もありますので、病気の動物はなるべく早く病院に連れて行くことで感染源を確実に発見して隔離・治療することも重要です。

❷ 感受性者に対する対策

感受性者に対する対策でもっとも効果的なものは予防接種ですが、残念ながらSFTSVに対する予防接種はまだありません。

❸ 感染経路に対する対策

そこで、現時点では感染経路に対する対策がもっとも重要となります。

SFTSVのヒトへの感染経路には、①マダニからヒトへの感染、②ヒトからヒトへの感染の2つが主にあると考えられています。また、2017年以降、犬や猫からヒトへの感染が複数報告されていることから、伴侶動物からヒトへの感染にも対処しなければなりません。

マダニからヒトへの感染を断つ

SFTSVをもつマダニに刺されることがヒトへの主な感染経路と考えられています（図5-2の②）。マダニからの感染を防ぐためには、マダニに刺されないようにすることがいちばん重要です。また、マダニの吸血時間が長いほど感染の危険が増すと考えられるため、マダニに刺された場合は速やかに除去する必要があります。

●マダニに刺されないためには

SFTSだけでなく、日本紅斑熱やライム病などその他のダニ媒介性の疾病を防ぐためにも、マダニの予防は重要です。犬など伴侶動物に寄生するマダニに対しては外服や内服を含めて現在多数の駆除剤がありますので、それらを使用することが推奨されます（図5-8）。犬に寄生するマダニが駆除されれば、犬から落下したマダニがヒトに寄生する危険も少なくすることができます。ただし、これらの駆除剤を使用してもSFTSを確実に予防できるわけではないことは注意しなければなりません。実際、ダニの駆除剤を使用していたとされる動物が発症した例もあります。

マダニの活動が活発になる春から秋にかけて、草の多い場所や茂みに入る場合には、マダニが皮膚に侵入

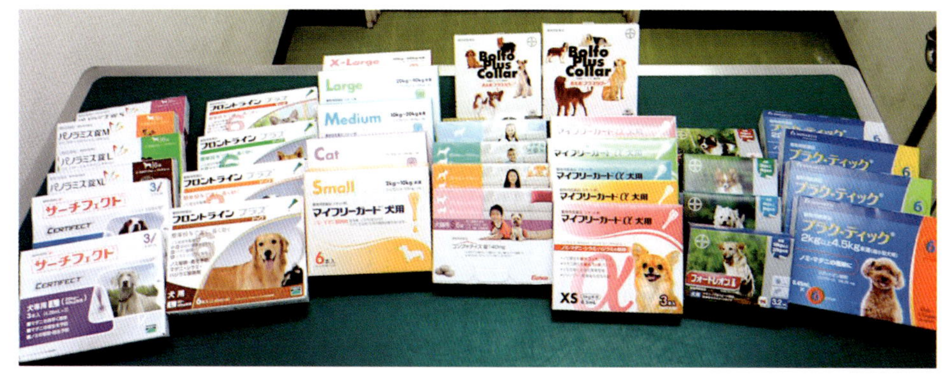

図5-8　マダニ駆除のための代表的な製剤
現在、マダニに有効なさまざまな製剤を使用することができます。動物のライフスタイルなどに合わせて選択することが可能です

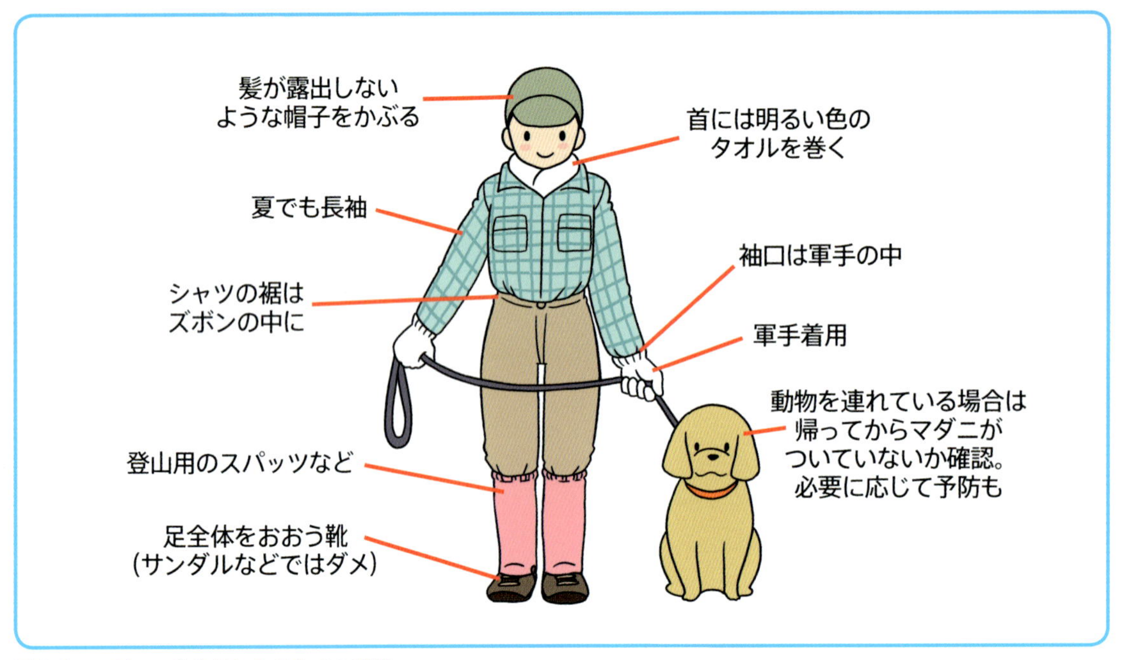

図 5-9　マダニの生息地に入るときの服装
明るい色の服を選ぶと、マダニが付着した場合に発見しやすくなります。帰った後のチェックも忘れずに

しにくい服装をすることが大事です。どのようなことに注意したら良いかを図 5-9に示しました。

また、DEET（ディート）という成分を含む服に噴霧するタイプの忌避剤（虫除け）も、ある程度の効果が期待できます。マダニはほんの少しの草むらにも生息しています。この程度の場所なら大丈夫だろうと思わずに、常に注意してください。

マダニの生息地から戻った後は入浴し、体にマダニがついていないか確認します。筆者の動物病院に勤務する動物看護師の何人かも刺されたことがありますが、刺されても痛くも痒くもなかったそうです。マダニは皮膚に噛みつくときに局所麻酔作用のある物質を注入するといわれていますので、痛みや痒みがないからといって大丈夫だと思わないでください。

マダニの生息地に犬を連れて行ったときは、やはり帰った後で体表を詳しくチェックします。草むらに頭をつっこむので特に眼の周囲や耳介などは丁寧に調べてください。

●マダニを取るときの注意

病原体の感染の確率を低くするためにも、マダニが寄生したらできるだけ早く取りましょう。しかし、ヒトでも動物でも皮膚にマダニが寄生してしまった場合は指でつまんで取ってはいけません。マダニの頭部が皮膚の中に残ってしまうことがあるだけではなく、マダニの腹部を圧迫することで虫体の内容物を皮膚に注入することになる場合があり、病原体の感染を手助けしてしまう可能性があるからです。マダニをみつけたときは、ピンセットなどで頭部をしっかり把持して除去します（図 5-10）。

ヒトが刺された場合は、自分で取らずに皮膚科に行くのがいちばん安全です。さらに、その後 2～3週間程度は発熱などの症状に注意し、異常があったら病院へ行くようにしましょう。そのときは、マダニに刺された、ということをいうのも忘れないようにしましょう。

伴侶動物からヒトへの感染を断つ

SFTSVに感染していた可能性がある野良猫に50代の女性が手を咬まれ、その10日後にSFTSで死亡していたことが2017年に報道されました。実際の感染経路が確実に特定されているわけではないため、この女性が本当に野良猫から直接感染したかどうかは不明でした。しかしその後徳島県で40代の男性がSFTSの飼い犬から感染したと考えられる例が報告さ

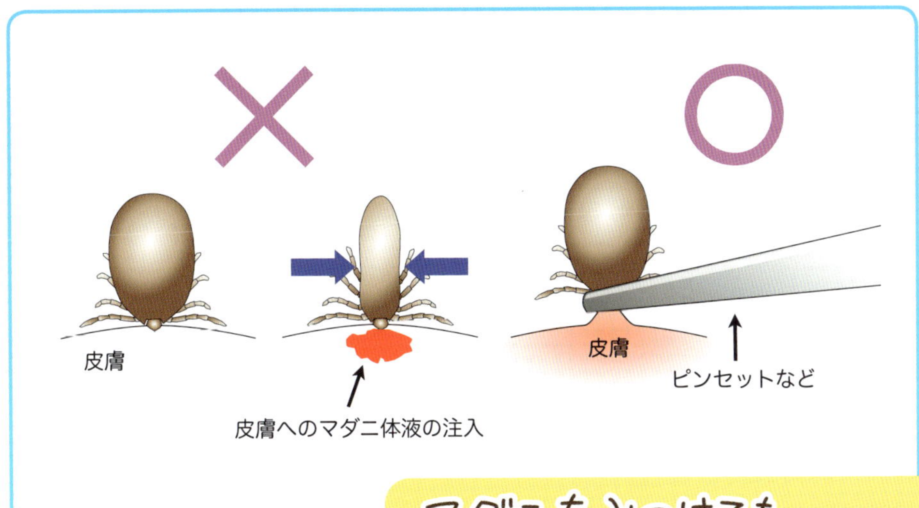

図5-10　マダニを取るときの注意
皮膚に付いているマダニを取ろうとして腹部をつまむと、マダニの体液を皮膚に押し込んでしまうことがあります。また、頭部がちぎれて皮膚の中に残ってしまうこともありますので、絶対にやってはいけません。ピンセットなどで頭部をしっかりとつかみ、皮膚に垂直に引き抜きます

マダニをみつけても、
つまんで取っては いけません。
ピンセットで引き抜きましょう

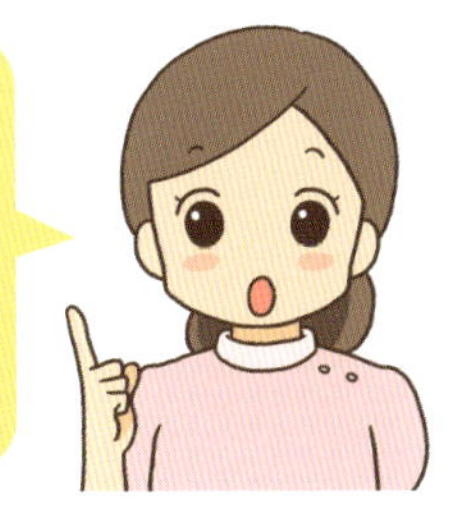

れました。さらに、宮崎県でSFTSの猫の診療をした獣医師や動物看護師がSFTSVに感染した例も報告されています。これらを総合すると、頻度は低いものの伴侶動物からヒトへの感染は確実に発生し、飼い主と動物看護師を含む伴侶動物医療従事者の両方にリスクがあると考えられます。しかし、特に室内だけで飼われている動物では感染のリスクは比較的低いことから、いたずらに危機感をあおるようなことはしない方がよいのではないかと思います。

可能性のある伴侶動物からの感染様式は、咬傷感染などの直接接触感染と、ウイルスを含む体液による飛沫感染です。さらに動物に寄生したマダニなどによる媒介動物感染も考えられます。ヒトへの感染を最小限にするため、飼い主には具合の悪い動物はできるだけ早く動物病院に連れて行くよう指導しましょう。感染動物を早期に発見すれば感染のリスクは下がります。

私たち伴侶動物医療従事者は、特に自力での採食困難となるほどの重症動物で、発熱や血小板減少症、消化器症状、特に猫では黄疸などがみられる例については、感染が否定されないうちはすべて次に説明するヒトからヒトへの感染と同様の注意をする必要があります。また、咬傷には注意し、咬まれた場合は早期に医療機関で診察を受けてください。その際は、具合の悪い動物に咬まれた、ということをはっきりと伝えます。

ヒトからヒトへの感染を断つ

現在までにわかっているヒトへの感染経路にはもう1つあります。それはヒトからヒトへの感染経路で、患者の血液や体液に直接触れるような濃厚な接触をした場合に成立します（図5-2の③）。非常にまれな状況だとは思いますが、患者（人間の）と接触することがある場合は、マスクや手袋、ゴーグルなどを装着し、血液や体液に接触したと考えられる場合は大量の水と石鹸で洗浄することが必要です。

環境消毒はさらに厳重に行います。SFTSVはエンベロープをもつため、単体であれば界面活性剤や低水準の消毒薬が有効です。しかし環境中ではウイルス粒子は患者の血液などと共に存在し、それらに含まれるタンパク質が消毒薬の効果を弱めてしまいます。そのため、国立国際医療研究センターの「重症熱性血小板減少症候群（SFTS）診療の手引き」では、床などに飛散した患者の血液や体液の処理には0.5％の次亜塩素酸による消毒を推奨しています。

そのほかの注意事項にはどのようなものがあるの？

中国ではSFTSを発症した患者さんの生活環境でのリスクファクター（危険因子）が報告されています。これによると、SFTSVに感染したヒトは、感染していないヒトと比べて犬、猫、ウシ、ブタ、ニワトリを飼っている割合が高くなっています。これは、直接動物からの感染が成立するというよりも、これらの動物に寄生したマダニによる感染が主だと考えられています。

このことから、日本でも犬や猫などヒトの環境に深くかかわる伴侶動物ではマダニの予防や駆除を確実に行う必要があります。これは実際に飼い主をSFTSから守るだけでなく、動物を飼わない一般のヒトたちの不安を取り除くことでもあり、動物の飼い主としての社会的義務と考えられます。

現時点でわかっているSFTS最新情報のまとめ

- SFTS（重症熱性血小板減少症候群）は、2011年に初めて確認された新しいウイルス性感染症で、発熱、消化器症状、白血球減少、血小板減少などが特徴の致死率の高い疾患です。現在中国と韓国、そして日本で発生が確認されています。
- SFTSのウイルス（SFTSV）はヒトだけでなく、野生動物、伴侶動物やニワトリを含む家畜にも感染することから、宿主の範囲は非常に広いと考えられます。
- 最近になって、犬や猫での発症例が報告されており、主な症状としては、発熱、白血球減少、血小板減少、消化器症状、採食不能などがみられています.
- SFTSを発症した犬や猫からヒトに感染した例が報告されています。
- SFTSが疑われる動物に咬まれた場合、あるいはそのような動物を扱った後に体調の不良を感じた場合は、必ず病院に行き、医師にそのことを伝える必要があります。
- 一般的にはSFTSVは主にマダニによってヒトに伝播されます。
- マダニは一生の間に3回吸血をし、その際に動物からウイルスが伝播されると考えられています。ウイルスは経卵感染により親のマダニから子へと伝播されることもあります。
- マダニや猟犬、野生動物での調査により、日本ではSFTSVは北海道から九州までの広い範囲に分布していることが確認されています。西日本以外の地域でもヒトが感染する可能性はあります。
- SFTSの予防でもっとも効果的なのはマダニの寄生予防で、駆虫薬を用いて動物のマダニを駆除したり、服装に気を付けてマダニに刺されないようにすることが重要です。
- 寄生してしまったマダニを除去する際には、頭部の残存や皮膚へのマダニの体液の注入を防ぐために十分な注意が必要です。
- マダニに寄生された後に体調不良となった場合は、必ず病院に行き、医師にマダニに刺されたことを伝える必要があります。

SFTSの感染を疑う動物を扱う場合の注意点

SFTSが環境から感染することは証明されていませんが、SFTSを疑う症状がみられる 動物が来院した場合、動物周囲の環境の消毒は他の動物やスタッフへの万が一の感染を防ぐために大事なことです。本文中にも書いたようにSFTSVはエンベロープをもつため、低水準の消毒薬が有効ですが、感染した猫で糞便中にウイルスが排泄されることが確認されていることや、血液、体液などにもウイルスが存在する可能性があることから、ウイルスの周辺には消毒薬の浸透を阻害する物質があると考えなければならず、ある程度強力な消毒薬を使用することが必要になります。

ヒトの症例に対しては0.5％の次亜塩素酸による消毒が推奨されていることから、動物でも同程度の消毒薬を使用するべきだと考えられます。ただし、消毒を行う前には目にみえる汚れは物理的に拭き取り、拭いたタオルなどは医療廃棄物として廃棄するようにします。食器など可能なものはオートクレーブなどにより滅菌します。また、使用したタオルなどのリネン類はやはり医療廃棄物として廃棄します。動物に接触する動物看護師は、マスクやゴーグルなどの個人防護具（PPE）を着用し、手洗いなど十分な手指衛生を行う必要があります。万一感染が疑われる動物に咬まれるなどした場合には、すぐに病院に行き、SFTSを疑う動物から咬傷を受けたということをはっきりと医師に伝えてください。

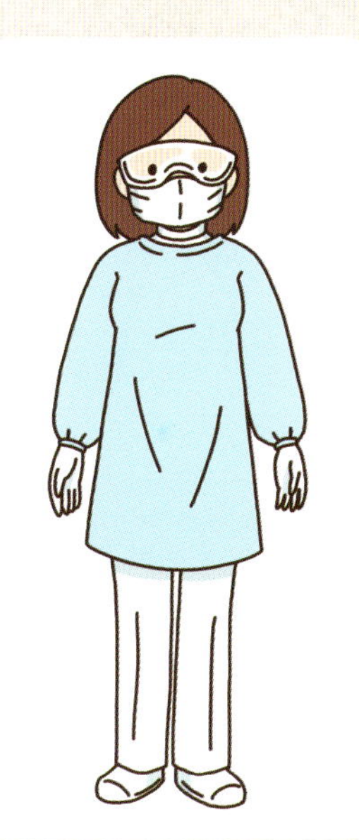

参考文献
1. 厚生労働省ホームページ　http://www.mhlw.go.jp/stf/seisakunitsuite/bunya/0000169522.html
2. Medical SARAYA　https://med.saraya.com/ppe/chakudatsu/tebukuro.html

内部寄生虫

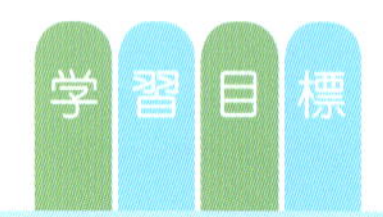

- 内部寄生虫症の種類や罹患したときの症状、治療法などを正しく理解する。
- 内部寄生虫症の予防法や看護の注意点を飼い主さんへ伝えられるようにする。

執筆・兼島　孝（みずほ台動物病院）
写真提供・佐伯英治（サエキベテリナリィ・サイエンス）

飼い主さんが動物への感染を発見しやすい内部寄生虫。ズーノーシスの観点からもしっかりと理解を深め、正しい知識を飼い主さんへアドバイスできるようにしておきたいですね。

内部寄生虫ってどんな生き物なの？

内部寄生虫の種類

内部寄生虫とは、からだの中に寄生する寄生虫のことで、目にみえる大きさのものから顕微鏡で確認しないとみえない大きさのものまであります。また、寄生する部位により**消化管寄生**、**組織寄生**、および**血管寄生**などに細かく分けることもできます（表6-1）。

内部寄生虫の反対語として、ノミやダニなどの“外部寄生虫”があります。

一般的に飼い主さんが、「ウンチに虫が出た」とか「虫下しがほしい」という場合は、内部寄生虫の消化管寄生を意味していることが多いと思われます。動物病院でなじみのあるフィラリア（犬糸状虫）は、内部寄生虫の血管寄生虫に分類されます（図6-1、図6-2）。

内部寄生虫の消化管寄生で目にみえない大きさの代表は、コクシジウム（図6-3）やトリコモナス（図6-4、図6-5）、トキソプラズマ（図6-6）などの原虫や各種虫卵（図6-7、図6-8、図6-9、図6-10）で、顕微鏡で確認する糞便検査が必要です。

目にみえる大きさの代表は、細長い（素麺のような）

表6-1　内部寄生虫と寄生部位

	消化管寄生	組織寄生	血管寄生
目視できる	回虫	エキノコックス（中間宿主）	フィラリア
	条虫		
目視できない	コクシジウム	トキソプラズマ（中間宿主）	ヘモバルトネラ
	トリコモナス		
	トキソプラズマ（ネコ科）		ミクロフィラリア
	ほとんどの虫卵		

回虫（図 6-11）や鉤虫（図 6-12）、鞭虫（図 6-13）、片節（図 6-14）により途中でちぎれることもある条虫（図 6-15）などがあり、「ウンチに虫が出た」と飼い主さんが表現したときには、その言葉だけで種類を特定できないことが多いので注意する必要があります。電話などで問い合わせがあった場合は、寄生虫を持参する指示を出して確認する必要があります。

本稿では消化管寄生の寄生虫（線虫、条虫）を中心に説明します。

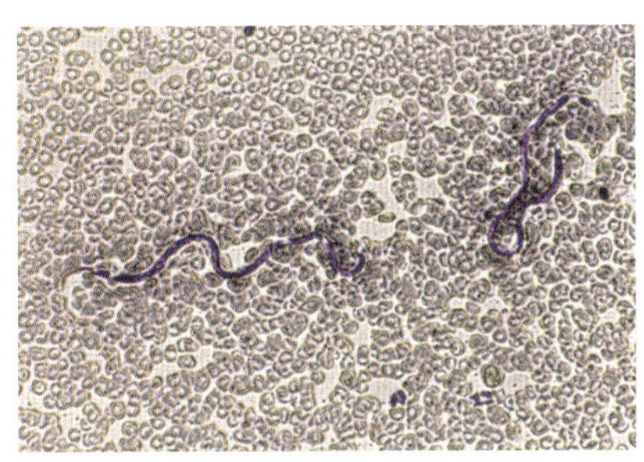

図 6-1 ミクロフィラリア

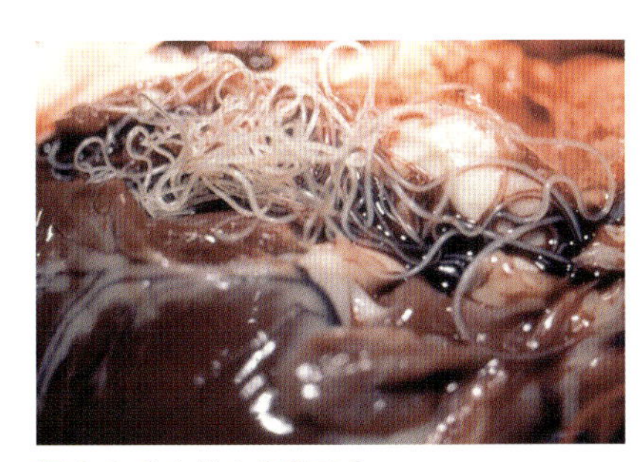

図 6-2 犬糸状虫心臓寄生

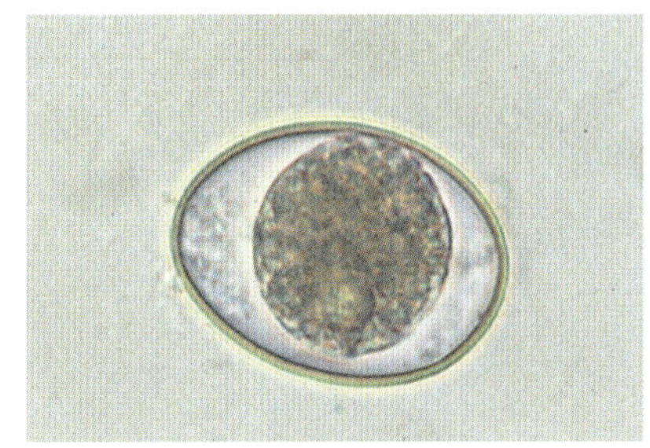

図 6-3　コクシジウムオーシスト

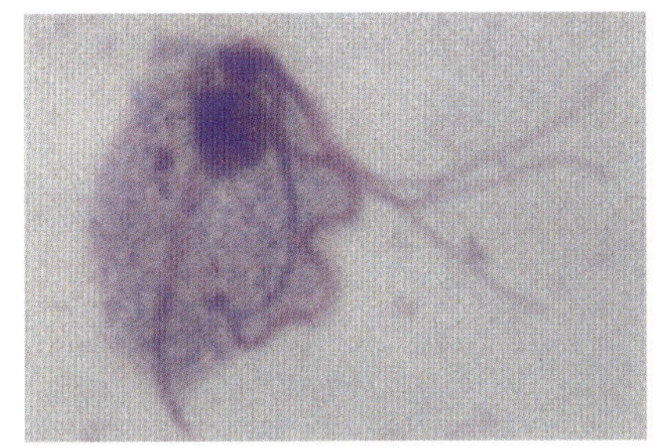

図 6-4　トリコモナス栄養型

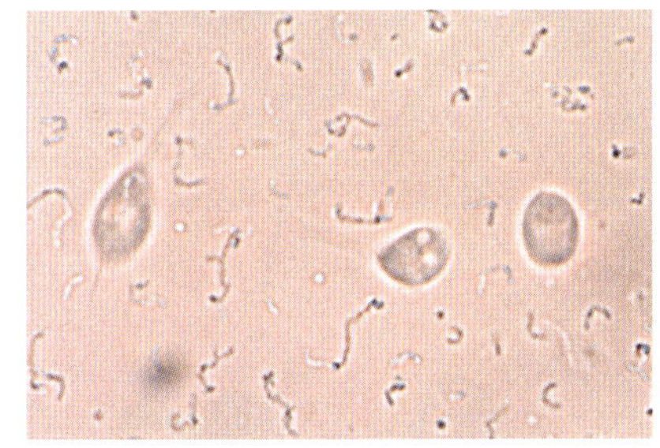

図 6-5　腸トリコモナス

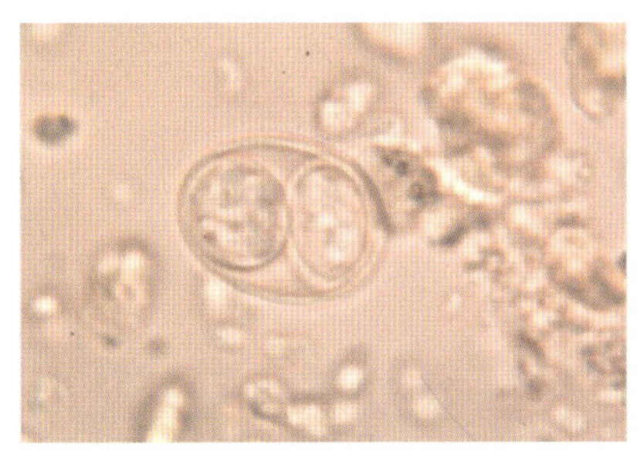

図 6-6　トキソプラズマ・オーシスト

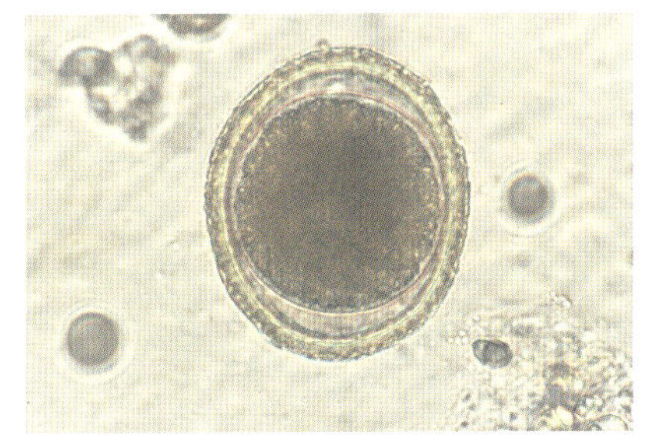

図 6-7　犬回虫卵

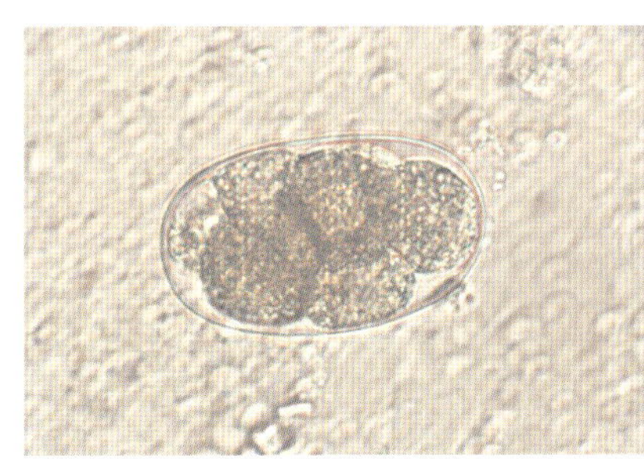

図 6-8　犬鉤虫卵

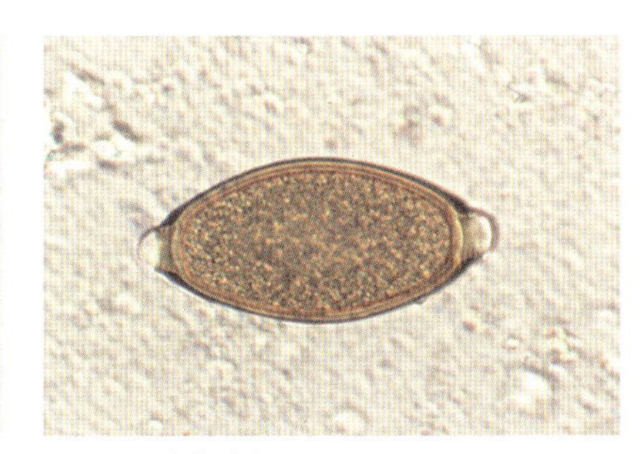

図 6-9　犬鞭虫卵

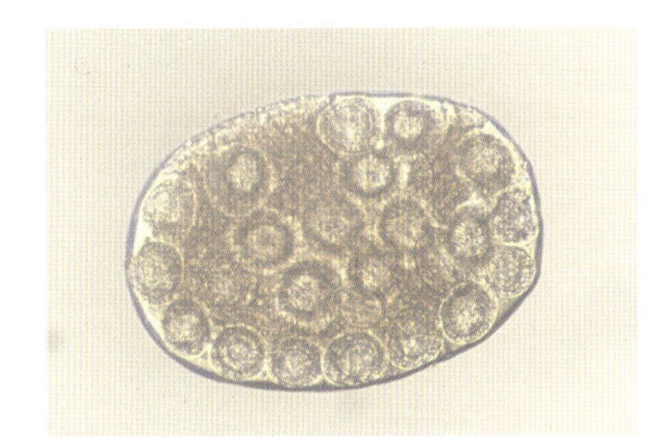

図 6-10　瓜実条虫の卵嚢

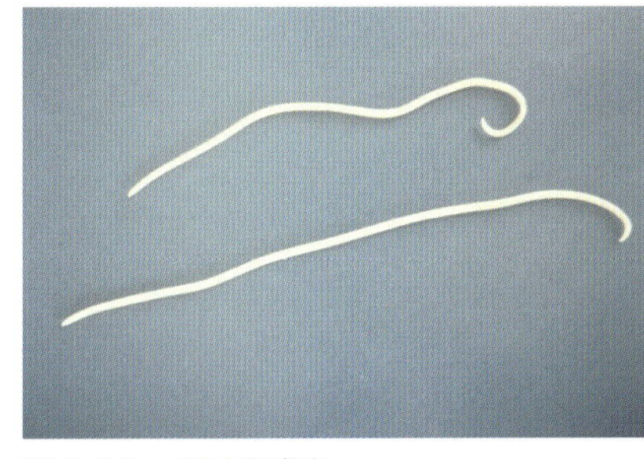

図 6-11　犬回虫成虫

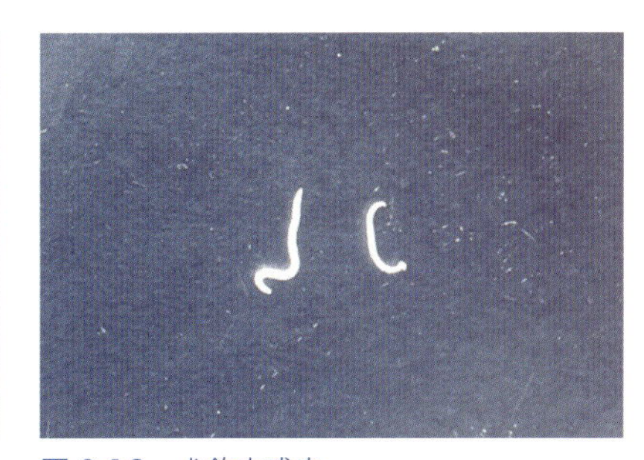

図 6-12　犬鉤虫成虫

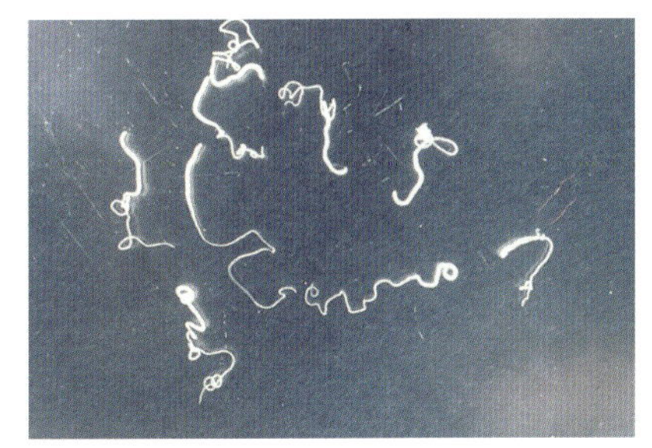

図 6-13　犬鞭虫虫体

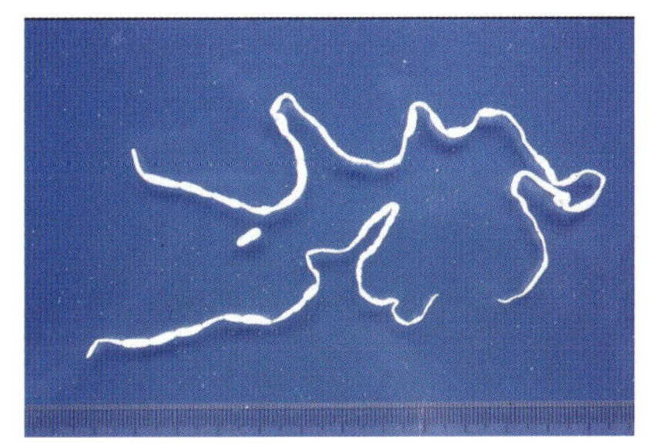

図 6-14　瓜実条虫連節と片節

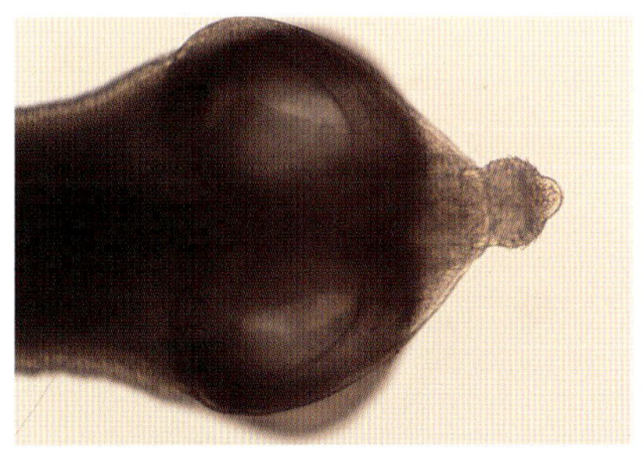

図 6-15　瓜実条虫の頭節

内部寄生虫症はなぜ感染してどんな症状が出るの？

内部寄生虫の感染経路

消化管内の内部寄生虫症の感染経路として、比較的多いのは環境中に存在している虫卵の**経口感染**です。

糞便内に排出された虫卵は物理的、機械的に動物の口へ入り、感染します。他には条虫やエキノコックスのようにノミやネズミなどの**中間宿主**を必要とする寄生虫も存在します。また、特殊な感染経路としては鉤虫の幼虫のように、土の中などにひそみ、皮膚を食い破って侵入するものもいます。

内部寄生虫症の症状

寄生虫の種類にもよりますが、下痢を主体とする消化不良や血便、その延長線上の体重減少や削痩、さらに多数寄生では生命にかかわる場合もあります。飼い主さんへできるアドバイスとして、食べているわりには痩せてきたとか、慢性的から周期的な下痢や血便がみられる場合は、内部寄生虫症も鑑別診断として重要だと説明します。

また、ノミが寄生している場合は、条虫症も考慮すべきでしょう。条虫が寄生している場合は、米粒大の動く白い虫が便の表面や肛門周囲に確認できます。また、その条虫が干し上がって、**寝床に白ゴマ大の粒として落ちている**場合もあるので、そうしたことがないか、よく飼い主さんの話を聞くとよいでしょう。

なかには無症状の場合もあるので、飼い主さんが心配している場合は、検査を行った上で診断することが大切です。

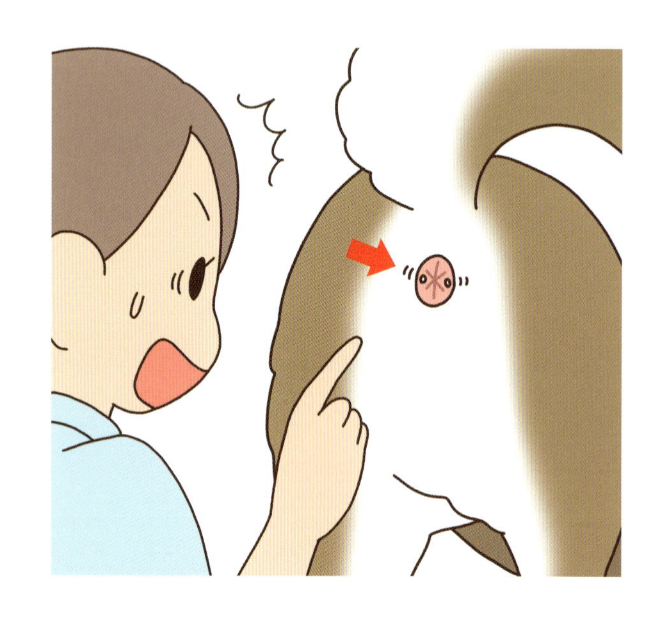

内部寄生虫症はどんな治療をするの？

治療に際して重要なことは、的確な駆虫薬の選択と使用方法、そして再感染防止です。駆虫後、環境中に感染源が存在すると再感染を起こし、飼い主さんから「また、虫が出た」という指摘を受けトラブルになる可能性があるので注意が必要です。

再感染以外には、ちゃんと投薬ができない飼い主さんも少なからず存在しますので、処方するときに投薬できるかどうか声をかけるとよいでしょう。

駆虫薬の使用方法は納書に従い、同時に環境の浄化も指導します。例えば、糞便中に感染源が多数出現する場合は、トイレか庭などの消毒の指導も行います。駆虫薬によっては、長期間投薬が必要だったり、周期的に投薬が必要な薬剤もあります。寄生虫はいろいろなステージで成長するので、薬剤によっては虫卵には効かなかったりする場合もあるので、獣医師の指導の下、説明を行うとよいでしょう。

内部寄生虫症の予防はどうするの？

予防には感染経路を断ち切ることや定期的な駆虫薬の使用があります。感染経路を断ち切ることができる環境にある場合（単独飼育や外出する機会がないなど）には、定期的な検査のみで予防の確認は可能でしょう。しかし、多頭飼育や散歩、外出する機会が多く、感染経路を完全に断ち切る自信がない場合は、**アメリカ疾病予防管理センター**（**CDC**：1995年３月『ペットから人への腸内寄生虫感染をどのようにして防ぐか？』参照）が提唱するように定期的な駆虫薬の使用が勧められます（**表 6-2**）。飼い主さんの飼育環境をよく考えて的確な指導を行うとよいでしょう。

フィラリア予防薬のなかには、内部寄生虫駆虫効果（線虫のみ）が期待できるものも存在するので、獣医師の指導の下、説明を行うとよいでしょう。

表 6-2　ＣＤＣが提唱する駆虫のタイミング

子犬・子猫	
生後３カ月齢まで	２週間おき
生後３カ月～６カ月齢まで	月に１回
生後６か月齢以降	年に４回以上
成犬・成猫	
１歳以上	年に４回以上
初めて家にやってきたとき	
家に来た直後に１回とその２週間後にもう１回	
それ以降は、上記と同様	

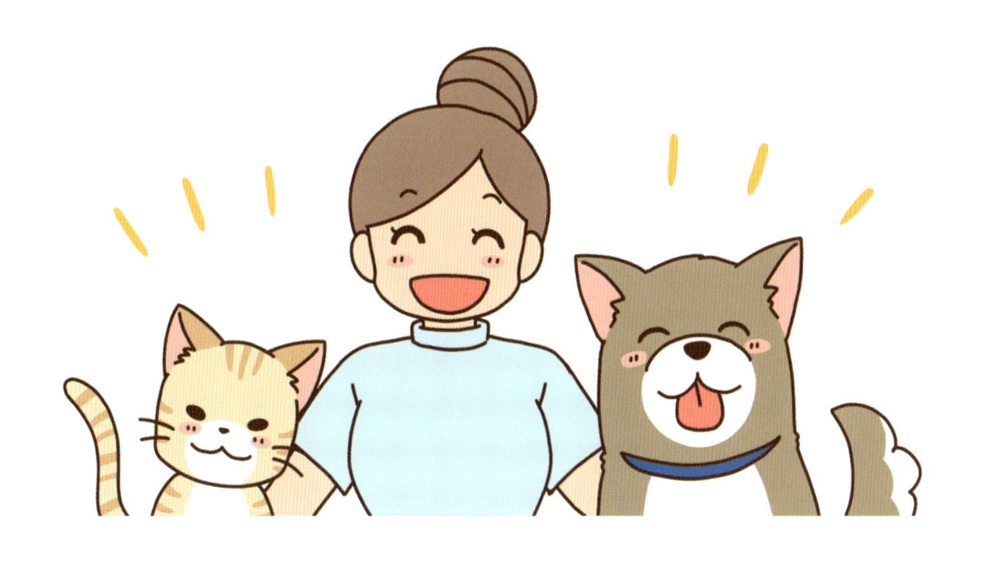

感染した犬や猫の看護の注意点は？

下痢や血便のときは、再感染を防ぐために汚物を衛生的に処理します（表 6-3）。その汚物内には、感染性の虫卵の排泄があると考えて、まず大きな汚物はティッシュで取り除き、肉眼的にきれいにみえても消毒薬で数回拭き取り完全に消毒します。タオルを使用した場合は、適切な消毒薬で充分消毒を行い、予洗い後、洗濯します。

自宅ではトイレを**適切な消毒薬で消毒する**ことと環境（外部寄生虫駆虫含む）の清浄化を中心に指導します。消毒薬は２種類以上の消毒剤と混合したり、同時に使用しない（アルコール類は除く）ことも指導します。

他に、直接的な汚物処理以外では、犬猫の体表に付着した虫卵の排除を行うことが重要です。体調がよくなった時点で、シャンプーを行い、体表に付着している感染源を取り除きます。

また、多頭飼育の場合は、全頭検査または全頭駆虫を行ったほうがよいでしょう。

表 6-3　内部寄生虫症が疑われる際に有効な主な消毒薬と濃度

	生体	器具	汚物
消毒用エタノール	80%	80%	向かない
グルコン酸クロルヘキシジン	0.1 ～ 0.5%	0.1 ～ 0.5%	向かない
塩素系消毒剤	0.01 ～ 0.05%	0.02 ～ 0.05%	0.1 ～ 1%
クレゾール石鹸液	向かない	向かない	3%

ヒトに感染するとどうなるの？

内部寄生虫症にはヒトに感染するものもあり（表 6-4）、幼児や抵抗力の弱いヒト（免疫不全症や糖尿病など）に感染した場合で症状が重くなることがあります。

犬・猫回虫症（トキソカラ症）は、ヒトの体内に侵入したあと成虫になれずに体内を移動し、幼虫移行症を引き起こし、**幼児では眼幼虫移行症になる危険**性があり、視覚障害を引き起こすこともあります。

北海道で有名なエキノコックスは、キツネや犬にネズミを通して感染し、糞便に多量の虫卵を排泄します（図 6-18、図 6-19）。近年、北海道で飼育犬での発

表 6-4　ズーノーシスでもある内部寄生虫

- 回虫
- 条虫
- エキノコックス
- フィラリア
- アニサキス
- トリヒナ
- 日本住血吸虫
- 糞線虫
- トキソプラズマ
- クリプトスポリジウム
- バランチジウム
- 赤痢アメーバー

生報告があり、ヒトの引越しに伴って本州以南への感染地域の拡大が危惧されています。ヒトでは10年近く無症状で肝臓を侵し続け、発見されたときには治療法もほとんどなく不幸な結果に終わると報告があります。諸外国では汚染地域からの犬の移動では、シャンプーと駆虫薬の投薬が義務付けられ、今後の検討課題でしょう。

ほとんどの内部寄生虫のズーノーシスは、衛生管理で防ぐことができます。まず、動物病院で定期検査を行うことが重要です。万が一、内部寄生虫が陽性なら、適切な駆虫薬で駆除も可能です。

アドバイスでいちばん大切なことは、敵を知り、きちんと情報を提供してむやみに怖がらないことです。

内部寄生虫を介したズーノーシス予防には動物の定期駆虫、糞便処理、飼い主さんの手洗いを徹底することが有効であるとわかっています。ズーノーシスを恐れるあまりの過剰報道で、動物とヒトとのよい関係が崩れないよう、正しい知識を飼い主さんへお伝えできるようにしたいものです。

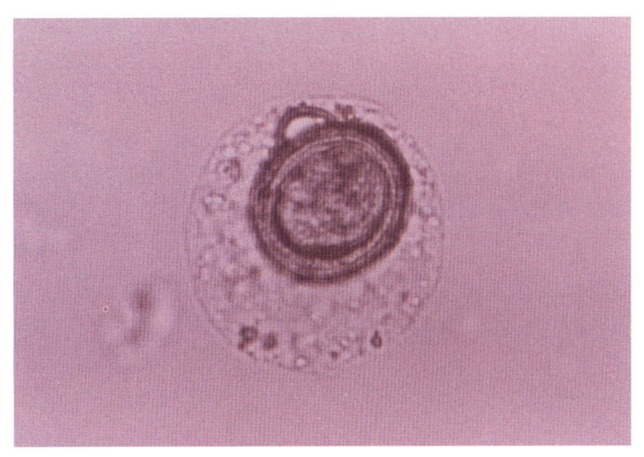

図6-18　エキノコックス卵

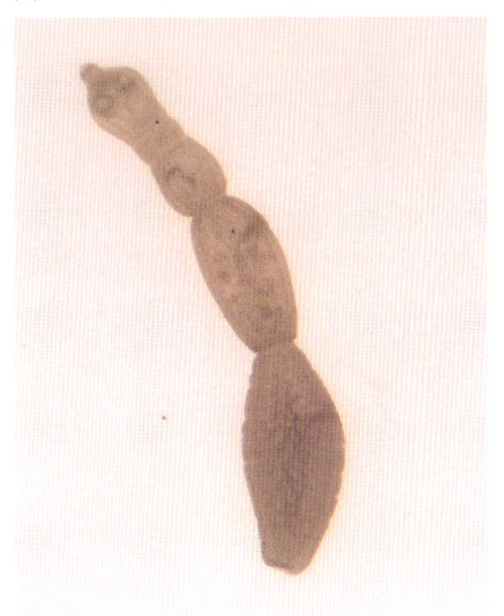

図6-19　エキノコックス成虫

ズーノーシスって何？

ズーノーシスとは、「ヒトとそれ以外の脊椎動物の両方に感染または寄生する病原体によって起こる感染症」です。鳥インフルエンザや、BSE（牛海綿状脳症）、狂犬病などが話題になりましたが、WHO（世界保健機関）によると世界中に約840種あるとされ、そのうち重要なものは約122～166種で、日本国内のペットで問題になるのは約20～30疾患です。

「動物由来感染症」ともいわれますが、なかにはヒトのインフルエンザがフェレットに感染したり、ヒトの結核がサルに感染したりなど、ヒトから動物にうつる病気もあります。

近年では、「共通感染症」と呼ばれることも多くなりました。そのほとんどは、正しいつき合い方をしていれば防げます。ひとたび、ペットからうつる病気が発生すれば、世間は大げさに騒いだり、ペットへの風当たりが強くなったりしがちですが、動物看護師としてペットを守るためにも、ズーノーシスをしっかりと理解しておきましょう。

不妊・去勢手術

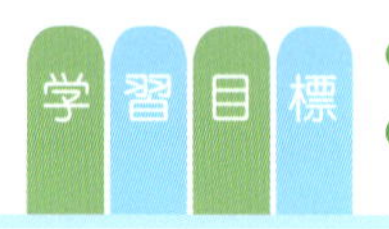

- 不妊・去勢手術の目的や後遺症および副作用を正しく理解する。
- 不妊・去勢手術前後の注意点を理解し、正しく管理できるようにする。

執筆・堀　達也（日本獣医生命科学大学）

犬および猫の飼い主さんのなかには、犬や猫を人間と同様に考えて生殖器がなくなることに反対したり、健康な動物にメスを入れるのは抵抗があるといった考えなどから、不妊・去勢手術を拒む方がいるかもしれません。もちろん、これらの手術は全身麻酔を必要としますので犬や猫の身体に負担がかかりますし、手術後の後遺症や副作用などの問題点もあるため、そのように考えるのはおかしなことではありません。

しかし、それ以上に、不妊・去勢手術を行うことにより、疾病の予防、問題行動の抑制、寿命の延長および生活の質（QOL）の向上などの多くの利点が得られるため、この点について理解していただくことが大切です。

ここでは、犬および猫の不妊・去勢手術に関する基本的な知識を取得し、これから手術を控えている飼い主さんや、不妊・去勢手術を行ったほうがいいのかどうか迷っている飼い主さんに対して適切なアドバイスをして、飼い主さんの不安を解消できるよう、その必要性を中心に、犬および猫の不妊・去勢手術の問題点について解説します。さらに、基礎的な知識である犬および猫の不妊・去勢手術を行うのに適した時期、手術方法および手術前後の注意点などについても解説します。

また、人間と同様に動物にも「避妊薬」が市販されています。これらの薬物は不妊・去勢手術に代わる避妊法として注目されていますが、これらの薬物を長期に使用する場合、大きな問題が生じることが知られています。そこで、薬物を用いた避妊法についても簡単に解説します。

不妊・去勢手術を受けるメリットは？

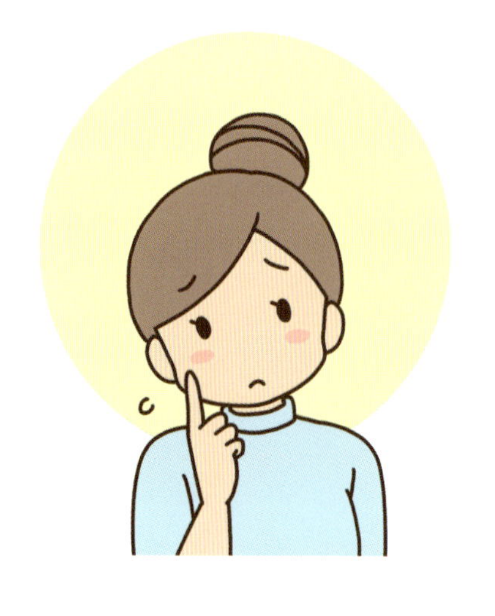

不妊・去勢手術の目的

望まれない妊娠による不幸な動物を増やさないため、雄では精巣を摘出する手術（去勢手術）、雌では卵巣（および子宮）を摘出する手術（不妊手術）が行われます。これらの手術を行うと、永久的に妊娠する（させる）ことができなくなります。ただ、望まれない子犬や子猫を産ませたくないことだけが理由であれば、

表 7-1　不妊・去勢手術の目的および問題点

目的	問題点
● 望まれない交配による妊娠を避ける ● 性ホルモンに関連した問題行動の抑制 ➡発情徴候（出血、鳴き声など） ➡スプレー行動、攻撃性、逃走癖 ➡マウンティング行動など ● 性ホルモンに関連した疾患の予防 ➡雌：偽妊娠、子宮蓄膿症、乳腺腫瘍、卵巣腫瘍など ➡雄：前立腺肥大症、精巣腫瘍、会陰ヘルニア、肛門周囲腺腫など	● 全身麻酔（麻酔剤に対するアレルギーなども含む） ● 不完全な結紮による出血（腹腔内出血）（特に大型犬・肥満犬で注意） ● 尿管の結紮 ● 癒合遅延、術創の離開および自己損傷 ● 陰嚢の腫脹（雄犬で陰嚢を切開した場合） ● 子宮・卵巣の断端の肉芽腫 ● 縫合糸の感染およびアレルギー反応（特にミニチュア・ダックスフンドで注意） ● 尿失禁（特に大型犬で注意） ● 皮膚病（脱毛）、被毛の外観の異常、 ● 体重の増加傾向（肥満） ● 特定の疾患の発生率の増加

雌動物が発情している時期、すなわち交配によって妊娠する可能性がある特定の時期だけ雄と雌を隔離しておけばその目的を達することができるため、健康な犬・猫にメスを入れるような手術をする必要はありません。

しかし、最近の不妊・去勢手術は、従来の「望まれない妊娠を避けること」を目的とするよりも、以下に示すような**将来的に起こる可能性のある性ホルモンに関連した生殖器などの疾患を防止すること、また性ホルモンによって誘発される発情徴候、スプレー行動、攻撃性およびマウンティングなどの性行動などの問題行動を防止すること**を目的として行われていると思われます（表 7-1）。

手術を行うことを迷っている飼い主さんがいる場合、これらの利点を十分に説明して理解していただく必要があります。

性ホルモンに関連した疾病の発症防止

現在では、卵巣または精巣から分泌される性ホルモンに関連して、多くの疾病が起こることが明らかとなってきました。

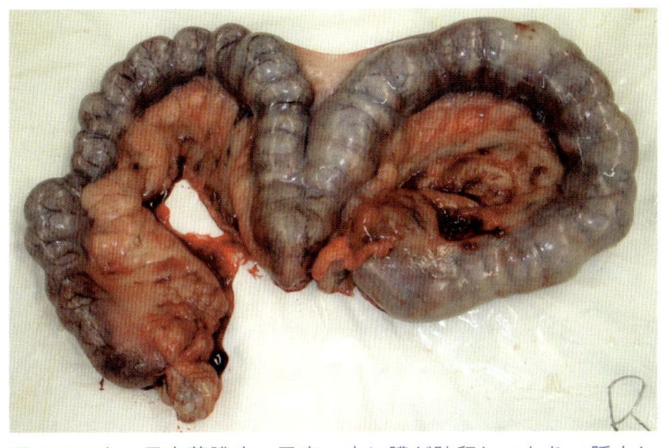

図 7-1　犬の子宮蓄膿症。子宮の中に膿が貯留しており、腫大しています。

●子宮蓄膿症

雌動物において、子宮蓄膿症（図 7-1）という疾患があります。これは未経産の高齢の雌犬で多くの発症がみられ、子宮の細菌感染によって生じた膿様物が子宮内に貯留し、治療が遅れるとその細菌が産生する内毒素（エンドトキシン）によって全身状態が悪化し、死に至る可能性もある病気です。また、雌猫にも子宮蓄膿症が発症しますが、犬とは異なり若齢期に起こるものが多いことが特徴です。

子宮蓄膿症は、卵巣から分泌される黄体ホルモン（プロジェステロン）がその発症に関与することが明らかにされており、このホルモンが長期間にわたって子宮へ感作することで子宮に細菌感染を起こしやすい状況をつくり出していると考えられています。したがって、不妊手術（卵巣を摘出する手術だけでも）を行うことでプロジェステロンの分泌をなくすことができるため、この疾患の発症を予防することができます。

本疾患を発症した場合、治療として、救命を第一に外科的に卵巣・子宮全摘出が行われていますが、高齢で発症し、病勢が進行し腎不全を起こしているものでは、麻酔のリスクも高く、手術を行っても死に至ることもあります。そのため、子宮蓄膿症を発症させないように予防をしておくことは大切なことと考えられます。

●乳腺腫瘍

乳腺腫瘍に関しても、卵巣摘出（不妊手術）とその発症率に関係があることが明らかにされています。犬の乳腺腫瘍の平均発症年齢は10～11歳で、発症率は全腫瘍の約30％、その約50％が悪性腫瘍（図7-2）です。その発症には、妊娠の有無や発情周期の異常などは関係がないと考えられています。

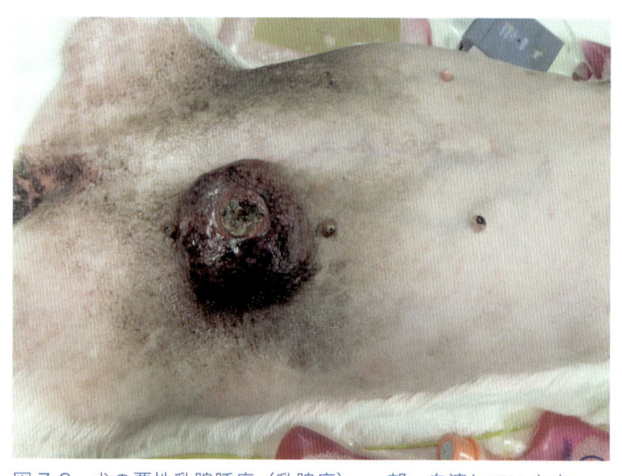

図7-2　犬の悪性乳腺腫瘍（乳腺癌）。一部、自潰しています。

しかし、ある研究者の報告[1]では、初回発情前の卵巣摘出、初回発情後の卵巣摘出、2回以上発情を発現した後の卵巣摘出では、乳腺腫瘍の発症率はそれぞれ0.5％、8％、26％であるとされており、**早期に卵巣を摘出すると乳腺腫瘍の発症率が低くなる**ことが明らかにされています（図7-3）。

また、他の報告[2]によると、3歳齢以降の犬の卵巣摘出と乳腺腫瘍の発症率を検討した結果、手術年齢が高くなるにつれて乳腺腫瘍のリスクが高くなる、すなわち不妊手術後のリスク軽減効果は年齢が高くなっても存在することが明らかとなっています。

一方、**猫の乳腺腫瘍の発症率は全腫瘍の約17％ですが、その80～90％は悪性**（腺癌が80％以上）であるといわれているため、猫では重篤な問題となります。

犬と同様に猫においても、生後6カ月以前に不妊手術を行った猫では91％、1歳までに行った猫では86％、非避妊雌に比べて乳腺癌を発症するリスクの減少がみられたことが報告されているため、**1歳までに不妊手術を受けた猫は、乳腺癌を発症するリスクが減少する**ことが明らかとなっています[3]。

このように、犬も猫も早期（性成熟前）に不妊手術（卵巣摘出）を行うことによって、乳腺腫瘍の発症率を低下させることができるのです。

●前立腺肥大症

雄犬では高齢期に起こる疾病として、前立腺肥大症があります。前立腺は年齢とともに大きくなり、肥大が進むと血尿や排便障害、後肢の跛行などの症状を起こします。この疾病も精巣から分泌される雄性ホルモン（アンドロジェン）がその発症に関与していること

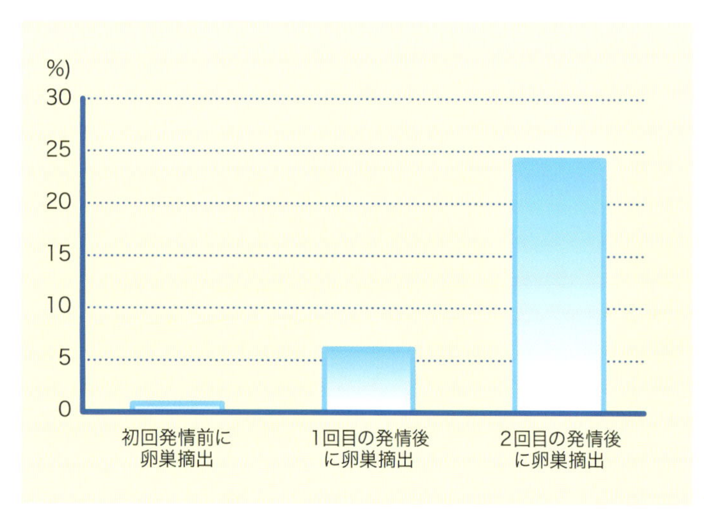

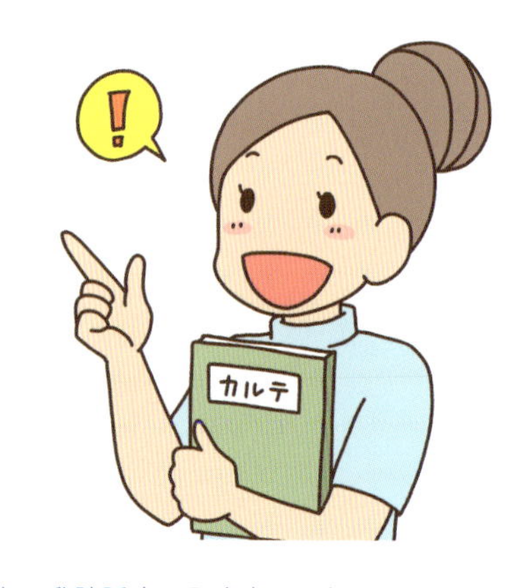

図7-3　卵巣摘出後の犬の乳腺腫瘍の発症率の関係（Schneider,R. et al. J.Natl.Cancer Inst. 43,1249-1261,1969）

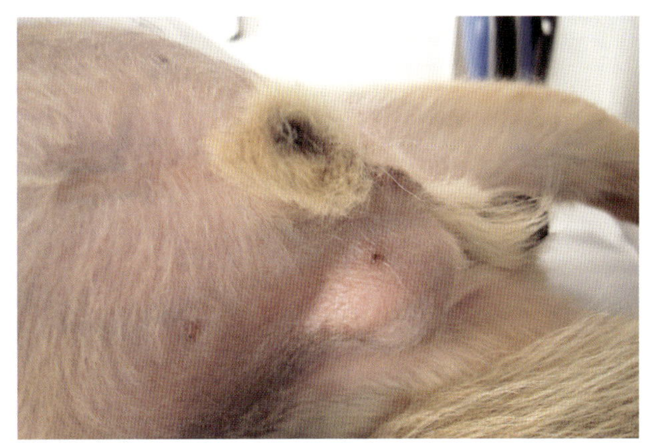

図 7-4　犬の潜在精巣。左側の精巣は陰嚢内にありますが、右側の精巣は鼠径部に停留していますが、腫瘍化してやや腫大しています。

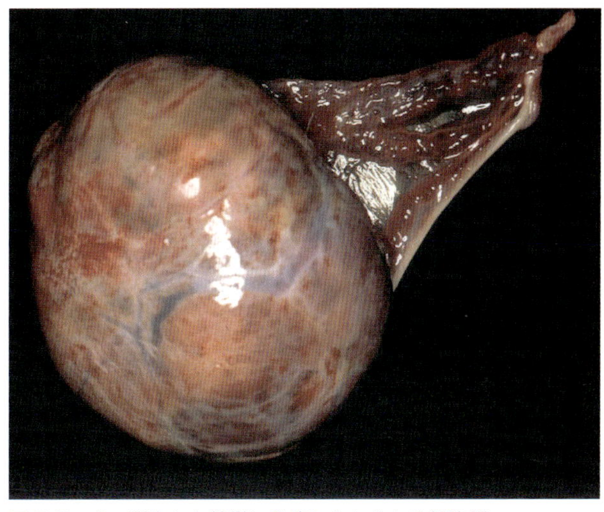

図 7-5　犬の潜在した精巣に発症したセルトリ細胞腫

が知られており、去勢手術を行うことでこの疾病の発症を予防することができます。

●潜在精巣

雄の精巣は生まれた時には腹腔内にありますが、犬では生後30日、猫では生後21日かけて、陰嚢内に精巣が下降します。しかし、なかにはこれが腹腔内や鼠径部(そけいぶ)にとどまってしまい、陰嚢内に精巣が下降しないものがあり、これを潜在精巣といいます（図 7-4）。

潜在した精巣は精子形成ができないため子どもをつくることができないのですが、性ホルモンの分泌を行うことはできます。

潜在精巣は、陰嚢内の精巣に比較して、約10倍以上の確率で精巣腫瘍を発症しやすいと考えられております。この腫瘍のなかには、エストロジェンというホルモンを高濃度に産生するもの（セルトリ細胞腫：図 7-5）があります。このエストロジェン濃度が高濃度に持続すると、不可逆性の骨髄抑制を起こす可能性があり、貧血、白血球および血小板減少症を起こして死に至ることがあります。

腹腔内で腫瘍化した場合、腫瘍が大きくなるまで気が付かないこともあり、気が付いたときには手遅れになってしまうこともあります。したがって、腫瘍化する前に潜在した精巣を早期に摘出する去勢手術を勧める必要があります。

●会陰ヘルニアと肛門周囲腺腫

また、会陰ヘルニア（図 7-6）と肛門周囲腺腫（図 7-7）という疾病は、雌よりも雄でその発症が多く、雄の性ホルモンがその発症に関与しているといわれて

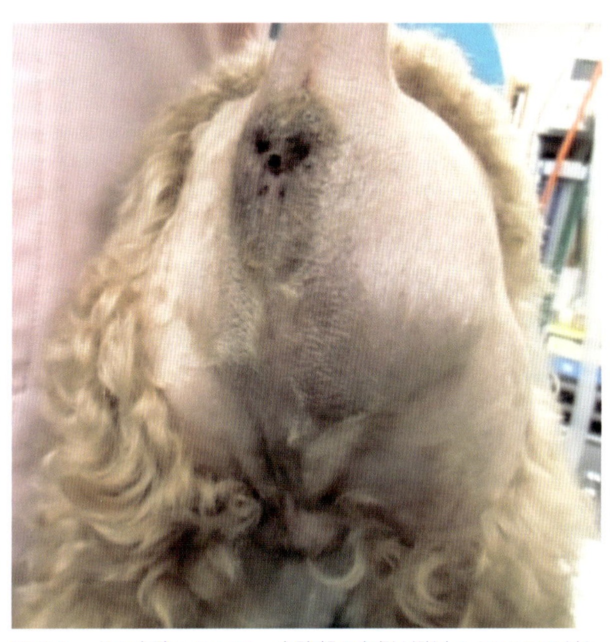

図 7-6　犬の会陰ヘルニア。会陰部の右側が膨大しているのがわかります。

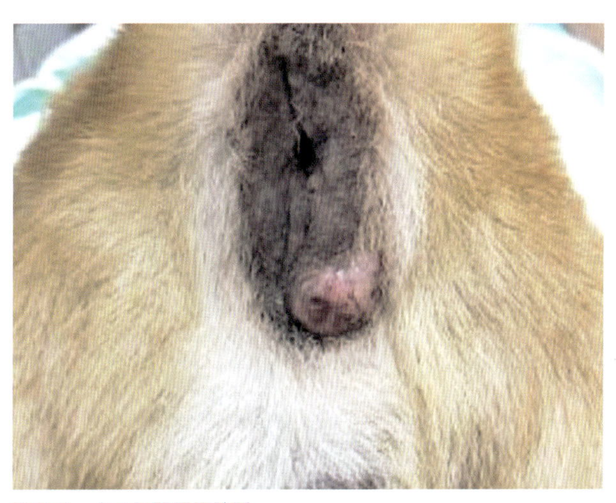

図 7-7　犬の肛門周囲腺腫

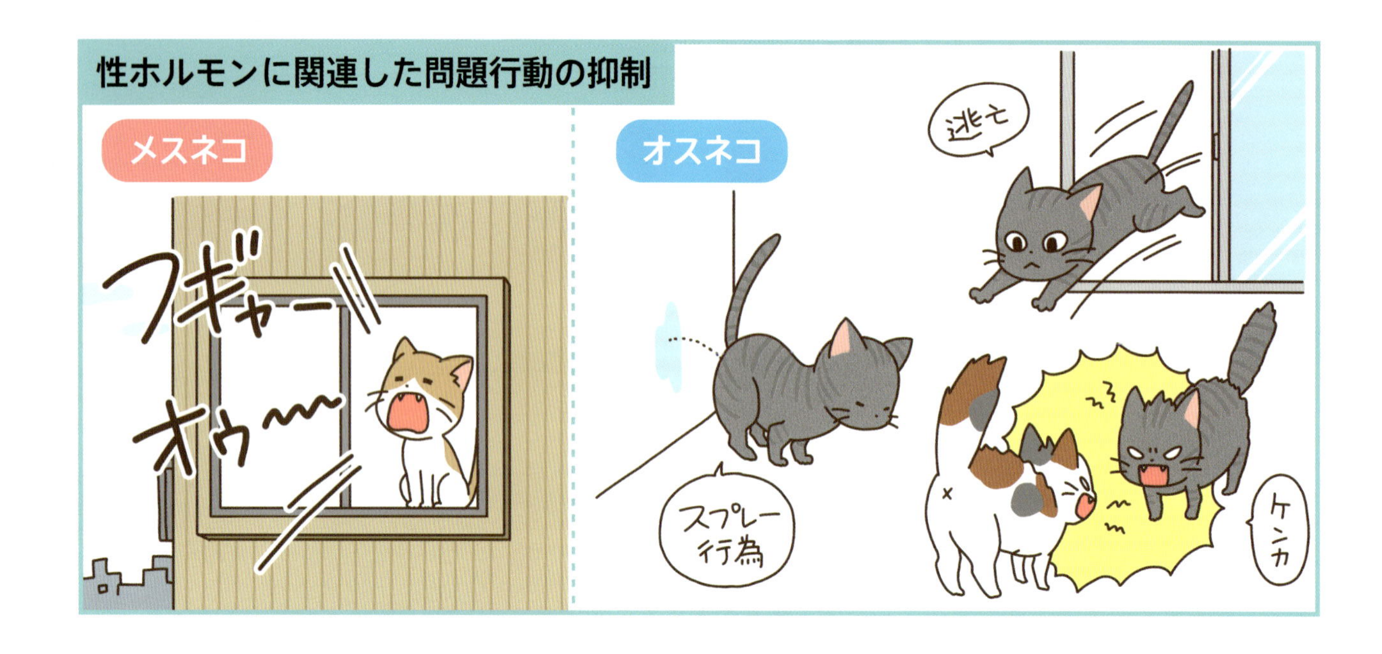

いるため、比較的若齢期に去勢手術を行うことによってその発症を抑制できると考えられています。

以上のように、雄も雌も不妊・去勢手術を行うことによって、多くの性ホルモンに関連した重篤な疾病を予防することができるのです。

性ホルモンに関連した問題行動の抑制

犬よりも猫においては、この性ホルモンに関連した問題行動の抑制が、不妊・去勢手術の主な目的であると思われます。

雌猫は発情が起こると、激しい声で鳴くようになります。これは特にマンションなどの集合住宅で雌猫を飼育している飼い主さんにとっては問題になります。また、雄猫は他の雄猫に対して攻撃性を持ったり、縄張り意識のマーキングのためスプレー行動をしたり、家の外へ出たがる逃走癖があります。家の外に出ることによって、他の雄とのけんかによる外傷、伝染病（特にウィルス感染症）および交通事故などの可能性が増えてしまうかもしれません。

雌犬では発情時期がくると外陰部から発情出血がありますが、最近では屋内で飼育している場合が多いため、それを煩わしいと考える飼い主さんも少なくないと思います。

また発情が終了した後に、妊娠していないのに乳腺が著しく腫大して乳汁を分泌してしまう「偽妊娠」が起こることがあります[4]。この状態になると、雌犬の乳腺が熱感・疼痛を示したり、食欲が低下し、神経質になり、おもちゃを自分の子犬の代わりにかわいがって離さないなどの行動を示し、飼い主さんを困らせてしまうかもしれません。

一方、雄犬も雄猫と同様にマーキングのために至る所に頻繁に排尿したり、他の雄犬への攻撃性を起こすことがあります。また、性的な不満足さから飼い主さんや物へのマウンティング行動を起こしたりもします。

このような行動はすべて性ホルモンによるものであると考えられ、不妊・去勢手術を行うことによって、これらの問題行動を抑制することができます。ただ、これらの行動には学習が関係すると考えられます。したがって、一度学習してしまうと性ホルモンの分泌がなくなっても行動を抑制することが難しくなるため、早期の手術が必要になります。

また、雄と雌が同居している場合や、近所に異性が住んでいてそのにおいがするといった場合に、不妊・去勢手術を行っていない犬・猫は、繁殖が可能でないため、そのにおいがストレスの原因になってしまうこともあります。そのため、不妊・去勢手術を行うことは、これらのストレスを除去し、精神的にも安定できると考えられます。

不妊・去勢手術を受けるデメリットは？

後遺症・副作用

不妊・去勢手術はこれらの利点だけではなく、いくつかの欠点（後遺症・副作用）を持っています（表7-1）。もちろん、これらの問題点は、品種、動物の年齢、手術前の生殖器疾患およびその他の疾患（糖尿病、うっ血性心不全、血液凝固不全など）の有無などによって異なります。不妊・去勢手術を行う前に、飼い主さんにこれらの問題点を十分に説明しておく必要があると考えられます。以下に、いくつかの問題点について解説します。

麻酔のリスク

問題点の1つは、麻酔に対するリスクです。不妊・去勢手術は、全身麻酔を必要とします。手術方法は、骨折や腫瘍の摘出などの手術に比較すると短時間に、簡単な手技で行えますが、麻酔に対するリスクは同様であり、その危険性は0％であるとはいえません。麻酔前の健康診断において問題がない場合は麻酔に対する問題はないと思われますが、なかには各種麻酔剤に対してアレルギーを持っている場合や、**ブルドッグやフレンチブルドッグ、ボストンテリアなどの短頭種では軟口蓋（なんこうがい）が過長していることが多く※、麻酔覚醒時に気道が閉塞してしまう危険性も生じるため、その麻酔管理は慎重にしなくてはいけません。**

※口腔内の上部にある硬口蓋（こうこうがい）から後方に伸びた軟らかい部分である軟口蓋が、通常よりも長いことで呼吸が妨げられている疾患を軟口蓋過長症といいます。この疾患は、短頭種に多く認められます。普段からブーブーいっていたり、大きないびきをかく犬はこの疾患を持っていることがあります。

肥満

不妊・去勢手術を行った後に、肥満になる犬や猫が多くみられます（図7-8）。これは手術後、基礎代謝率の減少によりカロリー要求量が減ります（20％前後）。また、行動範囲が狭まることからも運動量が減りますが、食欲は変わらないか、むしろ増加する傾向にあるため、その食欲にあわせて食事を与えていると太ってしまうのです。

ただ、卵巣子宮摘出後にも一定の食事を与え、適度な規則正しい運動をする場合、体重は一定で維持ができ、過度の肥満になることを予防できることが報告されています[5]。すなわち、手術を行った犬や猫は、食べ物を与えるだけ与えたら摂食量が増え体重が増えますが、もし摂食量が規則正しいならば、手術後に必ずしも体重の増加はみられないと考えられます。

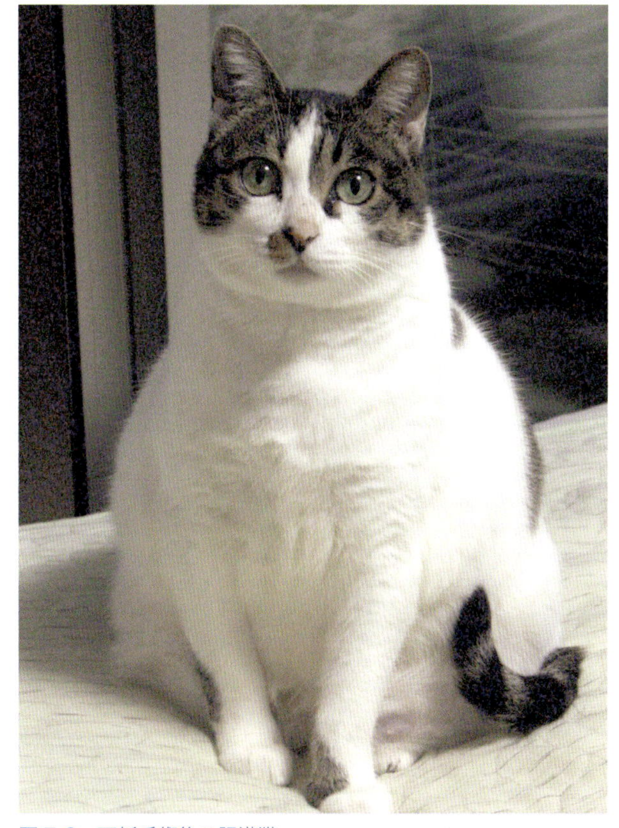

図7-8　不妊手術後の肥満猫

また、カロリーが低い不妊・去勢手術後専用の食事も市販されているので（図 7-9）、これらを利用することで、体重のコントロールができると思われます。

犬や猫が一度肥満になると、その体重を減らすことは難しいため、手術前にそのことを十分に忠告しておく必要があります。特に、遺伝的に肥満しやすい犬種がありますので、これらの犬種は要注意です。

また、猫では規則正しい運動というのは難しいため、どの品種も肥満になる可能性が高いです。そのため、食事による管理をしっかり行い、できる限り肥満になることを避けなければなりません。

▶肥満になりやすい犬種は？

- ・ラブラドール・レトリバー
- ・ゴールデン・レトリバー
- ・シェットランド・シープドッグ
- ・キャバリア・キングチャールズ・スパニエル
- ・ミニチュア・ダックスフンド
- ・ビーグル
- ・パグ
- ・フレンチ・ブルドッグ　など

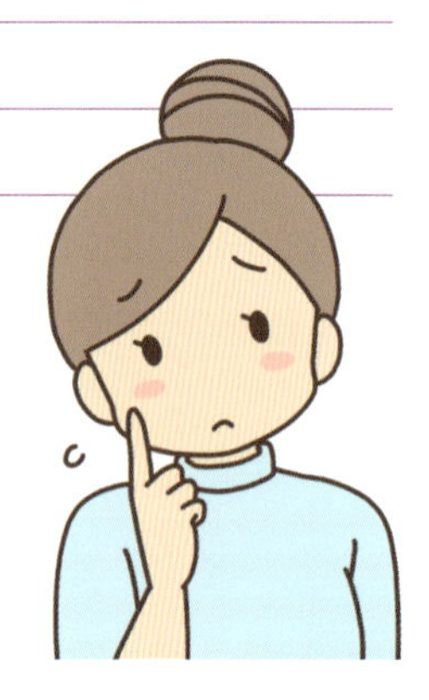

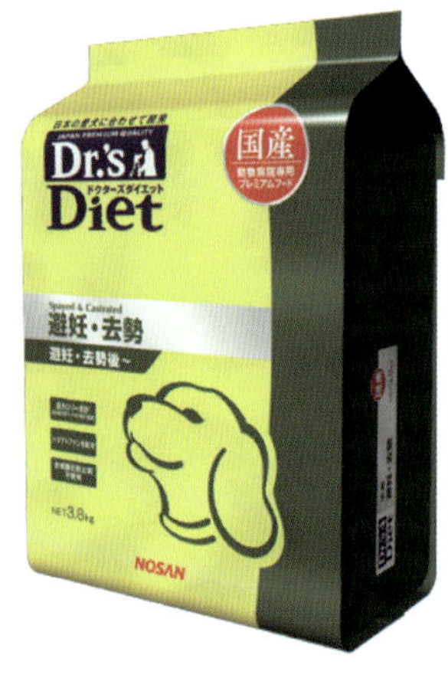

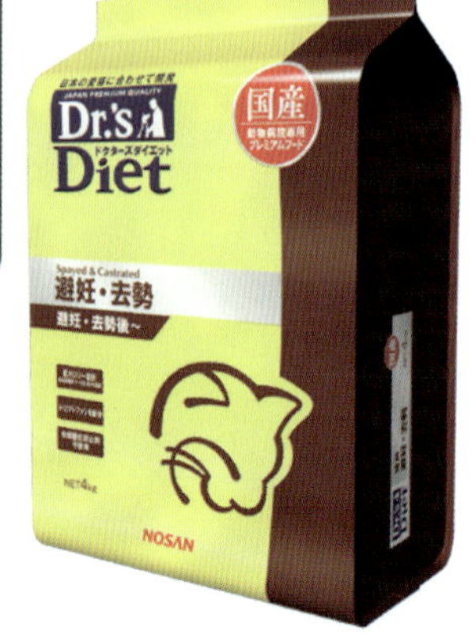

図 7-9　不妊・去勢手術後専用として動物病院にて市販されているフードの一例

尿失禁

大型犬では、雌の不妊手術の副作用として尿失禁が問題となります。尿失禁とは、膀胱や尿道に炎症などの異常がないにもかかわらず、起きているときは尿を漏らさないが、眠っていて起きるときに漏らしたり、興奮したりしたときに尿を漏らしたりするものをいいます。これは卵巣から分泌されるエストロジェンなどの性ホルモンが膀胱括約筋の収縮に関与していると考えられ、このホルモンの分泌がなくなることによって、この括約筋が弛緩して起こると考えられていますが、直接的な関係は証明されていません。ただ、その治療としてエストロジェン製剤の投与により改善されるため、この尿失禁は「エストロジェン反応性尿失禁」と呼ばれています[6]。

大型犬での尿失禁の発症は、海外の報告では 5～20％ぐらいで、小型犬での発症は少ないと考えられています。また、発症までには手術後 2 年ぐらいかかるといわれています。

尿失禁の治療には、長期的なホルモン剤の投与が必要となるため、薬の副作用について考慮しながら、その後寿命が来るまで薬が手離せなくなってしまうことも考えられます。大型犬の不妊手術を行うときには、尿失禁の発症の可能性について飼い主さんに説明し、手術を行った後には、尿失禁の発症の有無に気を付ける必要があると考えられます。

なお、雄犬の去勢手術後の尿失禁もまれですが、発症することがあります。猫の不妊手術後の尿失禁の発症は報告されていません。

縫合糸のアレルギー反応

手術時の卵巣と子宮の血管を結ぶ縫合糸としては、従来、絹糸が使用されてきました。ただ、この縫合糸による異物反応が過剰に起こり、雌では脇腹から、雄では鼠径部や大退部の内側から排液が起こる犬がいます。

抗菌薬（および副腎皮質ステロイド剤）の投与には一時的に反応しますが、投与をやめると再発するのが

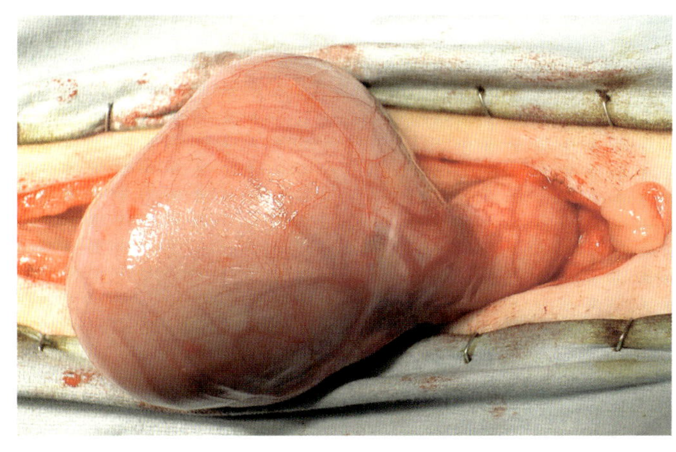

図 7-10　不妊手術を行った犬の残存した子宮に発症した(断端)子宮蓄膿症。この犬には、機能的な卵巣が残存していました

特徴です。これは免疫介在性の疾患であると考えられていますが、その病因については詳細に解明されておりません。

最近では、この縫合糸との異常反応を避けるために、縫合には絹糸ではなく、PDSII、マキソン、バイオシンなどのモノフィラメント性吸収糸が多く使用されています。特に、**ミニチュア・ダックスフンド、柴犬、シェットランド・シープドッグにおいてこの異物反応が好発する**ことが知られているため、これらの犬種の不妊・去勢手術では注意をしたほうがいいでしょう。なお、猫では縫合糸のアレルギー反応はほとんど起こりません。

手術後の発情回帰

不妊手術を行ったにもかかわらず、発情徴候が現れるものがみられます。その原因の 1 つとして、狭い手術創で卵巣を取り出して手術を行うための卵巣の取り残しであることが考えられています。

特に肥満した雌犬の手術時には卵巣を取り囲んでいる卵巣嚢に脂肪が多くついていて、卵巣がみえにくいため、起こりやすいと考えられています。

また猫では、卵巣以外の部分に卵巣がある異所性卵巣や副卵巣の存在も報告されています[7]。これらの現象を総称して、卵巣遺残症候群と呼んでいます。

このように、不適切な卵巣の摘出がある場合、少しでも子宮が残っていると、不妊手術を行っていない通常の動物と同様に、(断端) 子宮蓄膿症 (図 7-10) を起こしてしまう可能性があります。このような状況を避けるため、手術後、発情徴候がみられた場合、再手術による卵巣の摘出が必要となるかもしれません。

特定の疾患の発生率の増加

前立腺癌、膀胱腫瘍、血管肉腫および骨肉腫などの悪性腫瘍の発生、前十字靱帯の断裂、甲状腺機能低下症などの疾患は、卵巣または精巣を摘出した動物では、摘出していない動物よりもその発症率が増加したとの報告があります。

ただ、これらの疾病との因果関係はまだ十分に証明されていませんし、その発症率は不妊・去勢手術を行うことによって予防できる疾病の発症率よりは低いため、問題にはならないと考えられています。

その他の問題点

去勢をすると尿道が閉塞しやすいといわれていますが、ある研究者の報告では去勢後も尿路の大きさは変わらないことが報告されています。また、犬では不妊・去勢手術を行っても使役犬としての能力やトレーニング能力においては有意差がみられないとの報告がありますので、訓練能力に対する心配はいらないと考えられます。

さらに、高齢性認識機能障害 (認知症) の犬を調査したところ、不妊手術を行った犬での発症が多かったことが報告されており、不妊手術はこの疾患のリスクを上昇させることが示唆されています。特に、柴犬を始めとする日本犬はこの疾患を発症しやすいため気を付ける必要があります。

不妊・去勢手術っていつ行うのがいいの？

「不妊・去勢手術はいつ行ったらいいのか？」という質問を受けることがあるでしょう。現在、アメリカなどの一部の諸外国では、子犬を里親に出す前の早期（生後 1.5～3.5カ月齢）に不妊・去勢手術を行うことがあり、早期に手術を行った後の副作用について、さまざまな調査が行われています。その結果、手術後の副作用としてあげられる尿失禁、被毛の外観の異常、体重の増加傾向（肥満）についての問題については、多くの研究者が調査をしたところ、手術時期の違いによる副作用の問題には差がなかったとのことでした[8-10]。

ただ、ある研究者は、早期の生殖腺（精巣または卵巣）摘出はその後の成長率に影響を与えませんが、長骨の成長板の閉鎖遅延が起こり、若干長骨が長くなることを報告しました[8,9]。しかし、この点は臨床上の差はみられないので問題はないようです。また肥満に関しては、一定の食事と規則正しい運動を行えばコントロールできるものと考えられています。ただ、乳腺腫瘍の発生率を調査した報告では、前述したように、初回発情（性成熟）が起こる前の早期に卵巣を摘出したほうが、その発症率が低くなることが明らかにされています（図 7-3）[1-3]。

また、性ホルモンに関連した問題行動に対しては、問題行動を起こしていた時間が長いほど、手術後の改善が認められない傾向がみられます。これはホルモンの影響というより、学習要素の問題が大きく関与しているためであると考えられます。したがって、手術を行う時期としては、初回発情または問題行動を起こす前の若齢期が勧められると考えられます。

しかし、早期の若齢期による全身麻酔は、肝臓の代謝能力や腎臓の排泄機能などの機能が未熟ですので、麻酔のリスクが高くなる可能性もあります。また、生後3カ月齢以前の不妊手術では、副作用である尿失禁を起こすリスクが高くなるという報告もあります[11]。ただ、手術時にすでに肥満になっている場合、内臓脂肪により手術を難しくし、出血を多くしてしまうかもしれません。その点で、若い動物であれば、腹腔内の脂肪が少なく、卵巣組織や血管の確認は容易であるため、不妊手術を行うときに出血量も少なくなり、手術のリスクが軽減されるかもしれません。

以上のことから、手術を行う時期として、早期に行うことは問題ありませんが、ある程度体が成長し、性成熟に達する前の時期が適切ではないかと思われます。すなわち、**犬では生後 6～8カ月、猫では生後 6カ月前後が適切な時期**ではないかと考えます。ただし、犬種によって性成熟の時期が異なっているため（小型犬より大型犬では遅い）、犬種ごとに適切な時期に若干な違いが生じると考えられます。

性成熟を超えてしまった後で雌の不妊手術を行う場合、雌の発情周期を考慮する必要があります。発情周期のうち、発情前期および発情期（発情徴候を示している時期）の手術では、血管が太くなっているために出血が多くなる可能性があります。また、犬で発情休止期（黄体期）に卵巣摘出術を行うと、血中プロジェステロン値の急激な低下に伴い、血中プロラクチン値が上昇し、乳腺の腫脹（偽妊娠）が起こる可能性があります[4]。そのため、これらの時期における手術は極力避け（この時期に行っても、注意をすれば大丈夫です）、不妊手術を行う最適な時期として無発情期があげられます。

また、分娩後も血管が太いために手術には適さないと考えられます。時々、妊娠猫の不妊手術を依頼されることがあると思います。この場合、発情期よりも血

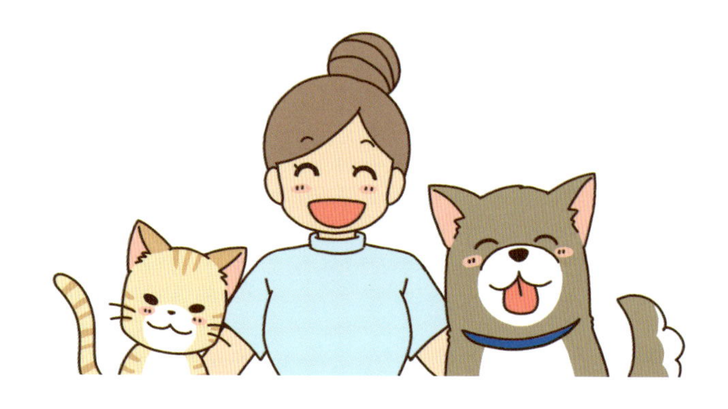

管が太くなっていますので、普通の時期よりは出血量などが多くなり、手術における危険性が高いことを飼い主さんに伝える必要があります。

さらに、まだ発症機序はよくわかってはいませんが、猫の初回発情時（生まれて初めて発情徴候を示している時期）に不妊手術を行うと、手術後乳腺の過形成が起こることがあります。これを乳腺の線維腺腫様過形成と呼んでいます（図7-11）。軽度な場合、時間とともに小さくなると考えられていますが、中程度から重度な場合、抗プロジェステロンレセプター剤によるホルモン治療を必要とします。この疾患は不妊手術を行っていない性成熟前の時期にも発症が起こるため、正確な発症機序はまだ明らかにされておりませんが、極力、初回発情時の不妊手術は行わないように勧める必要があります。この時期に手術を勧められたときには、その発情徴候が終わってから手術を行うように指導したほうがよいでしょう。

手術を行う季節としては、どの手術にも共通していることですが、梅雨の時期や夏の暑い時期には術後の感染症が発生する可能性があるため、秋から春にかけての季節が適していると思われます。

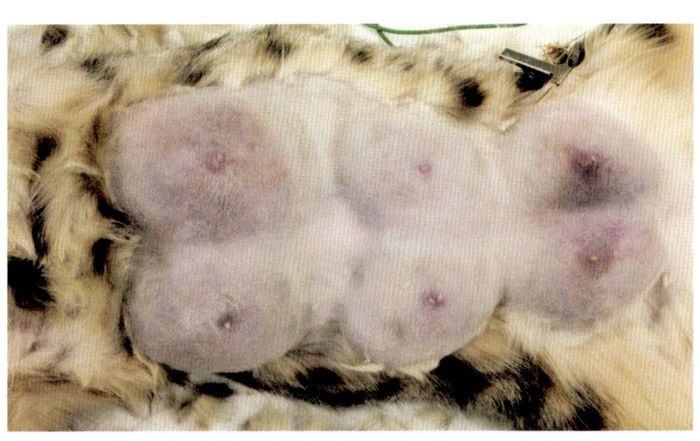

図7-11　猫の乳腺線維腺腫様過形成。全ての乳房が硬結し、腫大しています。

手術までにするべき検査や注意点は？

他の手術と異なり、不妊・去勢手術は健康な犬や猫が受けるものですが、手術を行う数日前までに、以下にあげるような健康診断により健康であることをチェックする必要があります。以下のいずれかに問題がある場合は、麻酔および手術のリスクが上がるため、その問題を解決してから手術を行うようにします。

▶術前にチェックしたいことは？

- 全身の視診および触診によるチェック：脱水の有無
- 体温
- 聴診：心臓の機能（心拍数の測定を含む）
- 一般血液検査：貧血の状況、肝臓、腎臓機能、ミクロフィラリアの有無、電解質
- 酸 - 塩基平衡の異常など
- 糞便検査：腸内寄生虫の有無
- 犬：狂犬病ワクチン、5種（以上の）混合ワクチンの接種有無
- 猫：3種（以上の）混合ワクチンの接種有無

不妊・去勢手術時は、その犬・猫にとって生まれて初めての全身麻酔である場合が多いと思います。そのため、各種麻酔剤に対するアレルギーや先天性の疾患（特に心臓の疾患）がある場合もあり、注意が必要です。

また手術を行う当日は、食事および水を与えないように注意をします。これは、胃のなかに食べ物が残っている状態で全身麻酔をしたときに、嘔吐が起こると気管のなかに嘔吐物が入ってしまい、いわゆる誤嚥を起こして危険な状態になるからです。前日の食事も、夜遅くにはあげないように注意をしてください。ただ、空腹の時間が長すぎると（特に子犬では）低血糖を起こすこともありますので、注意が必要です（成犬・成猫で12～18時間、子犬・子猫ではそれより短い時間の空腹であれば大丈夫です）。

どんな手術方法があるの？

不妊手術

不妊手術には、卵巣摘出術と卵巣子宮摘出術（全摘）があります。またこの他にも、妊娠を阻止するという意味だけであれば、卵管切除術や子宮摘出術もありますが、この方法では前回解説したような卵巣から分泌されるホルモンによって誘発される疾患や問題行動を予防することはできないため、一般的には行われていません。

一般に行われている手術方法は、卵巣子宮摘出術です。卵巣だけでなく子宮も摘出する理由は、手術後に子宮蓄膿症や子宮腫瘍などの子宮疾患の発症を心配するためと考えられます。しかし、卵巣から分泌されるホルモンがなければ子宮は萎縮しますし、特に黄体から分泌されるホルモン（プロジェステロン）がなければ、子宮蓄膿症の発症もみられません[12]。また、子宮腫瘍の発症もまれであり、ほとんどみられません。

したがって、卵巣が完全に摘出されていれば、何か他の疾患の治療で外因性の黄体ホルモン様物質を投与しない限り、子宮蓄膿症や子宮内膜炎をはじめとする子宮疾患の発症を心配する必要はありません。不妊手術後の尿失禁などの副作用の発症率には卵巣摘出術と卵巣子宮摘出術の間に差はみられないことが報告されています[12]。

また、卵巣だけでなく子宮も摘出する場合は手術の時間もかかり、出血量も多くなります。さらに、子宮断端での癒着（ゆちゃく）などの問題も生じたり、子宮を結紮（けっさつ）した糸による炎症反応や膿瘍が発症することがあります。したがって、卵巣摘出術は、卵巣子宮摘出術よりも手術侵襲が少なく、麻酔時間も短くでき、腹壁の切開、出血量も少なくて済み、その発症する副作用には変わりがないため、勧められると考えられます。ただ、手術方法は、飼い主さんの希望または獣医師の考えで行われています。

去勢手術

去勢手術で、陰嚢内に精巣がある場合は、陰嚢の上部を切開して、その部分から精巣を取り出して手術をします。潜在精巣で、鼠径部に精巣が存在する場合は、その部位を切開し、腹腔内に精巣がある場合は、雌と同じように正中切開により精巣を摘出します。

術後から抜糸までどう管理すればいいの？

体温管理

手術直後は低体温症に陥りやすいために、手術中および手術直後の体温管理が必要です。手術中から保温マットを使用している場合は、手術が終わってからも使用し、さらに湯たんぽ（図 7-12）やドライヤーなどを使って、少なくとも体温が 36.0℃以上になるまで十分な管理が必要です。また手術後、入院ケージに戻った後も、低体温にならないようにバスタオルや毛布を引くなどの処置が必要です。

疼痛管理

手術後は、痛みを感じるのは当たり前です。ただ、なるべく疼痛を感じさせないように、手術前または

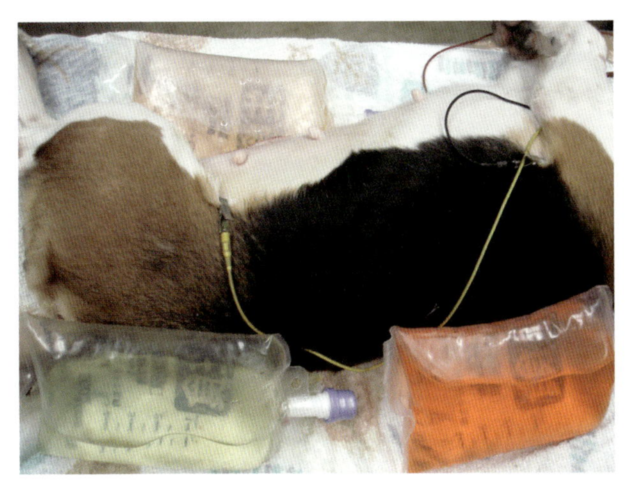

図 7-12　術後、湯たんぽを使った保温方法

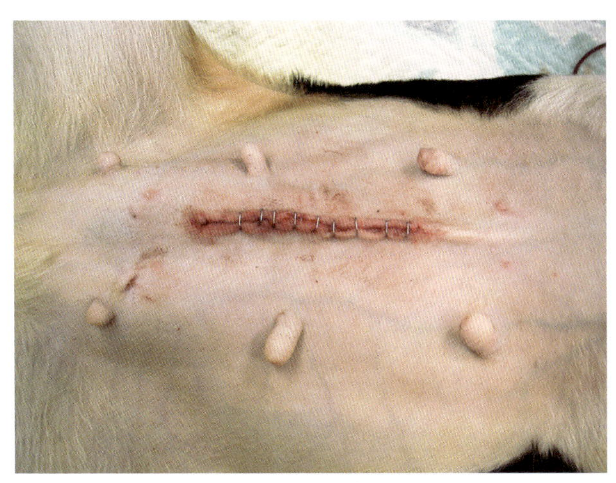

図 7-13　ステープラーを使用した皮膚縫合

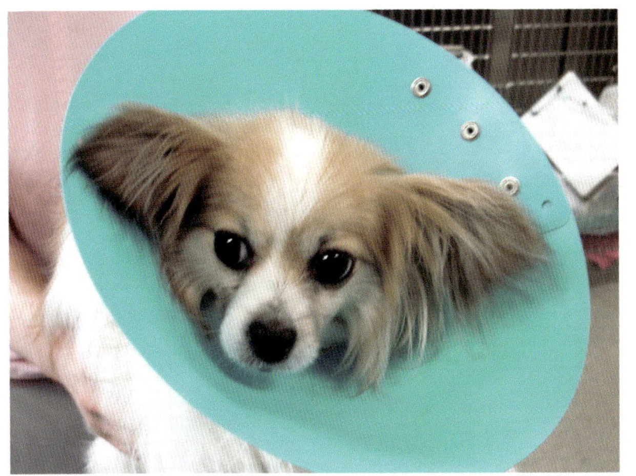

図 7-14　手術創をなめないようにエリザベスカラーを装着した場合

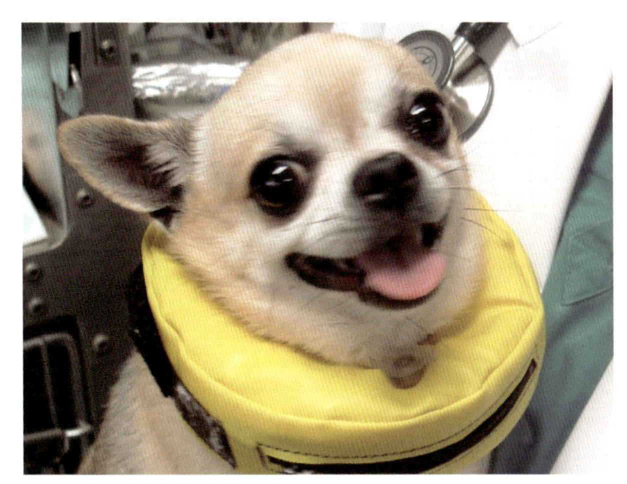

図 7-15　手術創をなめないようにムーンカラーを装着した場合

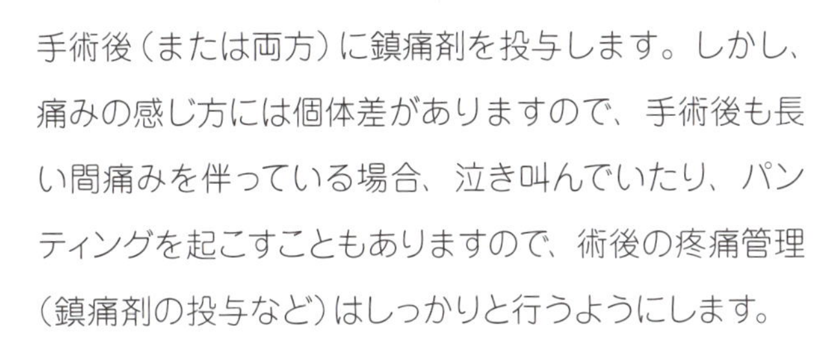

手術後（または両方）に鎮痛剤を投与します。しかし、痛みの感じ方には個体差がありますので、手術後も長い間痛みを伴っている場合、泣き叫んでいたり、パンティングを起こすこともありますので、術後の疼痛管理（鎮痛剤の投与など）はしっかりと行うようにします。

これらの症状の他に、疼痛を感じている間は食欲がないと思われるため、手術翌日（入院中）からの食欲の有無を確認するようにしましょう。

手術後、痛みがとれて元気が出るまで 1 日程度の入院が必要です。病院によっては、去勢手術（特に猫）の場合、手術当日に退院させてしまうところもありますが、全身麻酔をかけた後の様子を観察する上でも、1 日程度の入院はさせたほうがいいと思われます。手術・麻酔の影響の有無を確認するために、家に帰ってからも元気・食欲をはじめとする様子を注意深く観察するように飼い主さんに伝えることが大切です。

特に退院した後、家に帰ったうれしさからはしゃいで、激しい運動をしてしまい、その後ぐったりしてしまうこともあります。手術後数日間は、なるべく激しい運動を避け、安静にすることを指示することも大切です。

傷口の管理

不妊手術の場合、手術創も大きくなく、皮膚縫合（外に縫合糸または医療用のホチキスであるステープラーを使用する方法など：図 7-13）を行うと動物がなめてしまい、縫合糸をとってしまう可能性もあるため、抜糸を必要としない皮内縫合（埋没法）を行うことがあります。しかし皮内縫合だけでは傷口（手術創）が開いてしまう可能性も考えられる場合、皮膚縫合を行います。

皮膚縫合を行った場合では、動物がその縫合糸をとったり、傷口をなめないようにするため（絆創膏をとらないため）に、エリザベスカラー®（図 7-14）、ムーンカラー®（図 7-15）およびストッキネットなどを利用する必要があります。切開した皮膚は数日で癒合しますが、十分に皮膚が癒合するまで待つため、抜糸は1週間～10日後くらいに行ったほうがよいと考えられます。

抜糸時には、傷口に発赤、熱感、膿様物などの異常がないことを確認してください。抜糸までの間、傷口を清潔に保つことが大切です。手術後、傷口には絆創膏を貼りますが、これを嫌がって取ってしまう犬や猫も多いかと思います。しかし、手術後数日間は傷口を清潔に保つためにも、絆創膏を貼っておいたほうがいいと思われます。万が一、はがれてしまって、散歩に行ったときには、外で不衛生なもの（例えば、土やコンクリート）の上で「伏せ」などをさせ、傷口を汚さないように気を付けなくてはなりません。ただ、手術後に抗菌薬を投与している場合、毎日の消毒は必要としません。

しかし、もし万が一、動物が傷口をなめてしまったり、抜糸までの経過中に傷口から出血がある、傷口が膿んでいる、傷口が赤くなっているなどの症状がみられた場合には、すぐに連絡をしてもらうように説明をしてください。

また、雄猫の去勢手術の場合、陰嚢の真ん中を切開しますが、ほとんどの獣医師は傷口を縫合しません。その場合、傷口が癒合するまでの数日間は、外へ出たり、汚いところで座ったりするような行為をさせないように、そして、傷口が化膿しないように抗菌薬の投与を忘れないように飼い主さんに注意を促してください。雄犬の去勢手術では、雄猫と異なり陰嚢切開後、縫合しますが、漿液などもたまってしまうことがあります。また陰嚢を切開する手術方法の場合、手術後陰嚢が大きく腫れることがあります。

数日すれば、これらの症状は治まりますが、その部分を触ったりすると嫌がりますし、大きく腫れているとまだ精巣が残っているように思えるかもしれません。このようなことを避けるために、最近では、陰嚢の上部を切開する方法で手術が行われます。

下痢や出血の確認

手術後、手術、麻酔、入院および抗菌薬の影響から下痢が起こることがあるかもしれませんので、注意をしておいたほうがいいかもしれません。また、雌の不妊手術の場合、子宮を摘出する手術（子宮卵巣摘出術）では、子宮を切開するため、手術後数日間、外陰部から出血が起こるかもしれませんが、これは数日でおさまるものですので、それほど心配はいらないと思われます。

入浴は、雄も雌も抜糸が終わるまで（傷口が十分に結合するまで）できません。抜糸がない場合は、最低でも2週間ぐらいは行わないように注意してください。

これらの内容は、特に退院後、飼い主さんから受けやすい質問であり、退院時に十分に説明する必要があります。これらの内容をよく整理して、退院後も飼い主さんに不安を抱かせないようにすることが必要です。

不妊手術後の術後服

不妊手術後は、傷口をなめないことを目的としたエリザベスカラー®を嫌がる犬や猫は多いと思います。また、カラーを付けて散歩をしていると、まわりからも「手術したんだな……」という目でみられてしまいます。このような背景から、術後の傷口を守るために、エリザベスカラー®の代わりにエリザベスウエア®という術後服・皮膚保護服も市販されています。飼い主さんのお気持ちやお考えに合わせて、こうした製品を勧めてあげるのもよいと思います。なお、この術後服は、不妊手術だけでなく多くの手術後に使用できます。

参考ページ：http://www.elizabethwear.jp

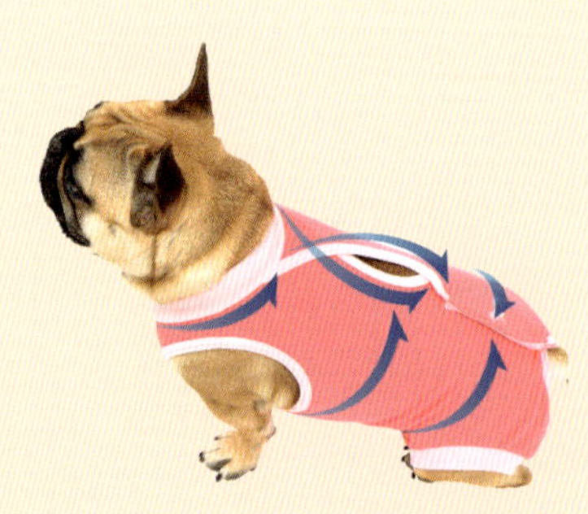

写真提供：株式会社すとろーはうす（犬猫の服 full of vigor）

手術以外の避妊方法はあるの？

薬物による避妊法

最近では、「手術を行いたくない」と考える飼い主さんが多くなってきているため、「手術を行わないで避妊をすることが可能であるか？」という問い合わせがあるかもしれません。

現在、経口薬、注射薬、インプラント剤などさまざまな剤型における犬の**発情抑制剤**（避妊薬；酢酸クロルマジノン：図 7-16、プロリゲストン：図 7-17）が市販されています。これらの薬物は、合成の黄体ホルモン製剤であり、視床下部・下垂体のいわゆる上位の機能を抑制（負のフィードバック作用）することによって、性腺刺激ホルモン（卵胞刺激ホルモン（FSH）や黄体形成ホルモン（LH））の分泌を抑制し、発情発現を抑制することを可能にします。

しかし、これらの薬物は、短期間での使用のみ安全性が認められており、長期間の投与では子宮蓄膿症をはじめとする子宮疾患を起こしたり、強力なインスリン拮抗薬として作用するため、糖尿病を誘発したりすることがあります（したがって、糖尿病患者への投与は禁忌です）。また、成長ホルモンの分泌を促進させる作用があり、この成長ホルモンの上昇により乳腺を刺激し、乳腺結節や腫瘍の発生を促進させるともいわれています[13]。そのため、長期的（寿命が来るまで）な避妊を目的として、これらの薬物を使用することは避けるべきだと考えられます。

手術に代わる避妊を行うために、現在も安全な避妊薬の開発が多く行われています。それほど遠くない将来には、安全な避妊薬が開発される可能性もありますが、現在までに長期間、安全に避妊が行える薬物はまだありません。

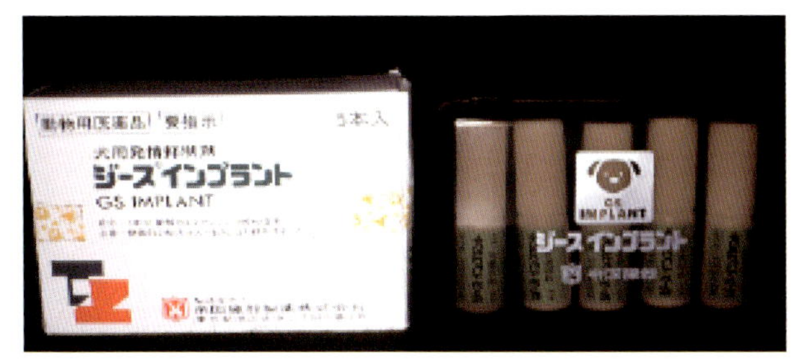

図 7-16　犬の発情抑制剤（インプラント剤）：酢酸クロルマジノン

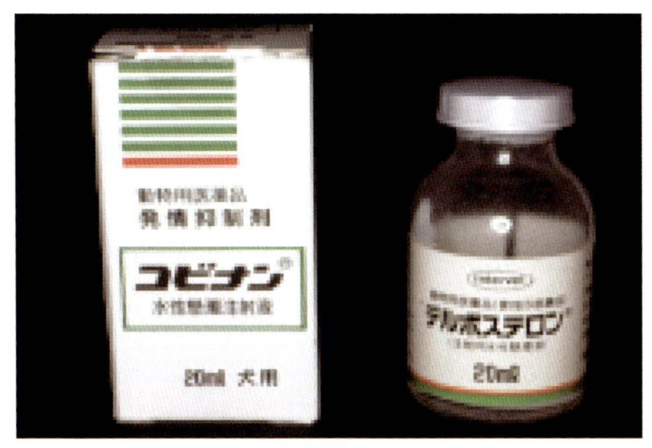

図 7-17　犬の発情抑制剤（注射薬）：プロリゲストン

薬物による避妊法

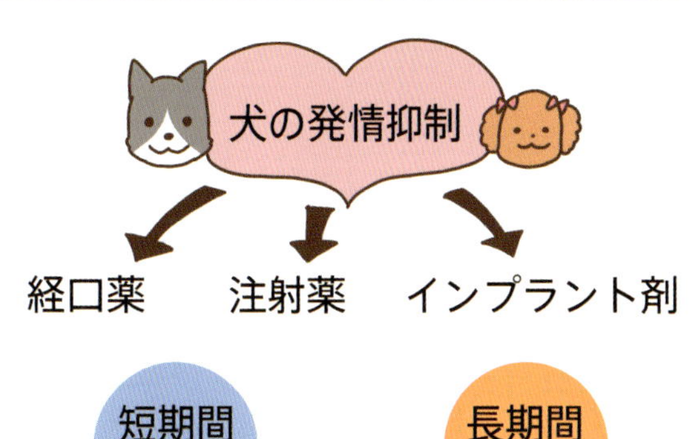

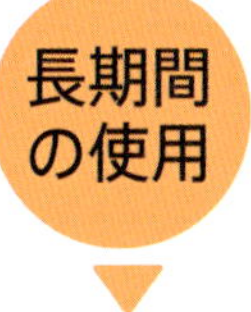

安全性ＯＫ

子宮疾患の発症
糖尿病の誘発
乳腺腫瘍発生促進

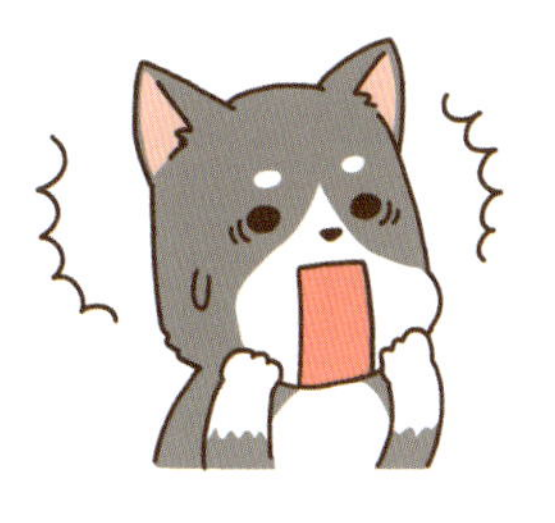

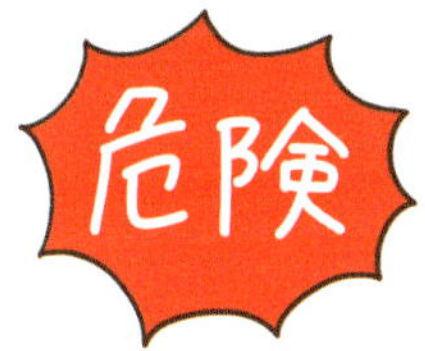

不妊・去勢手術の補助金制度って？

日本全国すべての自治体ではありませんが、一部の自治体によっては不妊・去勢手術に対して補助金（助成金）が出ることがあります。その地区に飼い主さんが在住していること、犬では狂犬病の予防注射が済んでいることなどのいくつかの条件を満たしている場合、指定された病院で申請した後に手術を行うことによって、5,000～10,000円程度（多い場合は、20,000円程度の補助が出るところもあります）の補助金がでます。

これは野良犬・野良猫などの増加を防止するとともに動物愛護の向上を目的として、犬・猫の不妊・去勢手術を受ける飼育者に対し、その費用の一部を助成する制度です。ただ、条件や補助金などは、その地区の自治体によって異なりますので、まず区役所または市役所に問い合わせて、申請方法および補助金額などを聞いてみるといいと思います。費用の面で手術を悩んでいる飼い主さんがいる場合に、この点をアドバイスしてあげるといいのではないかと思います。

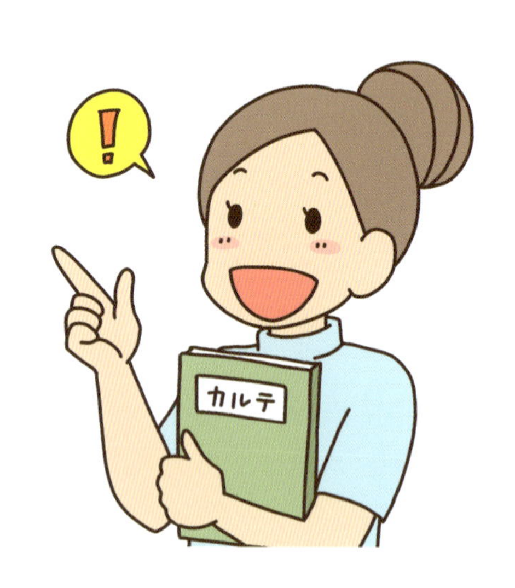

参考文献

1. Schneider,R., Dorn,C.R. and Taylor,D.O. Factors influencing canine mammary cancer development and postsurgical survival. J.Natl.Cancer Inst. 43:1249-1261, 1969.
2. Phillips,B.S., Mammary Neoplasia in Dogs and Cats. In:74th Western Veterinary Conference, Las Vegas, Nevada, 2002.
3. Overley,B., Shofer,F.S., Goldschmidt,M.H., Sherer,D. and Sorenmo,K.U. Association between ovarihysterectomy and feline mammary carcinoma. J.Vet. Intern.Med. 19:560-563, 2005.
4. Tsutsui,T., Kirihara,N., Hori,T. and Concannon,P.W. Plasma progesterone and prolactin concentrations in overtly pseudopregnant bitches: a clinical study. Theriogenology. 67:1032-1038, 2007.
5. Howe,L.M., Slater,M.R., Boothe,H.W., Hobson,H.P., Fossum,T.W., Spann,A.C. and Wilkie,W.S. Long-term outcome of gonadectomy performed at an early age or traditional age in cats. J.Am.Vet.Med.Assoc. 217:1661-1665, 2000.
6. Stocklin-Gautschi,N.M., Hassig,M., Reichler,I.M., Hubler,M. and Arnold,S. The relationship of urinary incontinence to early spaying in bitches. J.Reprod. Fertil.Suppl. 57:233-236, 2001.
7. Miller,D.M. Ovarian remnant syndrome in dogs and cats: 46 cases (1988-1992). J.Vet.Diagn.Invest. 7:572-574, 1995.
8. Salmeri,K.R., Bloomberg,M.S., Scruggs,S.L. and Shille,V. Gonadectomy in immature dogs: effects on skeletal, physical, and behavioral development. J.Am. Vet.Med. Assoc. 198:1193-1203, 1991.
9. Stubbs,W., Bloomberg,M., Scruggs,S., Shille,V. and Lane,T. Effects of prepubertal gonadectomy on physical and behavioral development in cats. J.Am.Vet.Med.Assoc. 209:1864-1871, 1996.
10. Spain,C.V., Scarlett,J.M., Houpt,K.A. Long-term risks and benefits of early-age gonadectomy in cats. J.Am.Vet.Med.Assoc. 224:372-379, 2004.
11. Spain CV, Scarlett JM, Houpt KA. Long-term risks and benefits of early-age gonadectomy in dogs. J Am Vet Med Assoc. 224:380-387, 2004.
12. Okkens,A.C., Kooistra,H.S. and Nickel,R.F. Comparison of long-term effects of ovariectomy versus ovariohysterectomy in bitches. J.Reprod.Fertil. 51(Suppl):227-231, 1997
13. Mol,J.A., Selman,P.J., Sprang,E.P., van Neck,J.W., Oosterlaken-Dijksterhuis, M.A. The role of progestins, insulin-like growth factor (IGF) and IGF-binding proteins in the normal and neoplastic mammary gland of the bitch: a review. J. Reprod.Fertil.Suppl. 51:339-344, 1997.

飼い主さんからのよくある質問にどう答える？

以下にあげた質問は、不妊・去勢手術時に飼い主さんから多く聞かれる質問です。このような質問をされたときに、皆さんならどのように答えますか？　どのように答えたら飼い主さんの抱いている不安を取り除けるかを考えながら、答える練習をしてみてください(答えは本項をヒントに各自で考えましょう)。

Q1 もうすぐ6カ月齢になるトイ・プードルの女の子です。犬友達から早く不妊手術を行ったほうがよいと勧められましたが、行ったほうがよいのか迷っています。不妊手術は、犬にとって本当に行ったほうがよい手術なのでしょうか？

Q2 マンションで日本猫の女の子（8カ月齢）と一緒に生活しています。数日前からヒート（発情）がきて、ものすごい声で鳴いています。このままだと近所から苦情が来そうなのですが、不妊手術をしたらこの状況は治まりますか？　また、今すぐにでも手術を行ってもらえるでしょうか？

Q3 2歳のシー・ズーの女の子です。翌日に不妊手術を行うように予約していましたが、今日からヒート（発情）が来てしまいました。手術は延期したほうがいいでしょうか？

Q4 1歳のマルチーズの女の子です。不妊手術を考えています。ただ、麻酔処置を行ったら、亡くなっちゃったという話を聞いたことがあり、手術時の麻酔が怖いです。本当に手術時の麻酔は安全なのでしょうか？

Q5 不妊手術を行いました。傷口をなめないようにと、エリザベスカラー®を付けるようにいわれてもらいましたが、エリザベスカラー®を付けると狂ったように暴れてしまいます。そのためか、ご飯もあまり食べてくれません。どうしたらよいのでしょうか？

Q6 不妊手術を行った後、どのくらいまでエリザベスカラー®を付けておけばよいのでしょうか？

Q7 本日、不妊手術を行いました。退院後は、家ではどのようなことに気を付ければよいでしょうか？散歩は普通に行っても大丈夫ですか？　また、シャンプーはいつごろから行えますか？

Q8 ラブラドール・レトリーバーの8カ月齢の女の子の飼い主です。不妊手術を考えていますが、手術後の後遺症が気になります。どのようなものがありますか？

Q9 半年前に去勢手術を行った1歳のビーグルの男の子です。手術を行ってから、今の食事では満足していないようで、すぐに他の食べ物をほしがります。どうしたらいいのでしょうか？

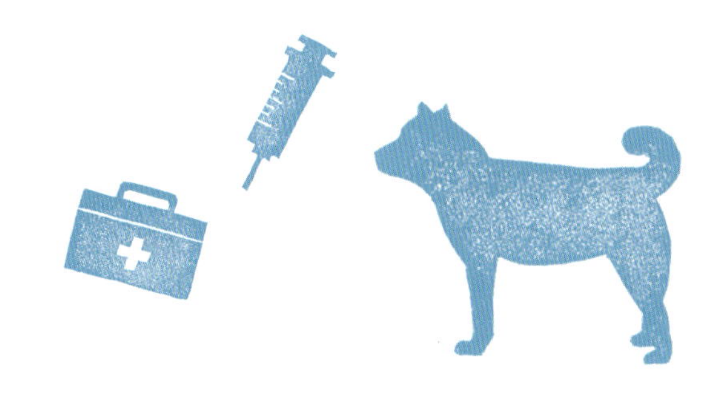

予防編 8

歯周病

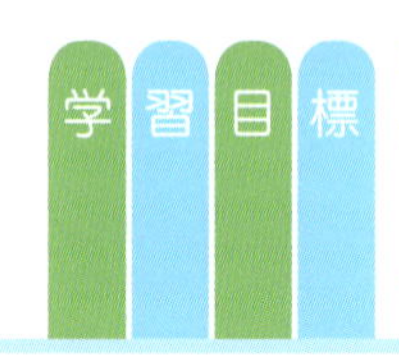

● 見落としやすい歯周病を学び、予防や治療の方法を理解する。
●「間違っているデンタルケア」を「正しいデンタルケア」にできるように、飼い主さんに指導できるようにする。
※無麻酔での歯科治療は危険です！

執筆・戸田 功（とだ動物病院　小動物歯科）

「歯周病」は誰もが知っている病気です。デンタルケアに対する飼い主さんの意識はだいぶ高くなってきています。しかし実際には、正しく理解し、ケアできている飼い主さんは少ないようです。

歯周病が進行した状態は、いわゆる「歯槽膿漏」の状態で、「顎が腐っている病気」なのです。多くの飼い主さんは犬猫の“歯のみえる部分”をきれいにしようとデンタルグッズを使っているものの、“みえない歯周病”は進行している場合がよくみられます。若い犬でも、気づいたときには多くの歯を抜かなければならないほど進行しているというケースも増えています。さらに、歯周病は放っておくと、口の中だけでなく全身に影響が及ぶ怖い病気です。

歯周病の治療と予防には次の２つのことが欠かせません。１つは動物病院での正しい治療、もう１つは、正しいホームデンタルケアです。今回の今さら聞けない！？ シリーズで、歯周病の予防と治療方法を理解し、飼い主さんに「正しいデンタルケア」を指導できるようにしましょう！

そもそも歯周病って多いの？

犬の生活習慣病で一番多くみられるのは歯周病です。３歳以上の犬猫の約８割に、歯周病がみられます。つまり病院に来院する犬や猫の大半が歯周病にかかっているということです。しかし、歯周病であっても、多くの犬猫は元気で食欲があるため、飼い主さんは病気だとわかっていない場合が多いようです。

昔、犬猫が野生で生きていたときには、犬歯で獲物を仕留め、臼歯で獲物の皮や肉を引き裂いて食べていました。つまり、歯を使って生きてきました。ところが食生活がヒトに似てきたことで、咬むことが減り、歯や口を使う頻度が減ってきました。歯を使わなくなったことで、自浄作用が減少したことも歯周病が増加した原因の一つと思われます。

歯周病は、歯垢の中にあるバイ菌による感染症です。ですから、“歯”そのものの病気ではなく、その細菌が歯を支えている“歯周組織”という顎の一部（歯肉や骨など）を壊す病気なのです。歯周病が進行すると、歯周病を起こすバイ菌の一部は体の中に入り込みます。さらには重症例では心臓、腎臓などの全身への影響もみられます。このように、歯周病とは、飼い主さんが知らないうちに顎を壊していく怖い病気です（図8-1）。

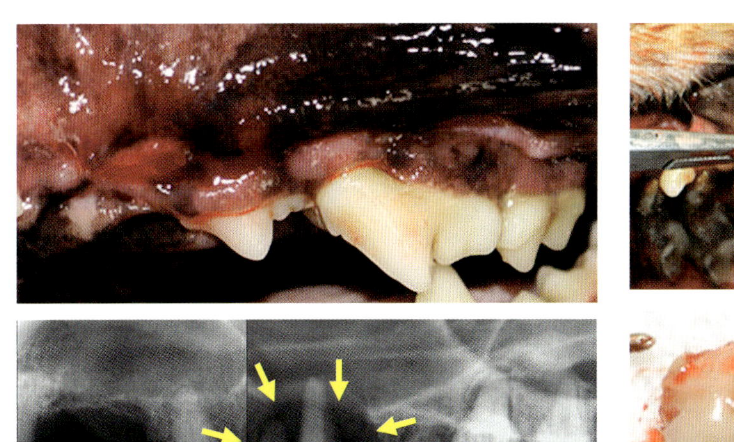

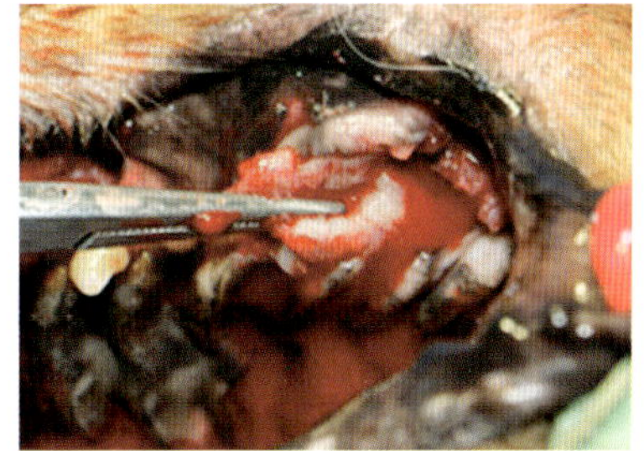

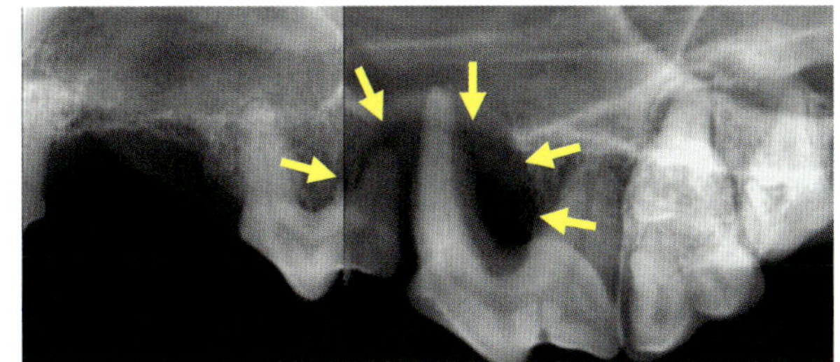

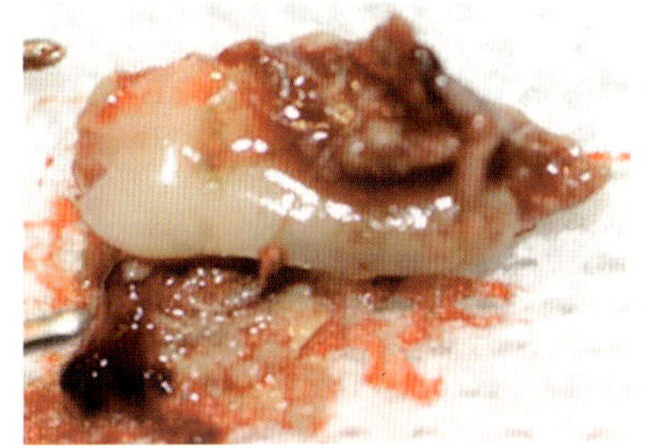

図 8-1　6 歳齢　ミニチュア・ダックスフンド
写真左上：2 カ月前に他院で歯科処置を受け、その後、歯をガーゼで磨いていたのに口がくさいと来院／左下：みた目はきれいだが、X 線写真では歯根周囲に顎骨が壊れている像がみえる／右上下：抜歯後の歯根周囲の腐った組織

どのようにして歯周病になるの？

「歯周病」は、その字のごとく“歯”の“周り”の“病気”であり、歯肉炎と歯周炎の両方を合わせたものです。「歯肉炎」（図 8-2、図 8-7）とは、いわゆる“歯茎”と呼ばれている歯肉だけの病気。「歯周炎」（図 8-3、8-8、8-9）とは、歯肉だけでなく、歯を支えている骨など歯の周りの組織の病気です。

その歯周病の一般的な経過を解説します。

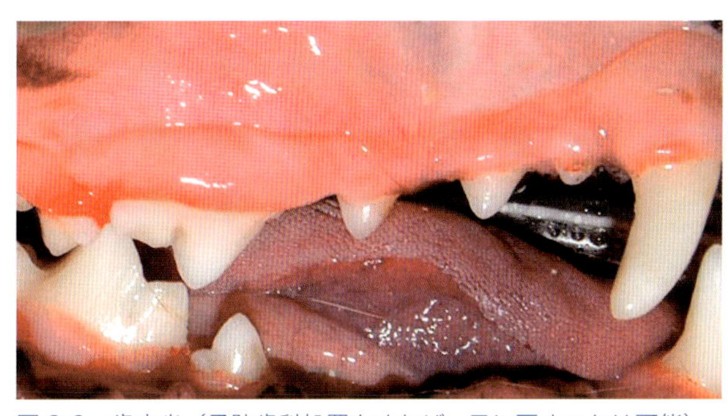

図 8-2　歯肉炎（予防歯科処置をすれば、元に戻すことは可能）

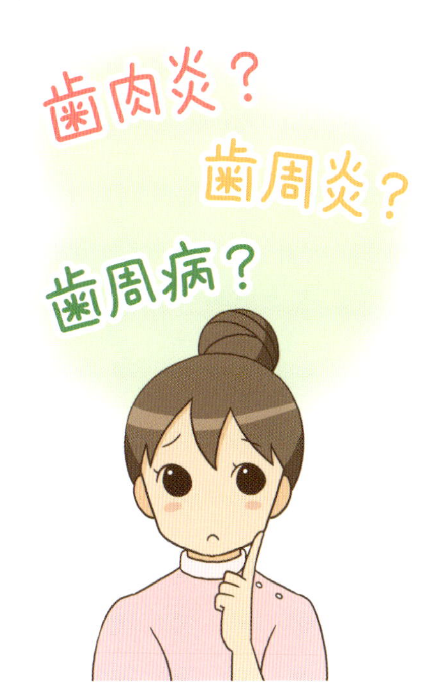

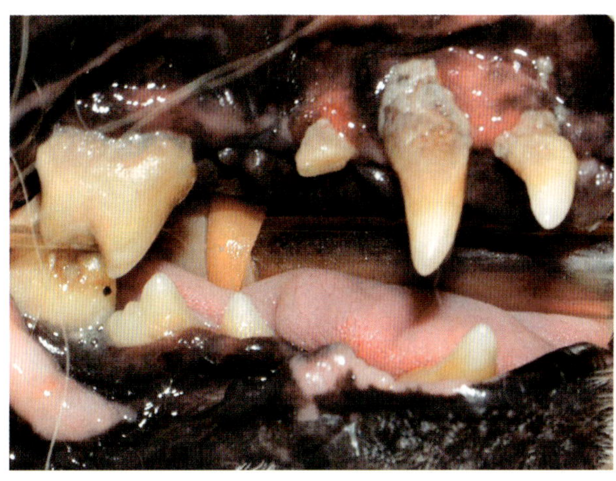

図 8-3　進行した歯周炎

歯垢と歯石の形成

きれいな歯（図 8-4）でも、食事そのものによる摩擦や歯磨きなどの機械的なクリーニングがなければ、歯の表面に口腔内の細菌群が繁殖します。この細菌群の塊が歯垢となります（図 8-5）。歯垢は食べかすと思われていますが、実は歯垢のほとんどが細菌と細菌副産物（細菌が出す毒素や死滅した細菌など）です。歯の頬側は汚れも付きにくく、みやすい部分。ところが、頬側以外の歯と歯の間の狭い部分や舌側は、汚れも付きやすく、飼い主さんからもみえにくいため、汚れを落としにくい部分です。

はじめは、悪玉菌ではない菌の塊が歯の表面に歯垢として溜まります（歯肉縁上プラーク）。さらに３～５日もすると、歯垢にミネラルが沈着し、徐々に歯石に変化してきます。歯石が歯の表面に沈着すると、その粗い表面へさらに歯垢が付きやすくなり、歯石の沈着がいっそう進みます（図 8-5）。

歯肉炎

歯のみえる部分（歯冠）の歯垢（歯肉縁上プラーク）内の菌への反応で、歯と歯肉の付着部の歯肉が炎症を起こし（図 8-6）、徐々に赤く盛り上がってきます。これが歯肉炎（図 8-7）です。この時点では、歯肉に限局して炎症が起こっています。歯肉に炎症はみられても、歯を支えている他の組織（歯槽骨や歯根膜など）は破壊されていません。歯肉炎の段階であれば予防歯科処置などの治療によりおおむね治すことが可能です。

歯周ポケットと悪玉菌

さらに、歯垢の塊が歯冠部の歯垢（歯肉縁上プラーク）の下、歯と歯肉の間の溝（歯周ポケットになる部分）にも溜まり、歯肉縁下プラークという悪玉菌の塊ができてきます。その溝の中は機械的クリーニングや酸素が届きにくくなります。すると、溝の奥底では、

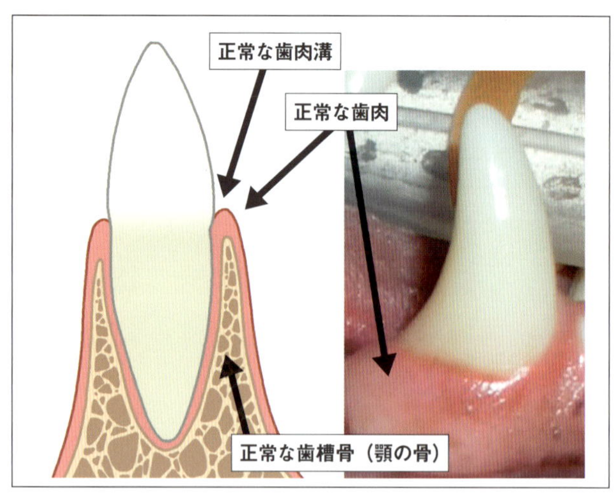

図 8-4　健康な歯

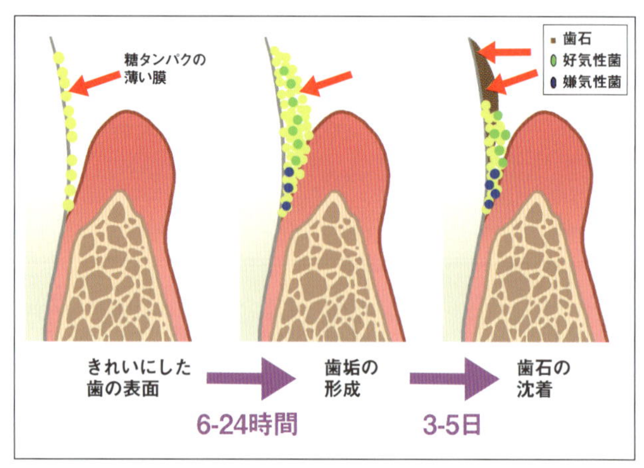

図 8-5　歯垢・歯石の形成

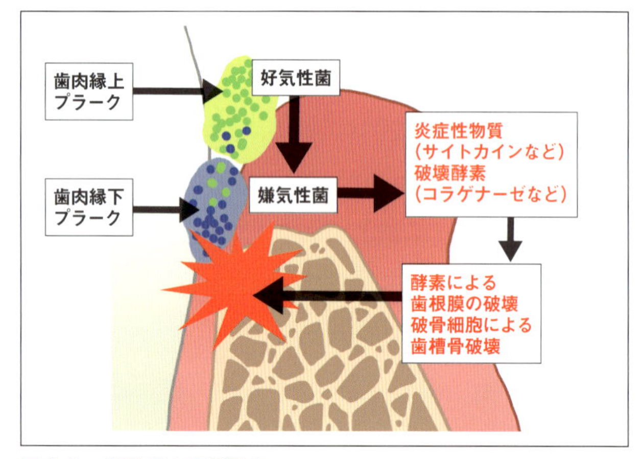

図 8-6　歯周病の病態発生

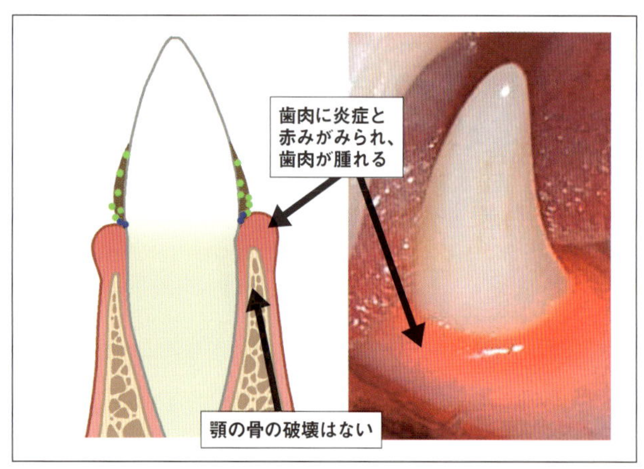

図 8-7　歯肉炎

歯周炎を起こす悪玉菌である病原性嫌気性菌がさらに増殖しやすくなります。悪玉菌は菌体毒素などの細菌副産物を放出します（図 8-6）。

歯周炎

悪玉菌やその副産物により、炎症が誘発され、結果的に歯周の溝を構成している歯肉上皮などが破壊され、溝が深くなり、病的な歯周ポケットができてしまいます。さらに悪化すると、歯周ポケットの奥にある歯根膜が破壊され、その次には、歯を支えている歯槽骨が徐々に破壊されていきます（図 8-8）。歯槽骨まで破壊された状態が歯周炎です。歯垢・歯石があるだけでは、歯周炎にはなりません。歯肉炎から歯周炎に進むには、口腔内の衛生状態や歯周ポケットの抵抗力などの局所的因子や全身的因子が関係していると考えられています。

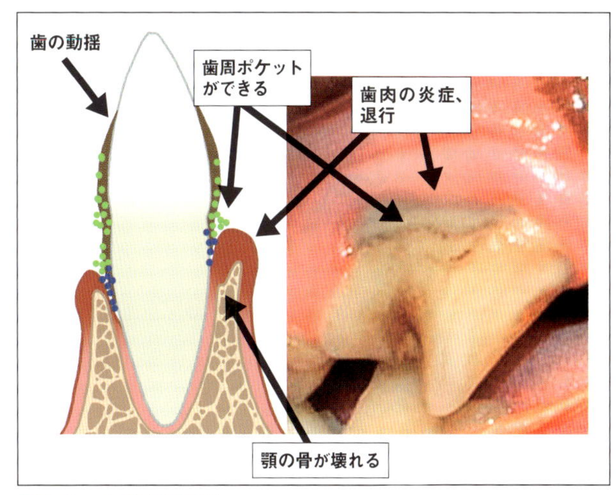

図 8-8　中程度歯周炎

歯周炎の進行

歯周炎が進行すると歯を支える歯槽骨の破壊が進み、歯根周囲の歯槽骨が広い範囲で破壊され、そこには腐った組織が残ります。歯周ポケットの表面には腐った組織（膿）の一部がみえてきます（図 8-9）。この膿が出てくる状態がいわゆる“歯槽膿漏”です（歯槽膿漏は病名ではない）。歯周炎が進行すると、治療を行っても失った組織を回復させることは難しくなります。

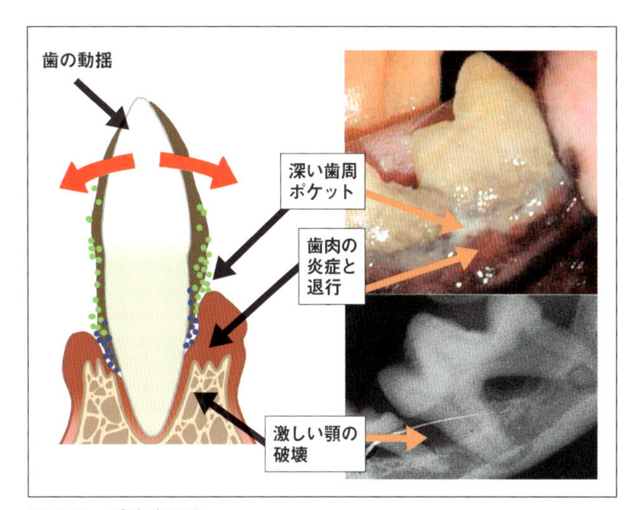

図 8-9　重度歯周炎

重度歯周炎の終末

さらに歯周炎が進行（重度歯周炎）すると、悪玉菌自体や菌から出される毒素は、歯の周囲組織だけでなく、骨髄炎を起こし、さらには血液に乗って体中に広がり、全身に悪影響をもたらします。重度歯周炎では、顎の破壊が広範囲に及び、歯は支持を失い、動揺し、最終的には脱落します。

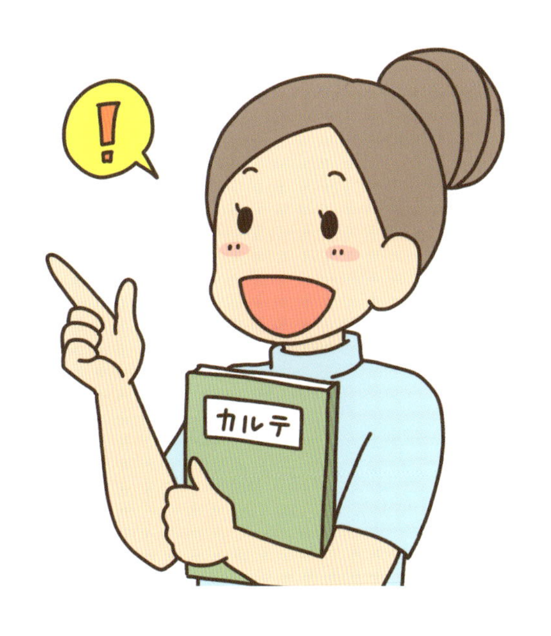

要注意！ こんなサインが出たら歯周病？

「歯が汚れていても、食欲があるから病気じゃない」というのは間違いです。
歯周病がひどくなっても食欲が落ちないことはよくあります。

□ **くしゃみや鼻水が出る？**
上顎の重度歯周炎では鼻腔に影響が及び、くしゃみや鼻水が出ることがあります

□ **口のにおいがくさい？**
口臭は歯周病の一番わかりやすいサイン！ 口臭がひどくなってきたら重症かも

□ **歯が汚れている？**
歯垢・歯石は放っておくと歯周病の元！ 歯周ポケットの存在にも気を付けて！

□ **歯磨きで歯肉から血が出る？**
歯と歯肉の間を歯磨きしたときに血が出たら、歯周病のサイン！

□ **歯と歯肉の間に膿？**
歯周ポケットの中から膿が出ていたら、中程度から重度の歯周病の可能性が大きい！

□ **口を触ると嫌がる？**
歯周病が進むと、歯だけでなく、唇や歯肉に炎症が及びます

□ **目の下や顎が腫れている？**
歯周病で歯根の周りが腐るとその周囲が腫れることがあります。重度の歯周病かも

□ **食べ方が変？**
歯周病のときに、食べ方が遅くなったり、片方の顎で食べることがあります

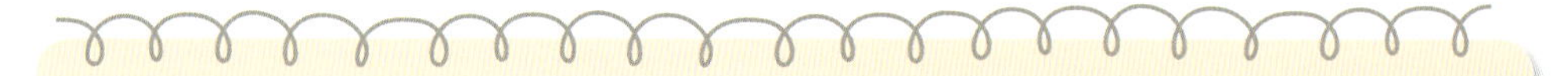

無麻酔の歯石取りは危険です！

一部の飼い主さんは無麻酔のスケーリングが体に優しいと思い込んでいますが、無麻酔での歯垢や歯石の除去は、大変危険な行為であり、絶対に行ってはいけません。その理由は次の3つです。

歯や歯の周囲を傷つけるため、歯の表面が傷つきガタガタになり、さらに歯垢や歯石が付きやすくなります。

歯がみえる外側の歯石だけを除去するだけなので、歯の裏側、歯間、歯周ポケットの歯垢や歯石の除去は難しく、歯周病の治療にも予防にもなりません。

犬や猫を抑えつけて処置するため、痛みと恐怖心を与えることになります。その嫌な経験のために、歯磨きを嫌がるようになります。

どんな手順で診察と処置が行われるの？

診察と処置

次のような手順で、歯周病を含めた歯科疾患の診察を進めていきます。

まず、診察前に、問診として食事や生活環境を聴きます（表 8-1）。次に診察室で、犬や猫の体全体と頭部を診察します。次に口の中を診察します。必要があれば、麻酔下での歯科処置を行います。処置後のホームケアの指導や定期健診も重要です。今回は動物看護師に関係する問診、歯科処置の流れ、ホームデンタルケアについて説明します。

予防歯科処置

軽度の歯周炎までであれば、次のような手順で、歯や歯周ポケットの中の歯垢・歯石を除去します。正しく行えば、歯周病を予防・治療できます。ここでは簡単に歯科処置の流れを説明します。

“無麻酔での歯石除去処置”は、歯のみえる部分だけをきれいにするだけで、歯周病の予防・治療にはなりません。さらに動物に精神的な苦痛を与える結果となるため、行ってはいけません。歯の内側、歯と歯の間、歯周ポケットの中の歯垢・歯石は取れない上に、無理に行うことで歯を傷めます。さらに、無理な処置とポリッシングの省略によって歯の表面がザラザラになり歯垢·歯石が再付着しやすくなります。一番の問題点は、間違った治療なのに、飼い主さんが治療してもらったと勘違いしてしまい、歯周病が進行し続けることです。

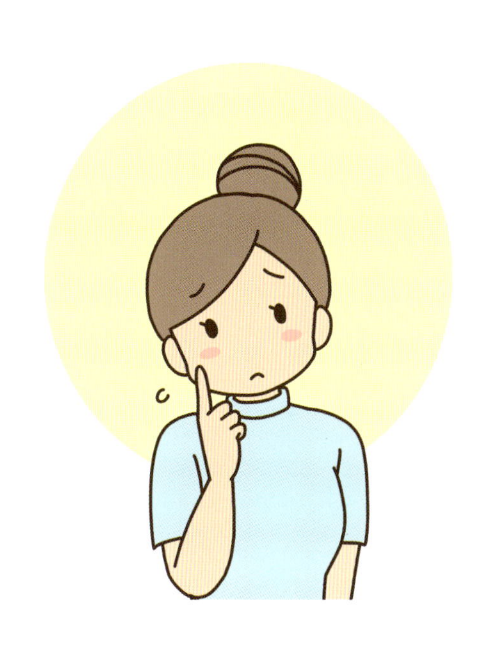

表 8-1　歯科疾患の問診時のチェックポイント

項目	内容
過去の歯科治療歴	以前に歯科処置をしたことがあればその状況を聴く。
現在の病状	いつから、どのような症状になり、どのような経過なのかを聴く。
食欲・食べ方	食欲が低下した場合、全身症状により食欲がないのか、口が痛くて食べにくいのかを聴く。
食事内容	食事の形状、内容、給餌方法について聴く。例えば、ドライフード、缶詰、レトルトなどの形状、犬猫用のバランスがとれた食事なのか、年齢や栄養状態に合った食事なのか、食事回数や量など。また、間食やヒトの食事などをもらっていないかも確認する。
ホームデンタルケア	歯磨きの方法と頻度、適切なデンタルケアをしているか聞く。また、骨、ひづめや硬すぎるおもちゃなどを与えていないか、ボールやケージなどを噛んでいないかを聴く。

1.準備

歯科処置のために麻酔を行う際、事前に麻酔の安全のための検査を行います。身体検査とX線検査や血液検査などの全身の検査を行います（図 8-10）。

2.麻酔導入、管理

静脈に留置針を装着し、麻酔導入後、気管チューブを挿入し、麻酔を維持管理します。麻酔が安定した後、歯科処置を行います。通常の吸入麻酔では痛みはとれませんから、処置に応じて鎮痛剤を投与します。

安全な麻酔はありません。十分過ぎる程にしっかりと管理しましょう。

歯科処置は口腔内の洗浄などで水を使うため、体温低下に注意し、患者動物を十分に保温します。口腔内の処置をする前に、洗浄水などが気管などに入らないように口の奥に保護用のガーゼなどを入れ、頭部が体から上の位置にならないように保持します。

3.歯科処置

❶ 麻酔導入後、術前の口腔内の写真を撮影します（図 8-11、8-12）。

❷ 口腔内を軽く洗浄し、ざっとスケーリングを行い大きな歯石を除去します。

❸ プローブを用いた歯周ポケットの評価（図 8-13）などの口腔内検診を行い、デンタルチャートに歯周病や他の口腔内の異常所見を記載します。

❹ 口腔内 X線撮影を行います。

❺ 歯冠部のスケーリングを超音波スケーラーを用いて行います。みえる部分だけでなく、歯の内側や、歯と歯の間も丁寧に歯垢・歯石を除去します（図 8-14）。

❻ 歯肉縁下用のチップに変え、歯周ポケットの中の歯垢·歯石をスケーリングします。もしくはハンドキュレットという器具を用いて、歯根表面の歯垢・歯石を除去します（ルートプレーニング）。

❼ 歯周ポケットの歯肉側の不良な歯肉部分を掻爬し、きれいになった歯根の表面に指で圧着します。このことをキュレッタージといいます（図 8-15）。

❽ スケーリング後の歯の表面はざらざらで歯垢・歯石が再付着しやすいため、歯の表面をポリッシングします（図 8-16）。

❾ 処置後の写真を撮ります。

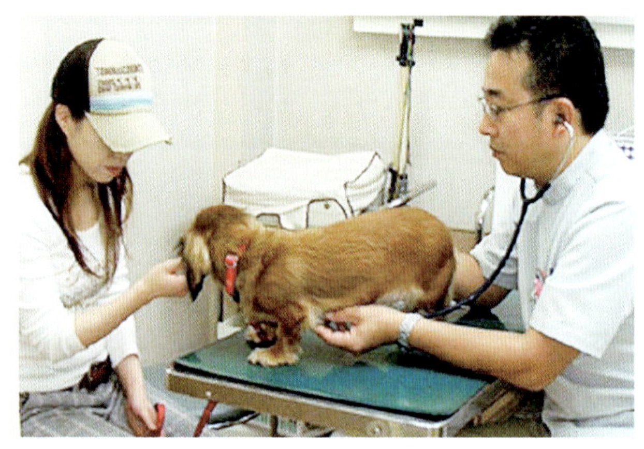

図 8-10　術前検査の様子

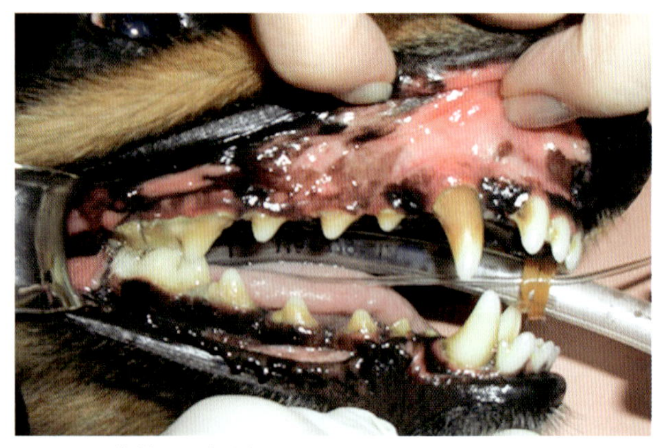

図 8-11　術前の写真を撮る

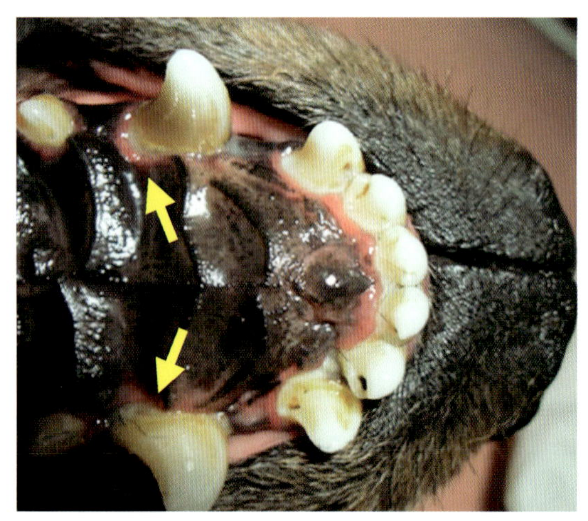

図 8-12　左右上顎犬歯の口蓋側の歯周ポケットから排膿

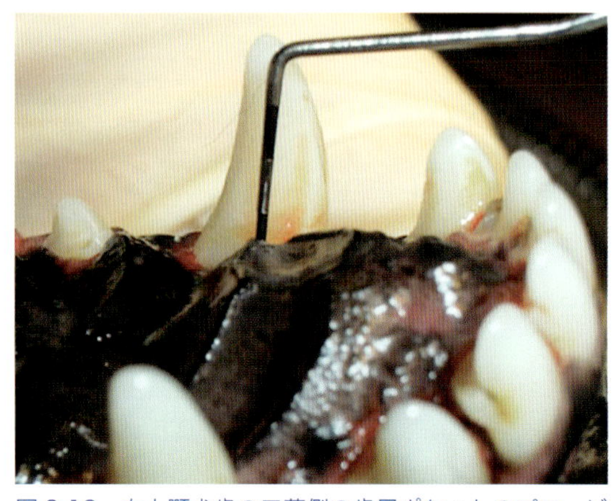

図 8-13　右上顎犬歯の口蓋側の歯周ポケットのプロービング

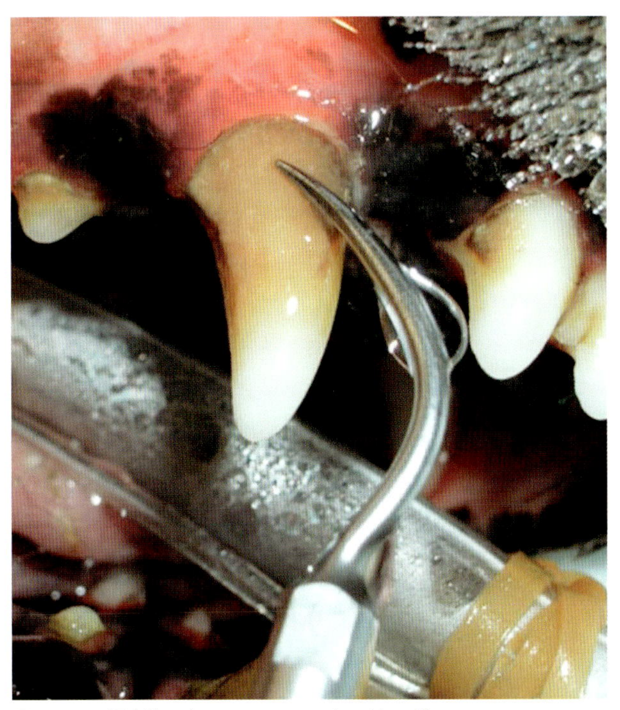

図 8-14　超音波スケーラーでのスケーリング

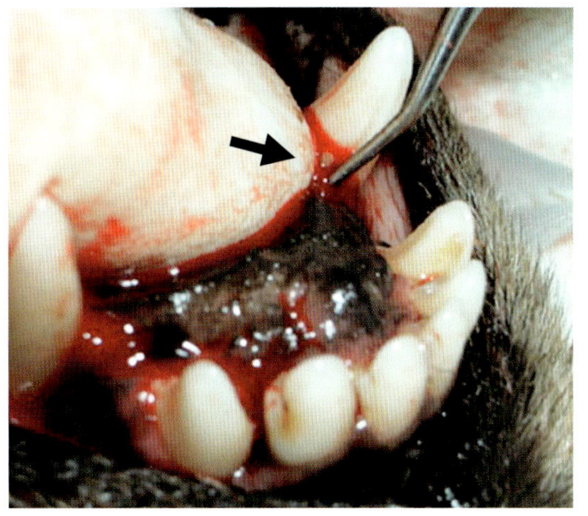

図 8-15　キュレッタージ。歯周ポケットの不良上皮を剥離し、歯肉部を指で歯に圧着

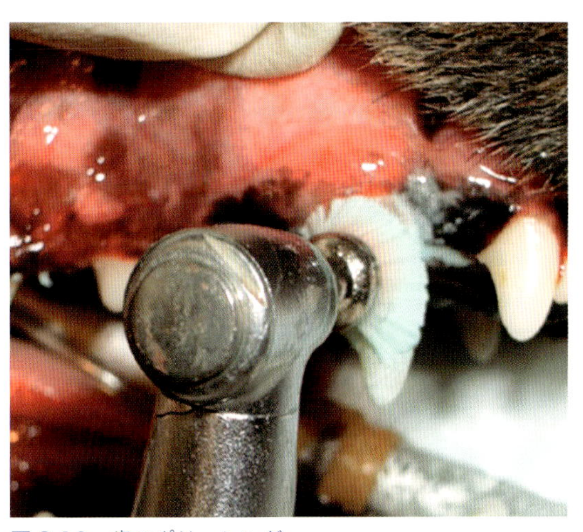

図 8-16　歯のポリッシング

4. 術後管理

処置後、口の中がきれいになっていることなど口腔内の確認を行い、口の奥に詰めたガーゼを除去します。自発呼吸など全身状態を確認し、処置後は速やかに覚醒させます。気管チューブを除去した後も、呼吸状態の安定や、意識レベルの回復を確認し、しっかりと覚醒するまで十分な管理を行います。

5.術後説明

十分に覚醒した後、飼い主さんに歯科処置の説明を行います。飼い主さん向けの説明用紙などを用意し、具体的に処置内容を説明します。その後、術後の注意点や今後のホームデンタルケアの説明を行います（図 8-17）。チャートをみせながら、デンタルモデルなどを用いて今後の歯周病の予防・ケア方法について説明します。

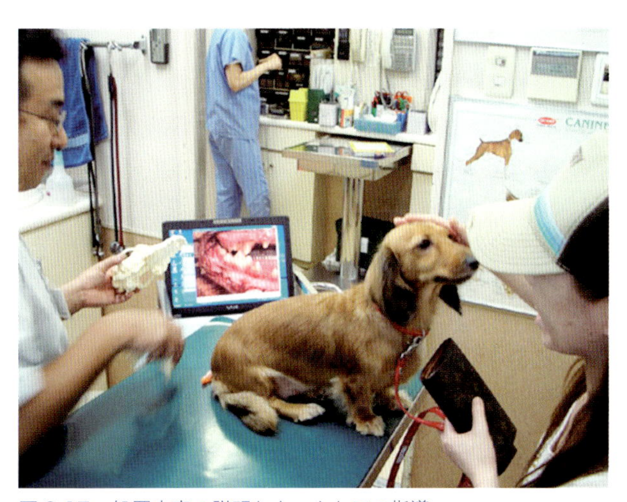

図 8-17　処置内容の説明とホームケアの指導

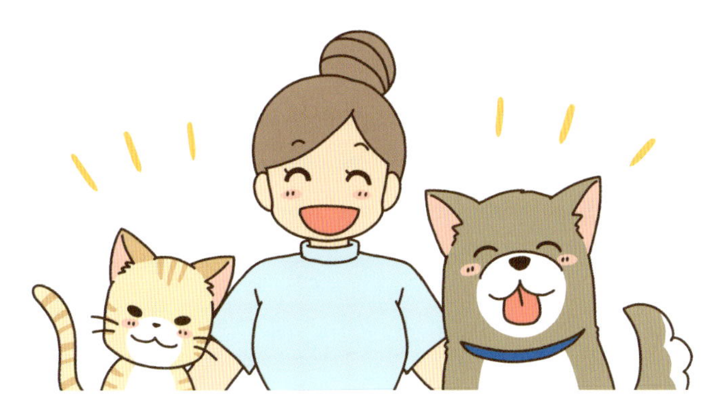

ホームデンタルケアって何ができるの？

歯周病になってから治療するよりも、予防が大切です。歯周病の予防のためにも、若いときからのホームデンタルケアが重要です。また、歯周病の治療後も再び歯周病にならないように術後のホームケアも重要です。

しかし、多くの飼い主さんがホームケアの方法を間違えています。

歯周病の予防のためには、歯冠だけをきれいにしても不十分です。歯周ポケット内の歯垢を除去しなければいけません。それができるのは歯ブラシによるブラッシングだけです（図 8-18、8-19）。

ブラッシングの基本

犬の場合は**ご褒美（お散歩、食事）の最中か直前に行います。ブラッシングの直後にご褒美をあげるという条件反射をつけるためです**。ご褒美のあとにブラッシングをしようとしても、犬は嫌がってしまい、ブラッシングできなくなります。できるところから少しずつ慣らし、嫌がることはしないようにします。慣れるまでは、口を開けてのブラッシングもしないでください。

はじめは喜んで歯を触らせるように、ペースト状の好物を指や歯ブラシなどに付けます。ブラッシングをやらせない場合も、怒らないで、ご褒美を中止します。その後に、再度簡単なことからやり直します。

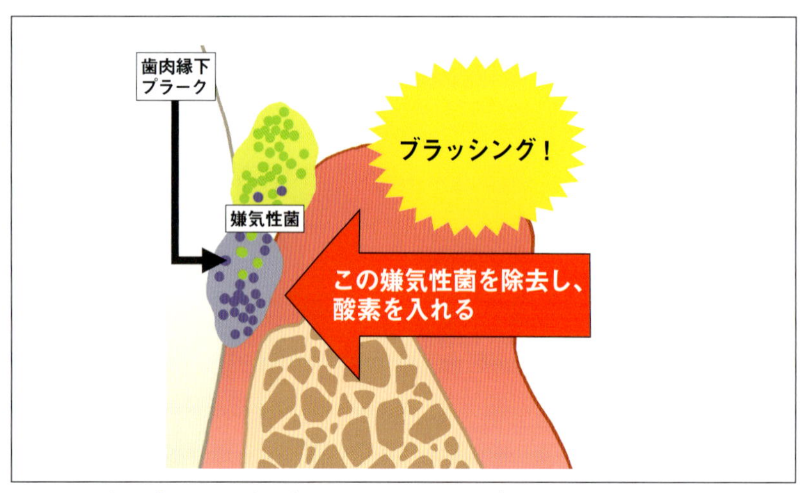

図 8-18　歯周ポケットの中の歯垢を除去するには、ブラッシングが有効

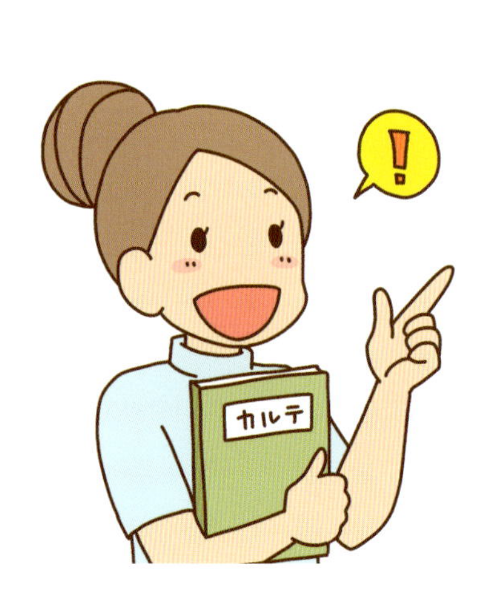

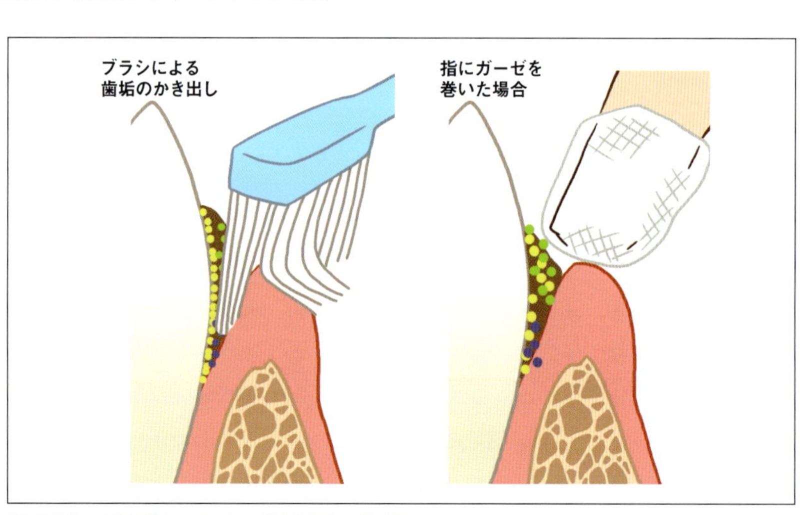

図 8-19　歯周ポケット内の歯垢除去の比較

歯磨きレッスンの手順

ステップごとに１～２週間程度の時間をかけます。しつけの一部として行うことが望ましく、毎日、食事やご褒美をあげる度に少しずつ行うことが重要です。（今回は犬を例にしています）

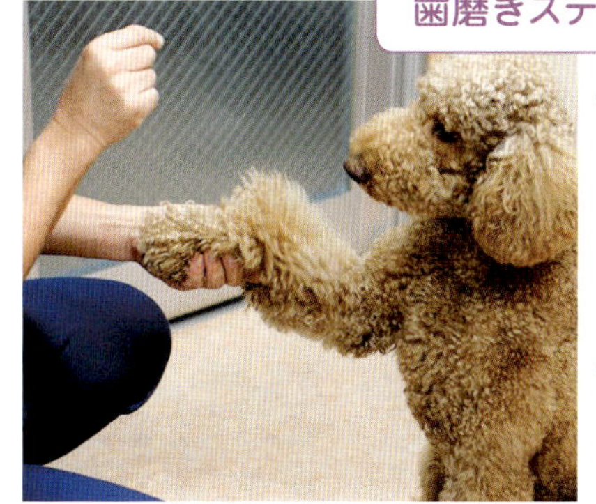

歯磨きステップのタイミング

◆ ご褒美をみせる
→マテ
→オテ
→ご褒美をあげる
↓
◆ ご褒美をみせる
→マテ
→ステップ１～６

step1

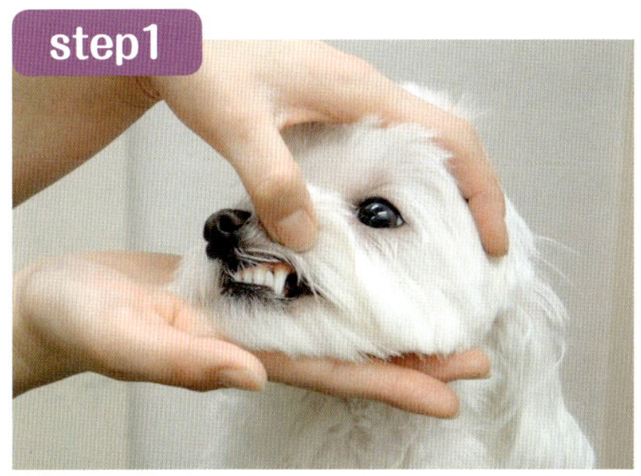

口を開けずに唇をめくるか、口を触るだけ　→褒めてご褒美をあげる

step2

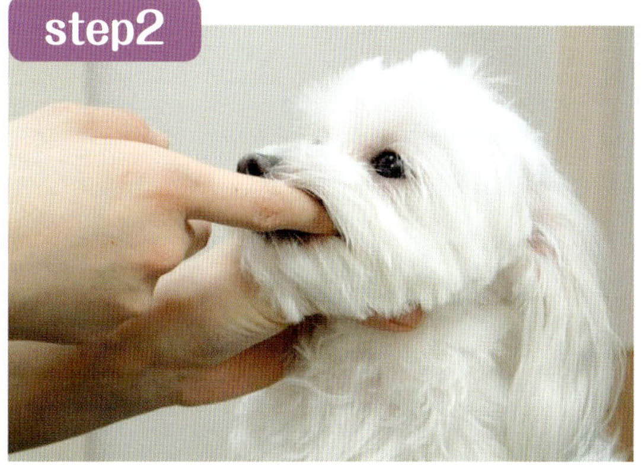

指に好物の味をつけて歯に触る　→褒めてご褒美をあげる

step3

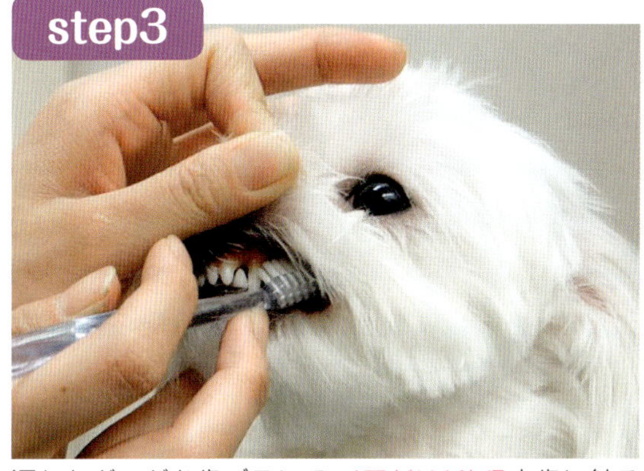

濡れたガーゼか歯ブラシで、1回だけ1秒程度歯に触る（磨かない）　→褒めてご褒美をあげる

step4

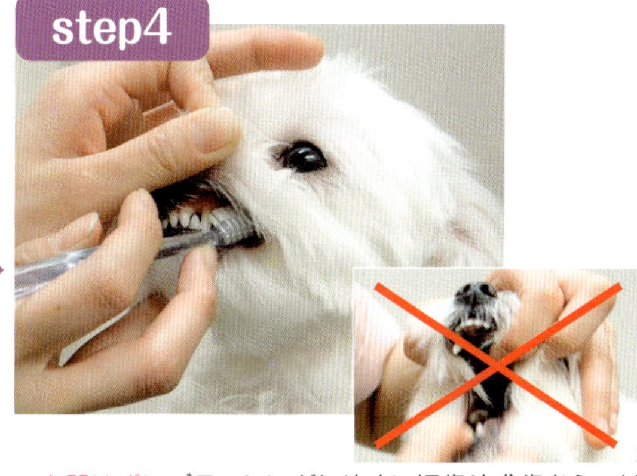

口を開けずにブラッシングしやすい切歯や犬歯から、はじめは1回だけ数秒ブラッシング　→褒めてご褒美をあげる　→これを繰り返し、徐々に歯全部に行う

step5

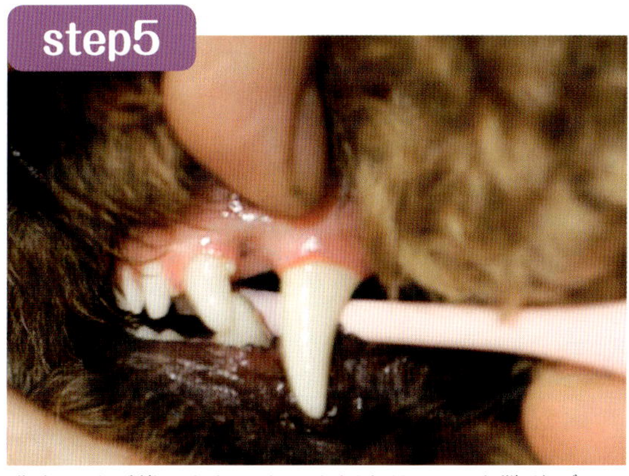

犬歯のすぐ後ろから、歯の内側を1回につき数秒ブラッシング　→褒めてご褒美をあげる　→これを繰り返す

step6

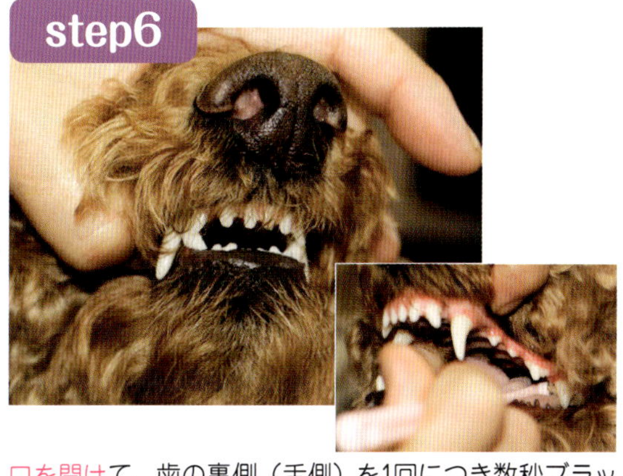

口を開けて、歯の裏側（舌側）を1回につき数秒ブラッシング　→褒めてご褒美をあげる　→これを繰り返す

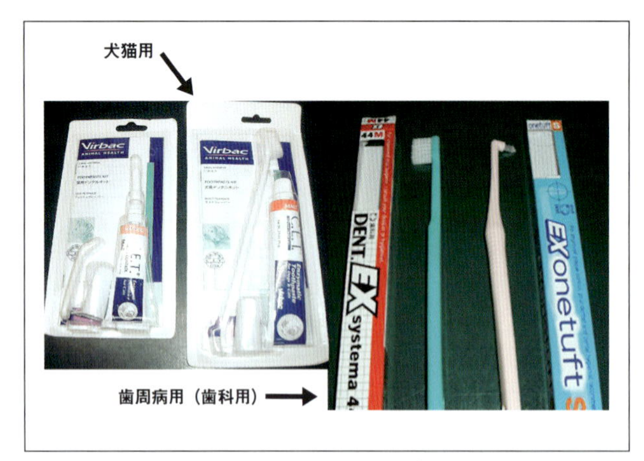

図 8-20　動物病院で販売している主な歯ブラシ、歯磨きペースト

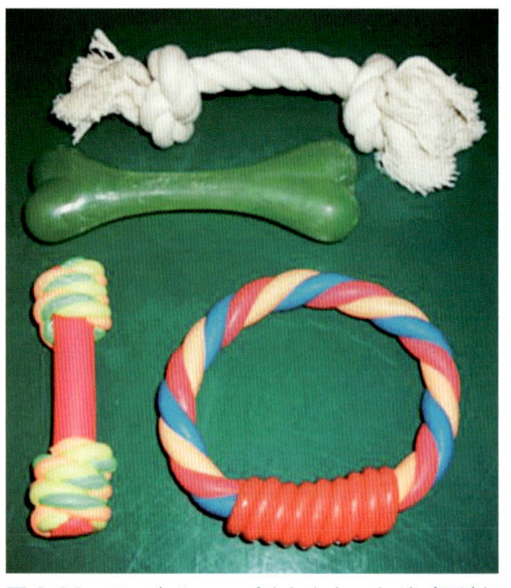
図 8-22　デンタルロープやおもちゃなど（不適切なものもあるので、注意して選ぶ）

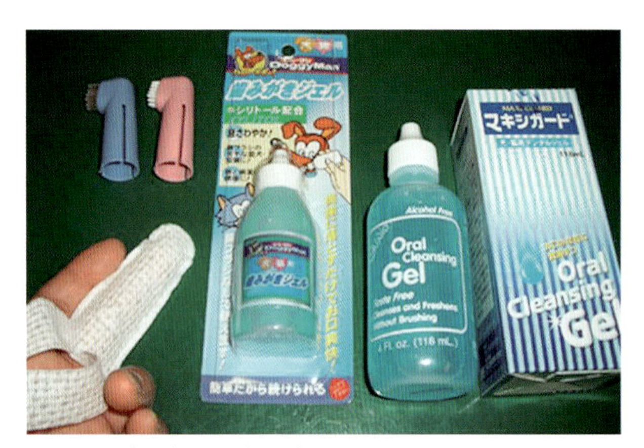
図 8-21　ガーゼやデンタルジェル

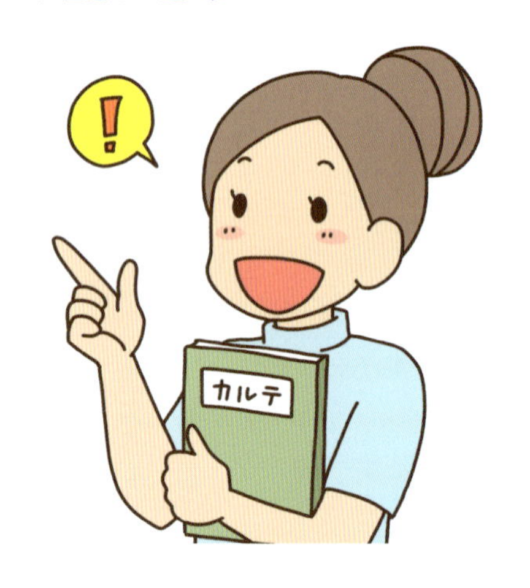

デンタルケア製品の種類

歯ブラシ、歯磨きペースト（歯磨き粉）（図 8-20）

家庭での歯垢除去は、歯ブラシによるブラッシングなどで機械的に除去することがいちばん有効です。特に歯周ポケットの中の歯垢は歯ブラシ以外ではできません（図 8-18、8-19）。歯周病用の歯ブラシは毛先が細く、歯周ポケットの底まで届きやすくなっています。

ガーゼ、手袋

歯ブラシが苦手な犬猫に、歯磨きの練習としては有効です。歯周ポケットの奥には入り込めないため、歯周ポケットの歯垢を取ることはできません。

デンタルジェル、スプレー（図 8-21）

さまざまなデンタルジェルやスプレーなどが販売されています。口腔内の衛生状態の改善に有効なプロバイオティクスも販売されています。これらの単独使用だと歯周ポケットの中には到達しにくいため、歯ブラシによるブラッシングと組み合わせて使用すると効果的です。

噛むための製品

骨や牛・豚のひづめ、豚の乾燥皮などが市販されていますが、歯を折ってしまう危険性があるため投与を中止するべきです。

デンタルロープ、デンタルゴング（しつけ用品）、噛むためのおもちゃなど（図 8-22）

硬い製品は歯を折ってしまうため、与えないように指示します。おもちゃ類も多数販売されていますが、すべてが安全とは限りません。噛んでも壊れることなく、また誤食することのない安全なものを選んでください。安全なものであれば、噛むことにより唾液の分泌が促進されるため、ある程度の予防効果は期待できます。ただし、歯周ポケット内のブラッシング効果は期待できません。

おやつタイプの製品

歯垢・歯石の沈着を防ぐ作用がある多くの製品が販売しています。ビスケットなどの製品、骨の形をしたスナック類、スティック状のガムなどが代表的です。それぞれ独自の歯のクリーニング効果が期待できますが、上記と同じく歯周ポケット内のブラッシング効果は期待できません。

動物看護師から飼い主さんへの歯磨き指導は、歯周病のことを理解したうえで、その犬や猫の性格に合わせて無理なく楽しんで行えるように指導してください。歯磨き指導で重要なことは、「飼い主さんを褒めること」です。少しでも前向きに歯磨きをしようとしていたら、大きな声で飼い主さんを褒めてください。そして、来院の度に声掛けをすることが大事です。指導する動物看護師さんも飼い主さんも歯磨きレッスンを楽しんでください。

Let's try! 力試しテスト

以下の質問に、そう思う場合は○、そう思わない場合は×をつけてください。

Q 1　歯の上をガーゼで磨いていれば大丈夫？

Q 2　無麻酔での歯石除去がよい？

Q 3　歯を抜いたら食べられない？

Q 4　デンタルケア製品はどれも同じ効果？

Q 5　市販のデンタルグッスをあげていれば、歯磨きは必要ない？

Q 6　歯ブラシならどんなものでもいい？

Q 7　歯みがきペーストは使ったほうがよい？

Q 8　骨、ひづめなどの硬いものをあげてよい？

Q 9　歯が折れても痛がらないからそのままで大丈夫？

Q10　眼の下が腫れてきたけど皮膚病？

Q11　乳歯は放っておけば抜ける？

A　答え：7は○、他は×が正解です。

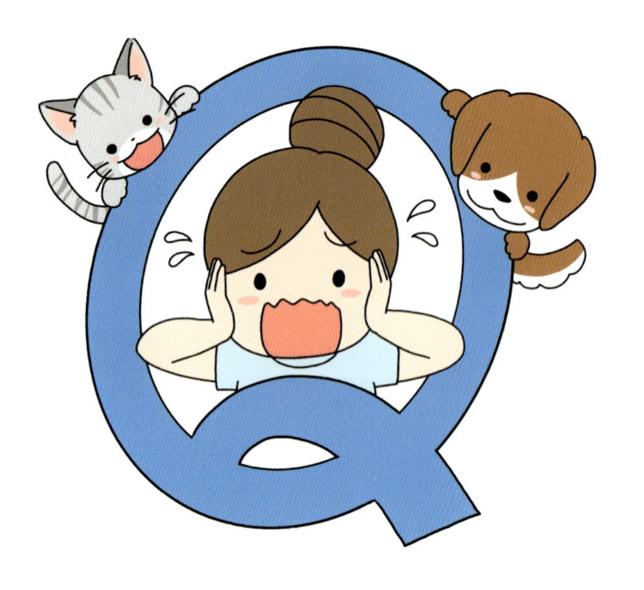

memo

症状編

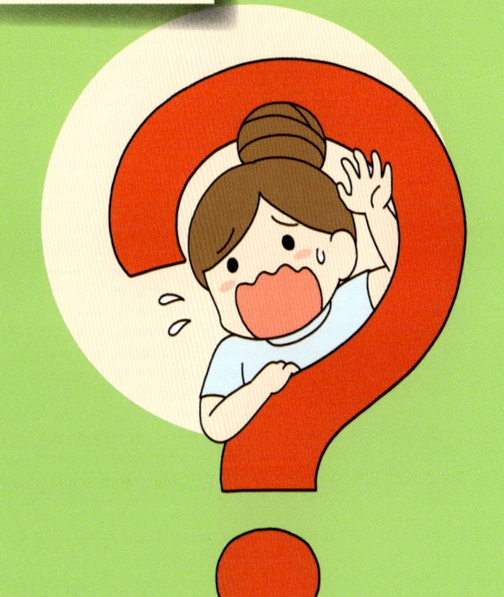

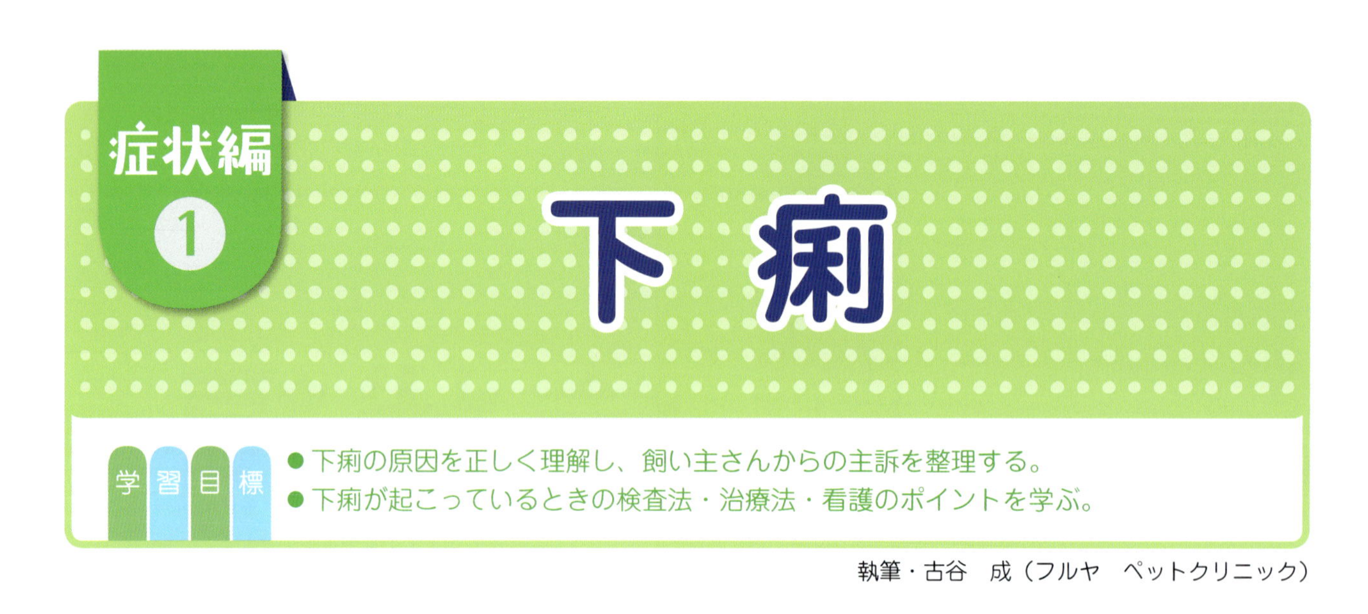

執筆・古谷　成（フルヤ　ペットクリニック）

動物病院への来院理由として上位にあげられる下痢は、飼い主さんがもっとも気が付く多い症状の一つです。今回は下痢の原因を整理し、下痢の原因を飼い主さんから聞くためにどこに重点をおいて聴取したらいいのか、下痢が起こっているときの糞便の検査法、治療法を簡単に学んでみましょう。

下痢ってどんな状態なの？

下痢の定義

医学書や教科書などにはさまざまな定義が記述されていますが、一般には「過剰な水分を含み、固形状である本来の形を失い、水様あるいは粥状となった糞便を反復排泄する状態」と、理解しておいてよいでしょう。

重篤な脱水状態を引き起こしている下痢では死に至る場合もあり、緊急的対応が必要となることもあります。特に、幼齢動物や老齢動物、ワクチン未接種の犬や猫では注意が必要です。

下痢の原因

動物に下痢を起こす原因としては食事や寄生虫、感染症など、さまざまなものがあげられます（**表 9-1**）。細菌やウイルス、寄生虫などが感染したり、毒物や薬物などを摂取してしまった場合、腸管粘膜に傷害が起こり、その結果、消化吸収不良や糜爛、潰瘍による滲出亢進、リンパ管うっ滞による漏出亢進、炎症や

表 9-1　下痢の原因

腸原発	全身性
感染性下痢	内分泌疾患
寄生虫	腫瘍性疾患
細菌	肝疾患
ウイルス	腎疾患
真菌	
非感染性下痢	
毒物	
薬物	
食事	
ストレス	
異物	
酵素異常	
腫瘍	

刺激物質の刺激による腸内細菌叢の異常が起こり、分泌亢進や運動異常がもたらされ、腸管内水分が上昇し、下痢となります。

また、食事性の下痢は腸管内に非吸収性溶質が増加（原因としては炭水化物を多く含む食事の大量摂取、いわゆる食べ過ぎなどが考えられます）することで腸管内に水分が移動し、蠕動運動が亢進して発生すると考えられています。

全身性の下痢は、心疾患では血圧の上昇が、肝疾患では門脈圧の亢進が原因となり腸管の浮腫が起き、その結果として漏出亢進が生じ、発生します。

下痢の鑑別

下痢の原因を探っていくときはまず、その下痢がどの部位で起こっているのか、すなわち**小腸性なのか大腸性なのか**を、次に**急性なのか慢性なのか**症状からみていきます（**表 9-2**、**表 9-3**）。

表 9-4に示すように、それぞれ多様な原因が考えられますが、病歴、ワクチン接種の有無、食事内容、および糞便検査をはじめとする各種検査の結果を総合的に判断し、病因を絞っていきます。

表 9-2　小腸性下痢と大腸性下痢の鑑別ポイント

症状	小腸性下痢	大腸性下痢
体重減少	予想される	まれ
多食	たまにみられる	まれ、またはみられない
腸運動の頻度	ほとんど正常に近い	ときに著しく増加
糞便の量	しばしば増加	ときに減少
糞便中の血液	メレナ（まれ）	血便（ときに）
糞便中の粘液	一般的でない	ときに
しぶり	一般的でない （慢性では後期に起こることもある）	ときに
嘔吐	あり得る	あり得る

表 9-3　急性下痢と慢性下痢の鑑別ポイント

症状の発現期間・間隔	
急性	通常、2 週間以内で発現は治まる
慢性	2～4 週間、持続的に、または間欠的にみられる

表 9-4　下痢のタイプ別にみた原因

急性小腸性下痢	慢性小腸性下痢	急性大腸性下痢
・食事性 ・寄生虫 ・原虫 ・異物の摂取 ・薬物 ・**細菌性**：サルモネラ、大腸菌、クロストリジウム、カンピロバクター ・**ウイルス性**：ジステンパー、パルボ、コロナ、FeLV、FIV ・出血性胃腸炎 ・急性膵炎	・薬物 ・**炎症性**：好酸球性腸炎、リンパ球プラズマ細胞性腸炎、肉芽腫性腸炎 ・**腫瘍性**：リンパ腫、小腸癌 ・**食事性**：グルテン腸症、ラクトース不耐 ・**感染性**：細菌異常増殖、ヒストプラズマ症、ジアルジア ・**構造的**：腸閉塞、リンパ管拡張症 ・肝胆道系疾患 ・甲状腺機能亢進症（猫）	・**寄生虫**：鞭虫、鈎虫、コクシジウム、ジアルジア ・好酸球性大腸炎 ・潰瘍性大腸炎 ・ヒストプラズマ症 ・ポリープ ・腫瘍 ・腸重責、盲腸反転 ・アレルギー性大腸炎 ・異物 ・痙攣性大腸炎

下痢に関する問い合わせにどう対応したらいいの？

状態の確認

下痢症状を起こす疾患は、前述で示したように、たくさんあります。私たちは、動物たちと常に一緒にいるわけでもなく、ましてや動物はしゃべってくれません。

したがって、原因をある程度絞り込むために、飼い主さんからいろいろと聞くことで主訴を整理することが重要となります。

まず飼い主さんに聞いてほしい一番重要なことは、動物の状態です。

▶ 下痢のときに確認したいことは？

➡ まず聞くこと

- 元気があるのか？
- ぐったりしているか？

➡ ぐったりしていなければ……

- 下痢が始まった時期
  （何日前から始まったのか？急にきたのか？）
- 便の状態（水みたいな下痢？やや形はあるがつかめない下痢？ゼリー状の下痢？）
- 便の色（便に血が混ざっているのか？ 真っ黒い便？白い便？緑色の便？）
- 便の回数（頻繁に便が出ているのか？）
- 寄生虫の有無（虫が出ているのか？）
- 食べているもの

来院して動物がぐったりしているようなら、すぐに獣医師に知らせてください。また、電話での問い合わせの場合は、すぐに来院してもらうように伝えてください。なぜなら下痢により、体内の水分が喪失し、脱水が起こりやすく非常に危険な場合があるからです。

また、ウイルス性の下痢（パルボウイルス感染症）では早急な治療が必要な場合があります。ワクチンの接種状態を把握し、ウイルス性が疑われる場合は、獣医師と相談の上、対処してください（院内感染や拡散を防ぐため）。

これにより下痢の原因でも示したとおり、鑑別をしていくと原因がしぼれてくると思います。

飼い主さんに聞くことのリストなどをあらかじめ、病院の獣医師さんと相談して作成しておくといいかもしれませんね（図 9-1）。

ちゃん	才	オス・メス
症状の発生時期	急性・慢性	
便の状態	色	黒色・灰色・赤色・その他
	形	泥状・水溶性
便の回数	一日何回	
	頻回・普通	
糞便中の血液	あり・なし	
糞便中の粘液	あり・なし	
その他		

図 9-1　下痢の動物への問診リストの一例

下痢の場合の検査は何をするの？

糞便検査になるので、なるべく飼い主さんに便をもってきてもらうよう指導してください。水溶性のものの場合は、ペットシーツなどでは吸収されてしまい、検査できない場合がありますので、ビニールなどに包んでもってきてもらうといいでしょう。

糞便検査では、肉眼で便の色や臭気、便中の寄生虫、異物をチェックした後、寄生虫卵や原虫、細菌類の異常増殖などを調べるために顕微鏡的検査を行います。その他、必要があれば、ウイルス検査、細菌培養検査を行います。

全身性の場合は、血液検査、X線検査、超音波検査などが必要な場合があります。

糞便検査（直接法・浮遊法）

●直接法

糞便を少量スライドグラスにのせて、直接顕微鏡で観察する方法です。生きた虫体や細菌をそのままみることができます。

●浮遊法

飽和食塩水などに糞便を溶かし、試験管にいれて時間をおくと、虫卵が表面に浮いてきますので、これを顕微鏡で観察します。**大部分の寄生虫卵（回虫卵、鞭虫卵、鉤虫卵、コクシジウムオーシストなど）が飽和食塩水よりも比重が軽い**ことを利用しています。

ウイルス検査法

下痢を起こすウイルス検査を行うもので、院内で簡易的に検査ができます。検査キットも各種メーカーからで出ています（図 9-2）。

細菌培養検査法

採取した下痢を処理して、培地に塗布して培養して菌を特定したり、感受性テストをしたりします。各検査センターに依頼して菌の同定・感受性テストを行ったりします（図 9-3）。

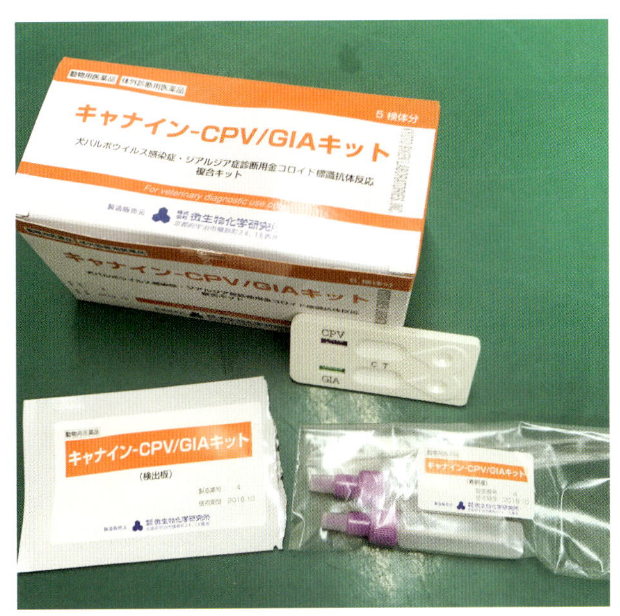

図 9-2　パルボウイルス感染症検査キットの一例（キャナイン－CPV/GIA キット）

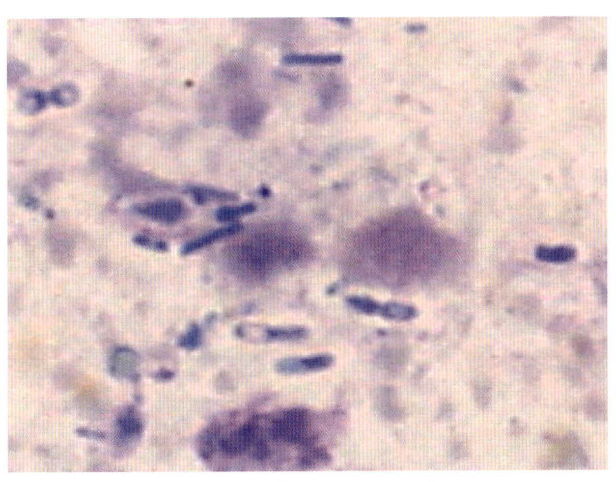

図 9-3　下痢に関連のある細菌、クロストリジウム
　芽胞を形成する細菌で染色すると芽胞部分が明るく抜けて「安全ピン」のような形にみえます
（写真提供：皆上大吾先生　日本獣医生命科学大学）

下痢の治療と看護のポイントは？

治療は、病態により輸液や抗菌薬などを投与したり、食事療法を行って経過をみます。腸の運動異常を調整し、腸管の分節運動機能を低下させるため、抗コリン作動薬や臭化ブチルスコポラミンなどを用いることもあります。

輸液療法

輸液は、激しい下痢の場合は特に重要で、電解質のバランスの崩れを補正するために必要となります。全身性疾患由来の下痢では、その原疾患に対する治療を実施します。

食事療法

よくみられる消化吸収不良性の下痢の場合、食事療法として１～２日間絶食をした後、消化のよい食べ物を与えるとよいでしょう。その場合、飲み水を制限する必要はありません（与える水は真水ではなく、電解質の入ったものがよいでしょう）。

絶食後、急に多量の食事を与えると消化がうまく行われず、下痢が再発してしまうので、少しずつ与えるようにします。

薬剤投与

消化吸収不良性の場合、細菌異常や異常発酵を防ぐ目的で消化酵素剤（アクチラムやエクセラーゼなど）や整腸剤（ビオフェルミンなど）を投与することもあります。

食物アレルギー性の下痢の場合はアレルゲンとなるものが含まれていない食事や市販の療法食を与えるようにし、感染性下痢では駆虫薬や抗菌薬あなどを、非感染性下痢では毒物やアレルゲンの除去剤、消炎剤、免疫抑制剤などを投与します。また、腸粘膜が傷害されている場合、タンニン酸製剤（タンニン酸アルブミンやタンニン酸ベルベリン）やビスマス製剤（次硝酸ビスマス）などの収斂剤（しゅうれんざい）や吸着剤を用いて腸粘膜表面に被膜をつくって保護し、炎症の軽減を図ります。細菌が関与しているようであれば抗菌薬としてメトロニダゾール、クロラムフェニコール、テトラサイクリンなどを投与します。

さらに、腸管に付着した刺激物質が原因となっている場合、薬用炭（コバルジンやネフガード）やケイ酸アルミニウムなどの吸着剤を用い、その表面に毒物や細菌、ガスなどの異常分解産物を吸着させて、排出することで刺激の緩和を図ります。一般的に、これらの治療法は単独では行われず、組み合わせて実施します。

ウイルス性の場合はインターフェロンなどをもちいて治療します。

下痢の看護のポイント

一番重要なことは、その子の状態をしっかりと観察することです。元気はあるかどうか、脱水を起こしていないかどうか、おなかを痛がっていないかどうかなどの一般全身状態の他、下痢の状態は特に丁寧に観察し、よくなっているのか、悪化しているのかを確認します。また、感染性の下痢の場合は特に、消毒をしっかり行わないと入院中の他の動物に感染してしまうことがあるので、十分に注意してください。

下痢に関するまとめ

下痢の原因にはさまざまな要因があることがわかったと思います。以下、下痢の動物への対応のまとめです。

- まず一番にしてほしいことは、動物の状態の把握です。ぐったりしているようなら、早急な手当てをしないと、死につながってしまいます。電話や来院時には必ず状態を確認してください。
- 次に下痢の状態を聞いてください。動物は言葉が話せないので、飼い主さんに状態を聞くしかないのです。なかには、状況がよくわからない飼い主さんがいるので、専門用語ではなく、飼い主さんも理解できるような言葉で聞くといいでしょう。特に電話では、相手がみえないので、情報を聞き出すことが重要になります。
- 来院時は、必ずした便をもってきてもらうように伝えてください。来院時、動物からの採便は、便の状態によってはうまくとれないこともあります。普段からワクチンや健康診断にこられたときに、「下痢などしたときは、必ず便を採っておいてください」と伝えておくといいですね。
- さりげない会話のなかから、下痢につながるような要因を飼い主さんから聞き出せるようにしてください。獣医師が診察中に下痢の原因を尋ねても飼い主さんからは「いや、特に」と返答されて、治療後の会計の際に、飼い主さんから動物看護師へ「実はね…」といってこられることもよくあります。
- とにかく便をよく観察し、顕微鏡で観察してください。きっといろいろなことがわかるはずです。「便は嘘をつかない」と私は思っています。ここ数年下痢の便をみてみると、便の中に異物（猫では毛の塊、ビニールの破片など）が混入していたり、顕微鏡で便中に、繊維のようなものがたくさん入っているのをみます。おそらくストレス性なのか、動物が身近なものをなめてしまい胃腸障害を起こしていることもあります。

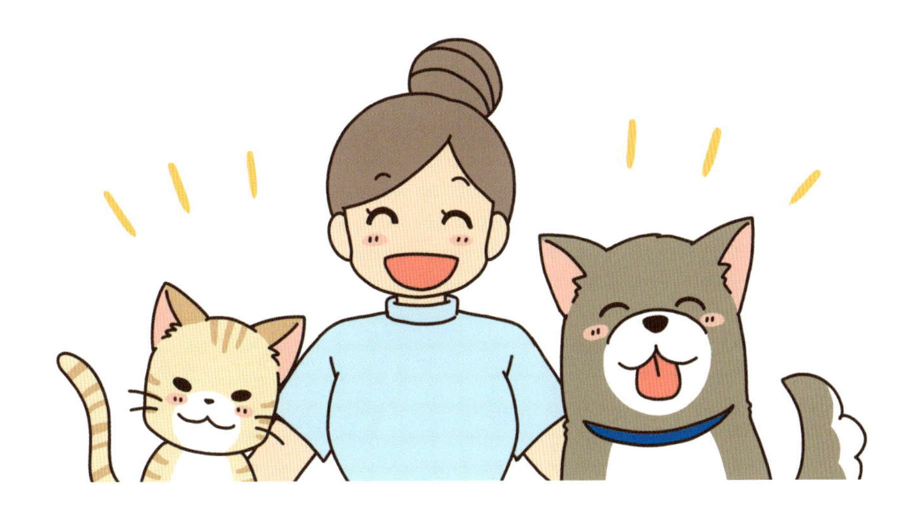

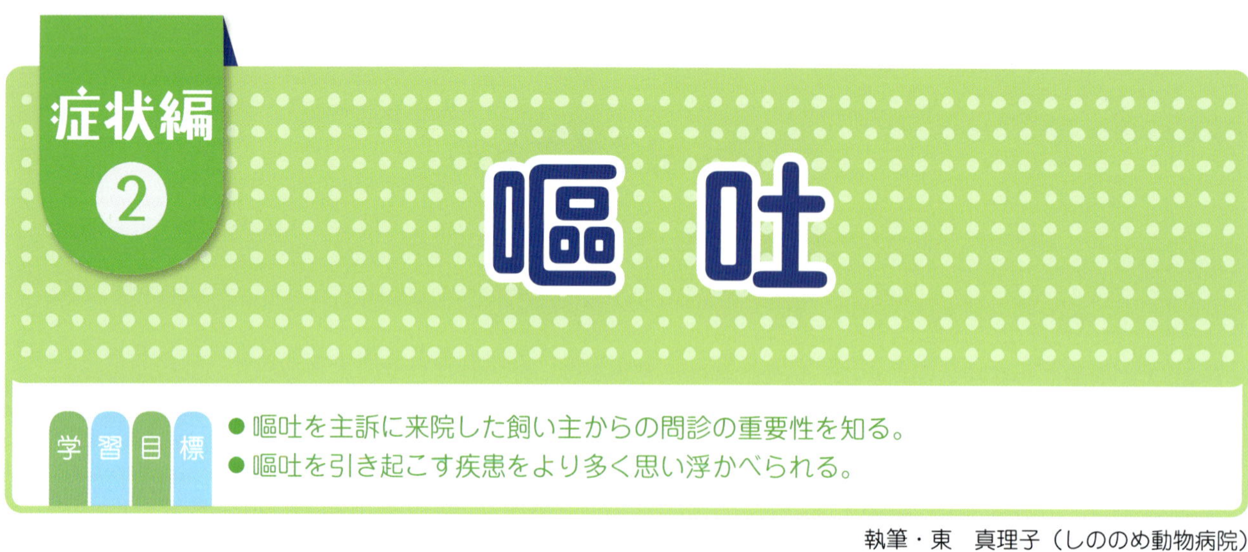

学習目標
- 嘔吐を主訴に来院した飼い主からの問診の重要性を知る。
- 嘔吐を引き起こす疾患をより多く思い浮かべられる。

執筆・東　真理子（しののめ動物病院）

「うちのコ、吐いてるんです」という主訴は、日々の診療の中でとても多く聞かれていると思います。そんなよくある症状だからこそ、改めて教科書と現場での知識をすり併せながら整理して考えてみましょう。

嘔吐ってどんな状態なの？

嘔吐とは、まず吐き気と唾液分泌がみられ、**主に消化された胃内容物を口から排出すること**です。延髄にある嘔吐中枢が刺激されて起こる、体にとって不都合なものを即座に排除しよう！という、もって生まれた生態防御機能の現れでもあるのです。

少なからず皆さんも、幼いころから一度くらいは経験があるかと思いますので、動物たちのつらさはわかってあげやすい症状でしょう。また、食道や咽頭における刺激による未消化物の吐出（としゅつ）とは異なるので区別しましょう。

嘔吐の原因

嘔吐は疾患名ではなく病態ですので、嘔吐を呈する疾患は……と考えると、実はとても幅広いのです。分類の方法はさまざまですが、大まかに分けると以下のとおりです。

●消化管の問題

薬剤（副作用あるいは誤飲）、胃腸管の閉塞（へいそく）および捻転、胃炎（急性・慢性）、膵炎（急性・慢性）、胃潰瘍、感染症（パルボウイルス、猫汎白血球減少症、内部寄生虫など）。

●消化管以外の問題

腎不全、子宮蓄膿症（図 10-1）、代謝性疾患による電解質異常（糖尿病など）、乗り物酔い、中枢神経系（てんかん、腫瘍など）。

●その他、飼育管理上の問題によって起こりうる事例

異物（おもちゃ・種・タバコ・硬貨）（図 10-2）、観葉植物（図 10-3）、中毒、飼い主さん服用の薬剤の誤飲、過食、空腹、熱中症、不安、ストレスなど。

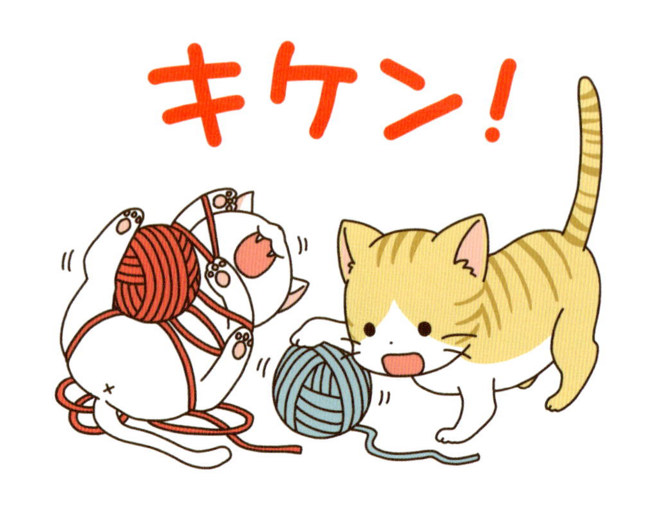

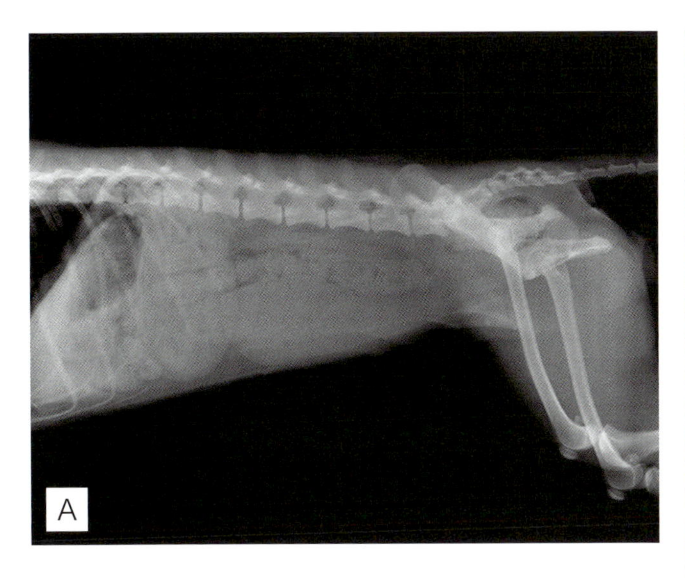

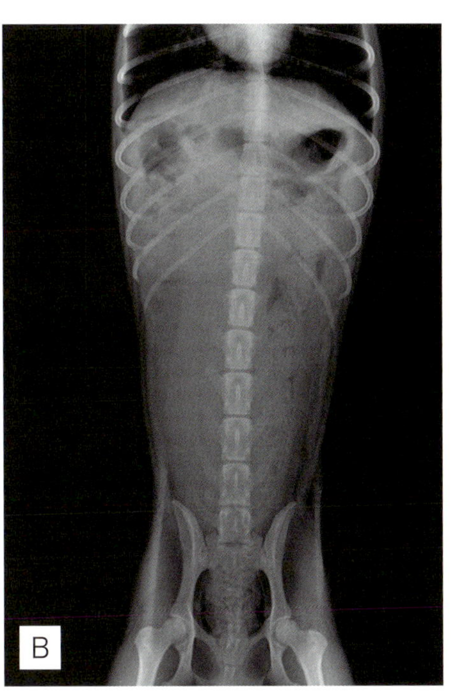

図 10-1　子宮蓄膿症の X 線画像。ラテラル像（A）・VD 像（B)。画像のように、腹腔を著しく圧迫するまでに蓄膿子宮が大きくなると食欲不振や嘔吐などの症状がみられます。初期に症状が出にくいため、発見が遅れる危険の高い疾患です

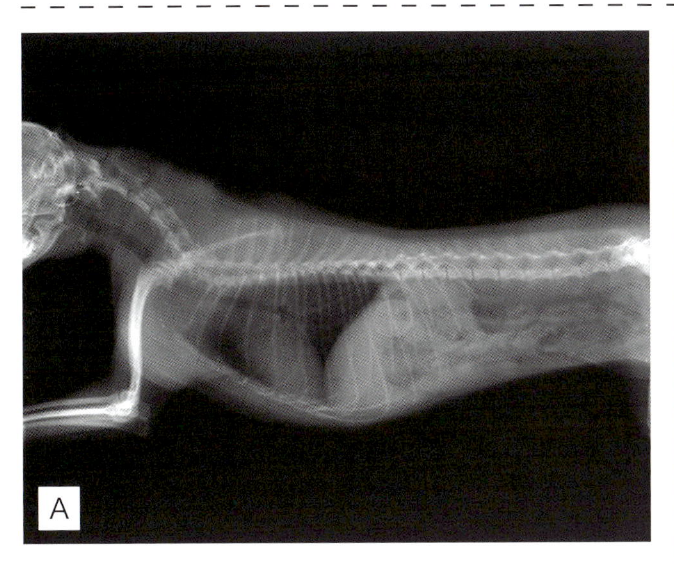

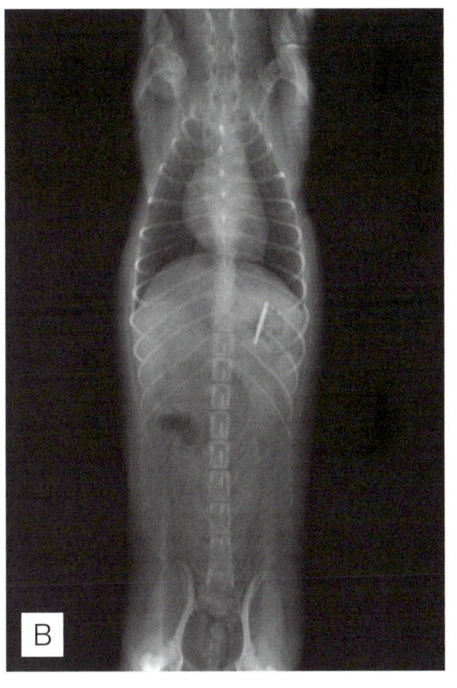

図 10-2　異物（1 円玉硬貨）誤飲の X 線画像。この症例は、ラテラル像（A）・VD 像（B）にて確認できますが、X 線にはっきり写らないビニールや紐などの異物も多いので要注意です

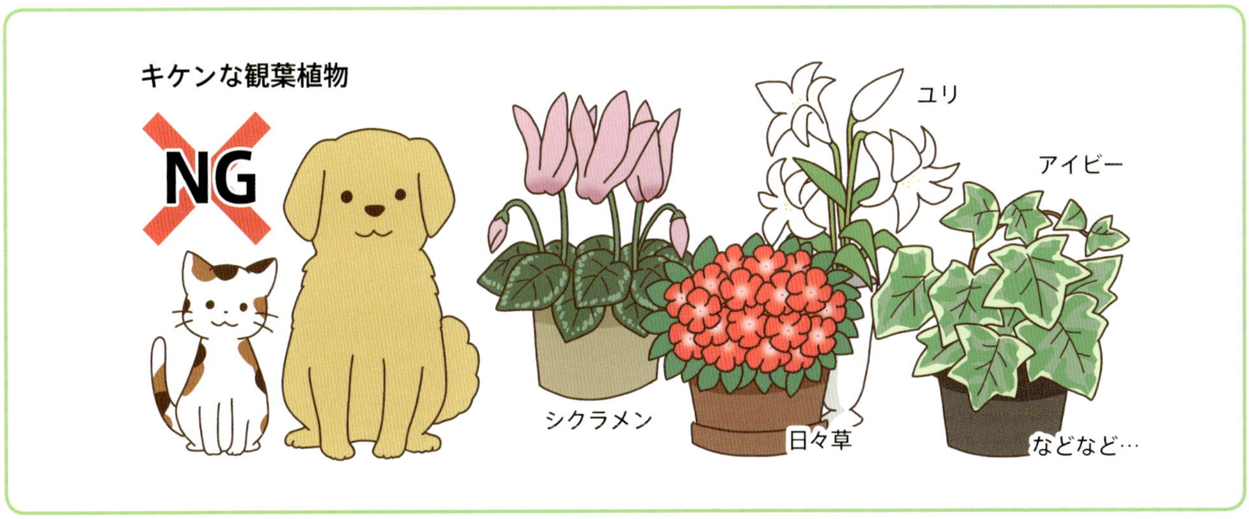

図 10-3　犬や猫にとって有害な観葉植物の一例

嘔吐が主訴の電話や受付での対応の注意点は？

前述のとおり嘔吐を引き起こす原因が多い上に緊急性のある場合も多いため、必要な情報を手短かに得ることが大切です。

問診において基本的なことは以下ですが、必要最低限の情報をすばやく共有する必要がありますね。

▶ 基本的な問診項目

Who（誰が）
新患？子犬？高齢猫？既往歴ある？

When（いつから）
急性？慢性？

Where（どこで）
家で？散歩中？

What（何を）
吐出？出血は？中毒の可能性は？原因が明確？

How（どんな様子）
今現在ぐったりしている？呼吸の状態は？

数分の問診の中で最も注目すべき点は、緊急性の有無です。飼い主さんの不注意から重篤な症状に陥った場合、経緯を正確に伝えづらい場合があります。

「実は数週間前から様子がおかしかったが様子をみていた」「高齢だからと気にしていなかった」「おもちゃの誤飲を知っていたが家族にいえなかった」「仕事が忙しくて病院に連れて行けなかった」……理由は本当にさまざまです。

飼い主さんの都合や事情は何であれ、私たちは今目の前にいる動物の病態・状況を素早く把握し、適切な診断・処置をする必要があります。

また、動物看護師の方には「実は○○食べさせちゃったの……」と飼い主さんが本当のことがいえて、獣医師には「いえ、変なものは一切与えていません」と言葉を濁す、ということもしばしば耳にします。

緊急性のある症例の場合、受付で事細かに聞きすぎてしまうと、診察時に獣医師にも同じことを聞かれて……と飼い主さんの焦りや混乱を招きかねません。端的に得た情報を獣医師に伝え、その情報と状況を冷静にみて、いかに適切な検査や治療をできるかが院内の連携プレーのみせ所です。

嘔吐のとき、体内では何が起こっているの？

さまざまな原因により、脳内の嘔吐中枢が刺激されると、迷走神経や交感神経などへの刺激を介して嘔吐という行動として現れます。

嘔吐中枢は、延髄背側に存在している領域であり（図 10-4）、脳幹を構成する中脳・橋・延髄は機能的に連続しているため明確ではありません。

先に原因としてあげたものが、体のどこを刺激するのかに注目して分類してみましょう（図 10-5）。

刺激する部位

● CTZ（chemoreceptor trigger zone）

化学受容器引金帯と呼ばれ、脳の中でも、薬物や神経伝達物質の刺激を受けやすい場所です。例えば、薬物、細菌の出す毒素、ホルモン、尿素窒素などの代謝物。神経伝達物質では、ドパミン、セロトニンなど。

●大脳皮質

精神的な要因、腫瘍など脳圧の亢進により刺激を受けます。

●前庭器官

平衡感覚を司る前庭が刺激されると、神経伝達に関わる受容体（ムスカリン受容体やヒスタミンH１受容体など）に関与する神経から、情報が嘔吐中枢に伝えられます。

●末梢

消化管や咽頭、肝臓などの末梢における化学受容体が刺激されると、迷走神経や交感神経を介して嘔吐中枢に伝えられます。

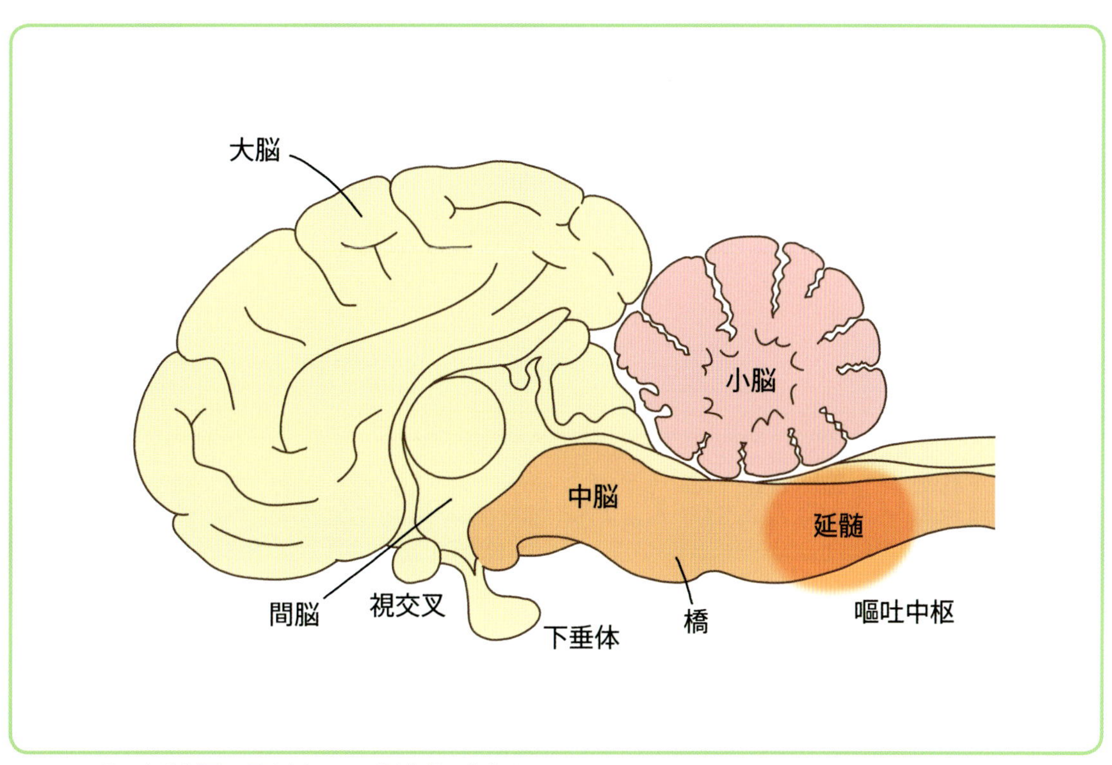

図 10-4　脳の矢状断面、嘔吐中枢は、延髄背側に存在する

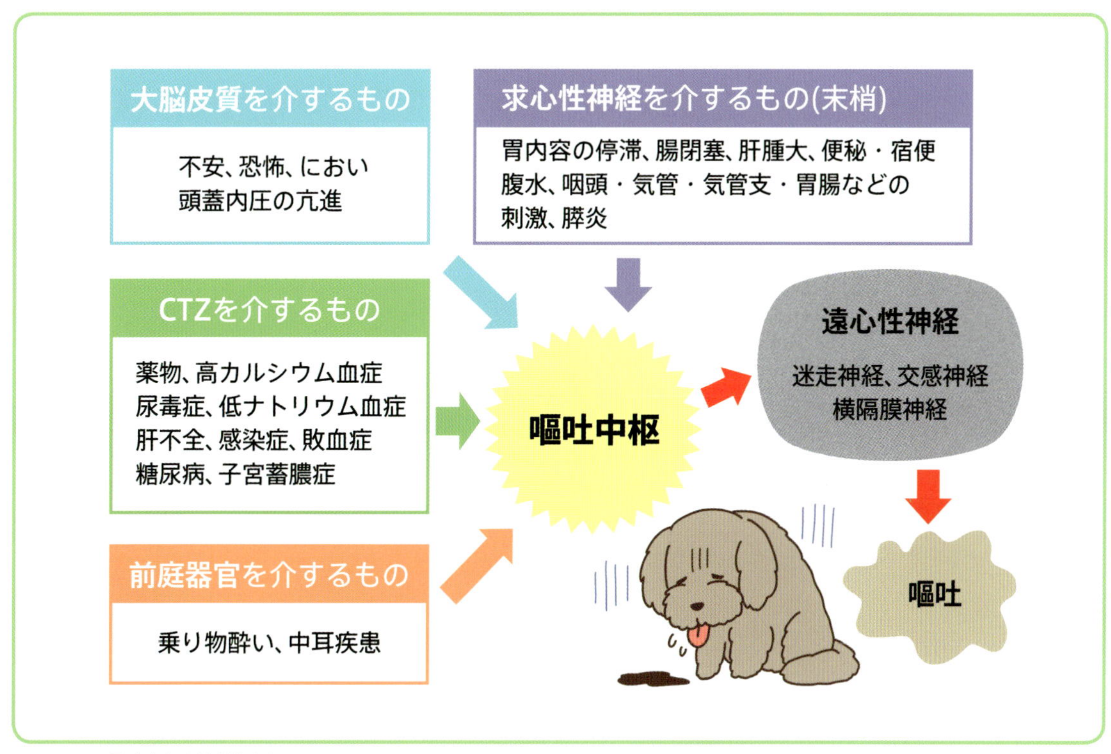

図 10-5　嘔吐中枢が刺激されるしくみ

嘔吐が主訴の場合、どんな検査をするの？

まず身体検査を行い、病歴などからも必要な検査を考えます。

症状が急性で、全身状態が悪くなければ、対症療法・支持療法で改善することもありますが、疑わしい疾患がある、または明らかに状態が悪いようであれば、一般血液検査、血液生化学検査、尿検査、腹部の単純Ｘ線検査、超音波検査などを行い、異常箇所を探します。それでも検査結果に異常が認められないケースもあります。

例えば、Ｘ線の単純撮影では写らないビニールなどが胃の中にある場合は、造影検査あるいは麻酔下での内視鏡検査が必要になります。

また、副腎皮質機能低下症が疑わしい症例でも電解質は正常、あるいは膵炎の犬でも血清アミラーゼやリパーゼが正常の場合、子宮蓄膿症でも明らかな白血球値の上昇がみられない、などと判断が難しいこともあるのです。検査結果の数字だけにとらわれずに、動物の症状や経緯をよくみて総合的に必要な検査を行うことが大切です。

嘔吐の治療はどんなことをするの？

治療法は、当然のことながら診断によって大きく異なります。

嘔吐しているので吐き気止めで治療すればよい、というものではありません。体に有害なものを排除しようと吐いているときに制吐剤を使っては逆効果なこともあります。

嘔吐を改善する薬剤

●中枢神経に作用する制吐剤

【NK1受容体制吐薬】

マロピタントクエン酸塩一水和物

【中枢性制吐薬】

ジメンヒドリナート

●胃の壁細胞からの胃酸分泌亢進による粘膜の損傷を改善する制吐・制酸作用をもつもの

【Ｈ２受容体拮抗薬】

シメチジン、ラニチジン、ファモチジン

【プロトンポンプ阻害薬】

オメプラゾール

【ムスカリン拮抗薬】

ピレンゼピン

【ドパミン受容体拮抗薬】

塩酸メトクロプラミド、ドンペリドン

【セロトニン受容体作動薬】

モサプリドクエン酸水和物

【制酸薬】

重炭酸ナトリウム、水酸化アルミニウム、水酸化マグネシウム

●他に消化機能を改善する目的に使用されるもの

【消化酵素】

ジアスターゼ

●直接、制吐作用ではないが症状によって適応となるもの

【ベンゾジアゼピン系抗不安薬】

ジアゼパム、エチゾラム

【クロミプラミン塩酸塩】

●その他、症状によって行う治療の例

・胃内異物；催吐処置、内視鏡下での摘出、開腹手術

・子宮蓄膿症；外科的手術および抗菌薬の投与、補液

による電解質の補正

- 腎不全；補液による電解質の補正、吸着剤などの投与
- 糖尿病；ケトアシドーシスの改善、インスリン療法
- 熱中症；冷却、輸液療法

など治療法は多岐にわたります。

犬や猫は嘔吐中枢が発達しているため、生理的にも嘔吐がみられることはあります。一方、解剖学的に嘔吐しづらい動物もいます。ウサギは噴門部と幽門部が近く、筋収縮が強くないため吐けない構造になっていますし、ウマは噴門部の括約筋がとても強く、また胃盲嚢が発達していることもあり嘔吐をしづらいという性質があります。動物種の特性も知っておくとよいでしょう。

嘔吐は、述べたように動物の防御反応としてみられる反射であるため、本当にたくさんの原因が潜んでいます。だからこそ、頭の中でまず必要な検査や対処は何か、次に何をすべきか、を考える必要があります。

特に、輸液をしている動物の血液検査データから、電解質のバランスと輸液の種類や流量が適切かどうか、嘔吐物はどんなものか、など情報を見逃さないことが大切です。

「嘔吐」の文字を違う視点でとらえてみる

嘔吐は、吐き戻す行動で動物にとってはつらいものですよね。あえて無理やりではありますが、前向きに考えてみようと思います。

「嘔」の字は、口がたくさん集まっているので、たくさんの人がまるで楽しく話したり歌ったりしている様子を想像できます。実際、「謳歌」のつくりも同じですね。「吐」の字は、口の横にプラスとマイナス。口から出るのは、ヒトを褒めたり感謝などのプラスな言葉と、ヒトを侮辱したり悪くいうマイナスな言葉があります。そんなマイナスの言葉を取ってみると、自分の願うことが「叶」う、になるんですね。

「嘔吐」の漢字が、たくさんの人が楽しそうに夢を叶えていく、なんてもちろんこじつけではありますが、たまに漢字の成り立ちや視点をガラリと変えて物事をみてみるのも何か発見があるかもしれません。くだらないことを考えることも、普段から緊張感が必要な仕事をしている皆さんには必要なのでは？

参考文献

1. 長谷川篤彦，辻本 元監訳 (2011)；SMALL ANIMAL INTERNAL MEDICINE【第４版】上下巻，インターズー，東京．
2. 真島英信（1986）；生理学改訂第 18 版，文光堂，東京．
3. 西田 利穂（2001）；動物の基礎生理学セミナー，インターズー，東京．
4. 大地陸男（2017）；生理学テキスト第 8 版，文光堂，東京．
5. 野村隆英，石川直久編集（2014）；シンプル薬理学，南江堂，東京．
6. 大草　潔，折戸謙介編集（2016）；犬と猫の治療薬ガイド 2017，インターズー，東京．

症状編 3

発熱

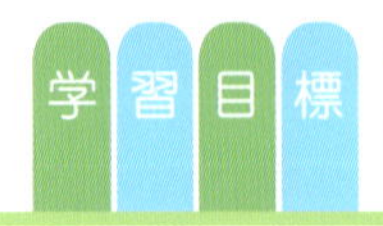

- 発熱のしくみについて理解する。
- 発熱について注意すべきことを考えられる。

執筆・東　真理子（しののめ動物病院）

自分自身が発熱した場合には皆さんはどのような対処をするでしょうか。頭を冷やしますか？　解熱鎮痛剤を飲んでおとなしく寝ますか？　動物たちの発熱時はどうしたらよいのか、私たちの体のつくりとの違いとも比較しながら学んでいきましょう。

私たちはどうやって体温を保っているの？

体温調節のしくみ

ヒトや犬、猫を含めた恒温動物の体熱は、全身の組織細胞における物質代謝によって発生するものです。体温は、犬で平均 37.5～39.0℃、猫で平均 38～39℃といわれています。幼児期は体温が高く、高齢になると低くなる傾向があります。

体温を一定に保つためには、体内での熱生産と体外への熱放散のバランスが平衡していなければなりません。そのために恒温動物では、外気温が下がると熱放散を抑え、外気温が上がると熱放散を促すようになっています。

熱放散を抑える

寒冷時に体温が下がらないよう、皮膚の血管を収縮させる、体を丸める、立毛筋により毛が立ち、空気を含ませるなどで体温の低下を防いでいます。

熱放散を促す

ほとんどの種類の犬と猫の皮膚には、ヒトのような発汗機能をもつ汗腺がありません。汗腺には2種類あり、発汗するエクリン汗腺は肉球にあり、脂肪やタンパクを含むアポクリン汗腺は全身の皮膚に存在します。体温を下げる方法は、開口してハアハアする浅速呼吸（パンティング）や、肉球からの発汗になります。

また、体温調節は、神経系において間脳の視床下部（図 11-1）がある体温調節中枢によって支配され、内分泌系においては甲状腺ホルモンや副腎髄質ホルモン、アドレナリン、ノルアドレナリンなどの作用により調節されています。

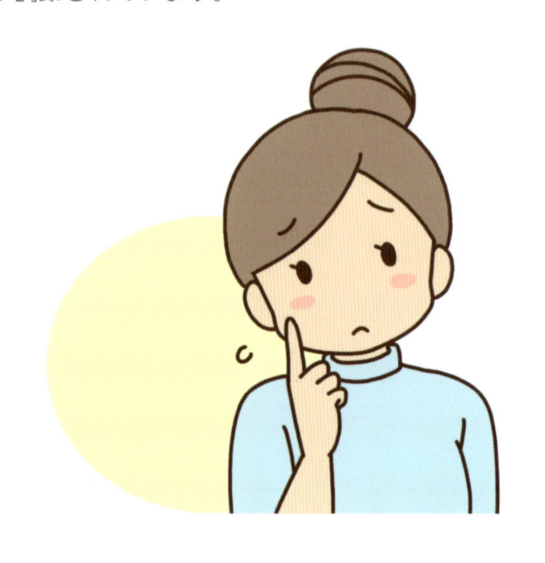

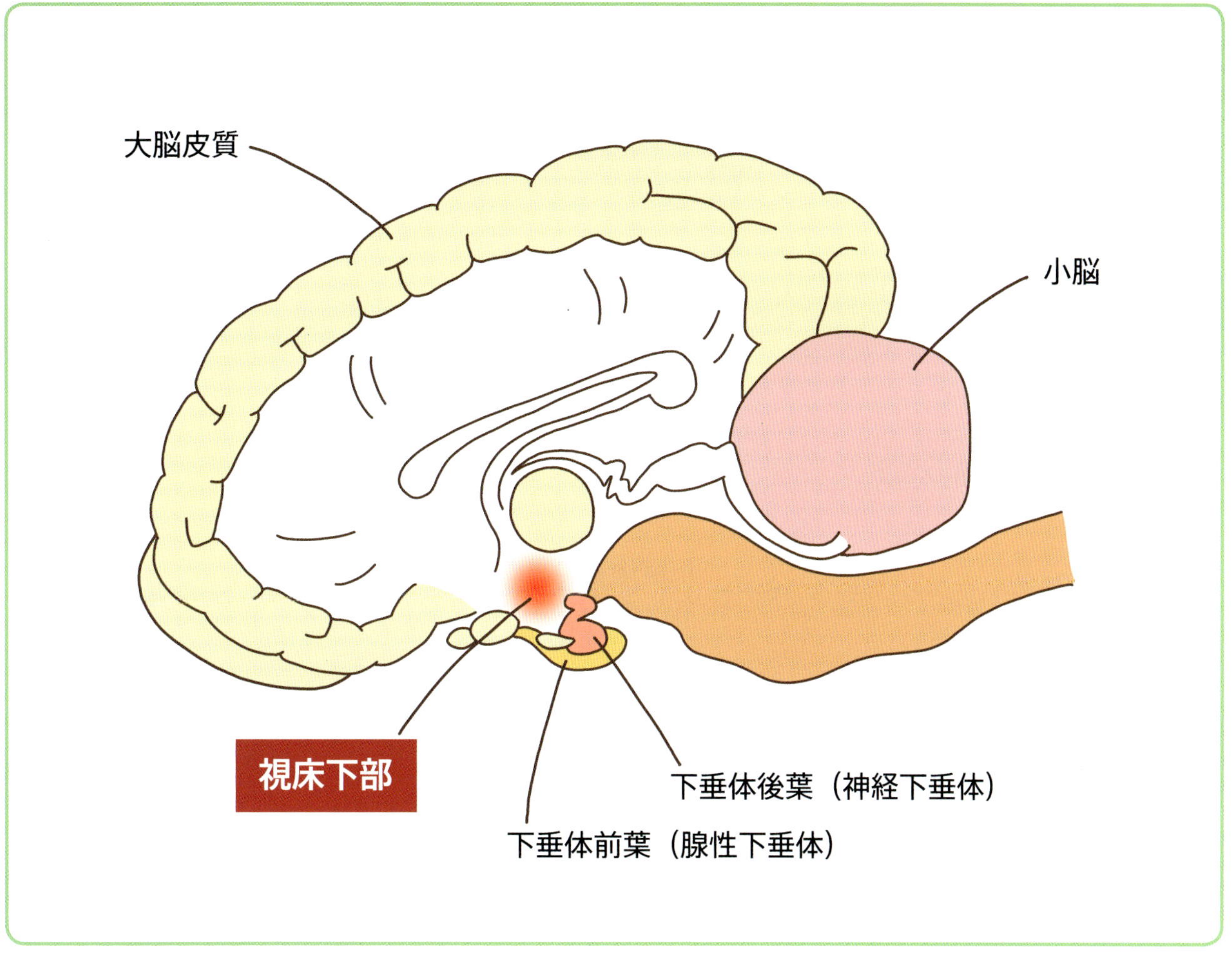

図 11-1　体温調節中枢がある間脳の視床下部

発熱はどうして起こるの？

発熱のメカニズム

発熱は、正常時より体温が上昇することを指します。体外から侵入した細菌や菌体内毒素（エンドトキシン）、組織からのリポ多糖類が外因性の発熱物質となり、これが白血球に取り込まれると抗体や内因性の発熱物質（インターロイキンなど）がつくられます。そして、さらに体温調節中枢に作用して発熱物質であるプロスタグランジン（PGE２）を放出するというしくみになっているのです。これらの発熱物質を総称して、パイロジェン pyrogenと呼びます。

▶発熱のしくみ

① 微生物の侵入
② 外因性発熱物質の侵入
③ 内因性発熱物質の産生
④ 中枢でのプロスタグランジン（PGE2）の放出

発熱時は、体温調節装置の設定値（セットポイントと呼びます）が平熱よりも高い温度に設定されます。調節装置が高熱に設定されたときに血液温度が平熱であった場合、血液温度を上げるために熱産生を促し、熱の放散を抑えます。

このときに、体表にある皮膚の血管が収縮すると鳥肌がたち、アドレナリンが分泌され、筋肉の震えがみ

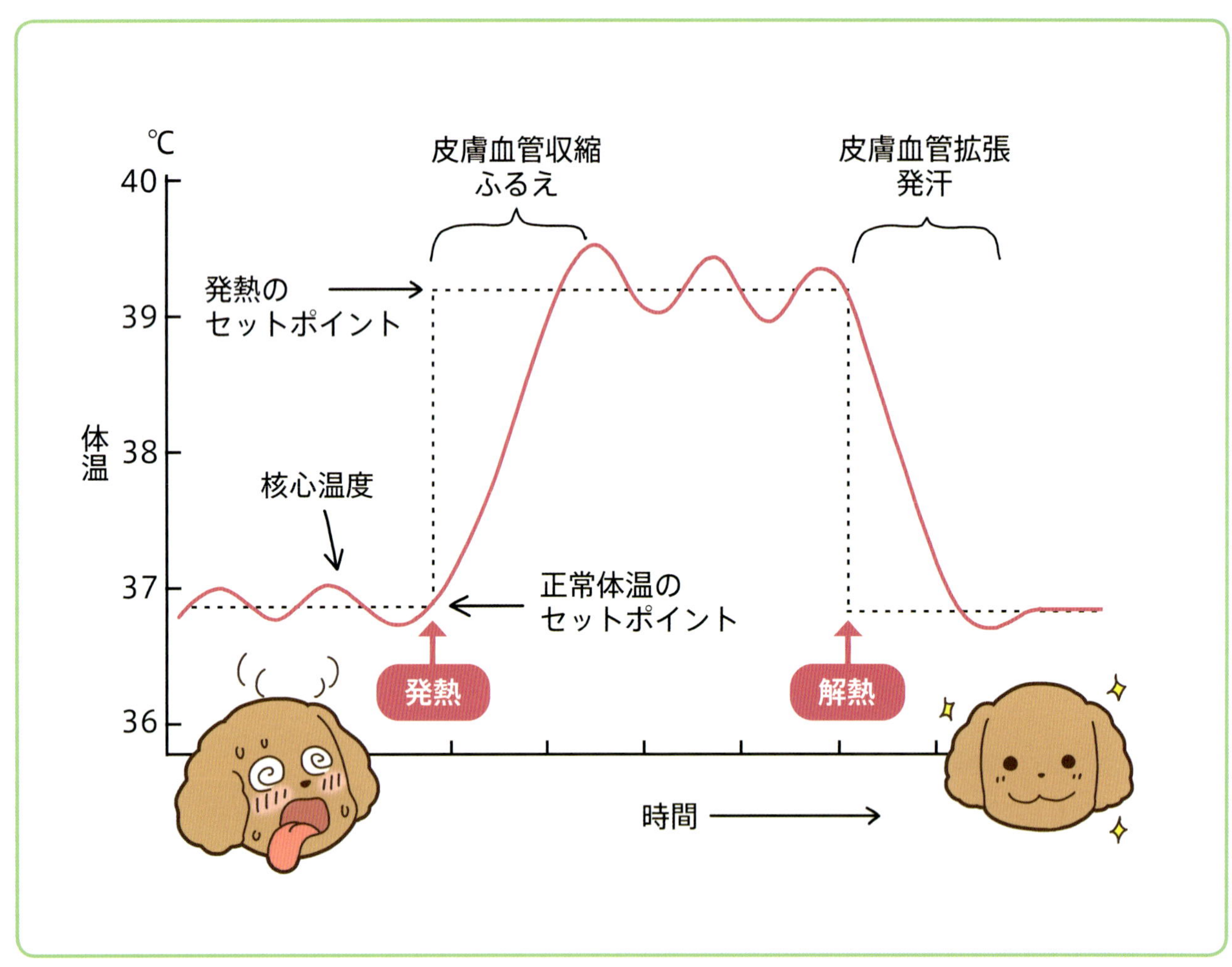

図 11-2　発熱と解熱のしくみ

られます。

一方、体温上昇が不要になると、体温調節装置は平熱に戻そうと設定温度を下げます（図 11-2）。このときに、皮膚の血管が拡張して発汗が促されます。犬や猫はこの熱放散が呼吸と肉球だけなので、体温を早く下げることが難しいといえます。

発熱はどんな病気のときに起こるの？

犬や猫の診療において、一般的に体温は直腸か耳道で測定します。ヒトで通常測る腋窩（えきか）での測定は体表温が外気温の影響を受けやすいことや、口腔では静止しての正確な測定が難しいためです。発熱は生理的反応で、外気温が高いとき、運動後、食後など正常でも体温上昇はみられますが、ここでは病的な発熱を取り上げます。

では実際に、発熱が認められる原因にはどのようなものがあるのか考えてみましょう。

高温多湿の環境

●熱中症

屋内、車中、キャリーなどの閉め切った環境、あるいは高温下の環境で起こり得ます。発汗での冷却ができず、高体温が続くと DICに陥る危険があるため、水で濡らし体温を下げる、点滴で循環血液量を増やすなど早急な処置が大切です。

呼吸器疾患

●喉頭炎、気管・気管支炎、肺炎、膿胸、胸膜炎

開口呼吸、浅速呼吸、チアノーゼがでていないか観察します。X線検査や超音波検査などで胸部の評価をし適切な治療を行います。

消化器疾患

●膵炎、腹膜炎

下痢、嘔吐などの消化器疾患を併発しているか、腹部の強い圧痛があるか、などに注意が必要です。血液検査やX線検査によって炎症部位を評価します。

感染症

●ウイルス感染症、細菌感染症

感染部位によって症状が多岐にわたるため、臨床症状と経緯をしっかり把握することが大切です。人獣共通感染症でないか注意を払います。

生殖器疾患

●前立腺炎、前立腺膿瘍、子宮蓄膿症

前立腺疾患では排尿排便に疼痛を伴うことがあります。子宮蓄膿症での発熱は高確率ではありませんが、発見が遅れると子宮破裂など死亡のリスクが高まります。

骨関節における疾患

●リウマチ・免疫介在性関節炎

リウマチ因子の検査によって診断します。関節の炎症が進むと関節の腫脹や発熱により全身状態が悪化する恐れがあります。

自己免疫性疾患

●天疱瘡・エリテマトーデス

正常な組織を異物と認識し攻撃するため炎症が起きます。著しい疼痛や掻痒のコントロールが必要になります。

腫瘍

あらゆる臓器、組織に腫瘍ができる可能性があるため、進行性のものか現局しているものか、転移病変がないかなど慎重に観察します。

中毒

●薬物、植物、食品など

摂取したもの、量、時間経過など状況を把握し、催吐させられるか、もしくは点滴、ショックの治療など対処が早急に必要となります。早期発見が大切です。

耳科疾患

●中耳炎

外耳炎から波及することも多く、炎症が悪化すると発熱を呈することがあります。内耳炎になると前庭疾患を伴い、斜頸（しゃけい）や眼振など平衡感覚異常がみられます。

代謝性疾患

●悪性高熱

吸入麻酔薬や筋弛緩剤などの使用時にみられることがあります。手術中の定期的な体温モニターがとても重要であり、可視粘膜の紅潮などみられたときは要注意です。

発熱の治療はどうするの？

発熱のしくみを遮断

原因となる疾患に対し適宜治療を行いますが、解熱は端的にいうと、発熱が起こるしくみを遮断することです。つまり、前述した４つの発熱のしくみに対していずれかを遮断することが治療につながるのです。

▶解熱のしくみ

① 微生物などの侵入を抑制もしくは殺菌
② 外因性発熱物質の産生抑制もしくは拮抗薬投与
③ 内因性発熱物質の産生抑制もしくは拮抗薬投与
④ 中枢での PGE２産生を抑制する

NSAIDsの使用

『解熱鎮痛剤』と称される薬剤は、非ステロイド性消炎鎮痛薬（NSAIDs（エヌセイズ））の薬物群に属します。主に、犬や猫に使用される薬剤の性質としては、④のプロスタグランジン（PG）の体内での合成を阻害することで解熱、鎮痛、消炎効果が発揮されます。

まず確認しておきたいのが、発熱物質であるPGの作用です。

PGには、
①胃酸分泌の抑制による胃粘膜の保護作用、胃粘膜の血流量を増加し細胞の保護、腎血流量の調節、血小板凝固調節
②ヒスタミンやブラジキニンのなどの炎症伝達物質による疼痛、炎症の増強
という作用があります。

この両方の作用を阻害するNSAIDsは、特に①の本来動物がもつ恒常性の維持に必要なしくみを阻害してしまう、胃粘膜への障害が副作用としてみられ、胃炎のケアも必須でしたが、年々薬剤の研究開発により、②の疼痛、炎症の緩和を選択的に行う薬剤が使われるようになっています。

また、ヒトでは一般的に服用される解熱鎮痛剤である**アセトアミノフェンは猫には毒性があり使用してはいけません。**

主に使用されている薬剤（NSAIDs）（図 11-3）は以下のようなものがあります。

●サリチル酸系

アスピリンは鎮痛目的よりも肺血栓塞栓症に対して使用されます。

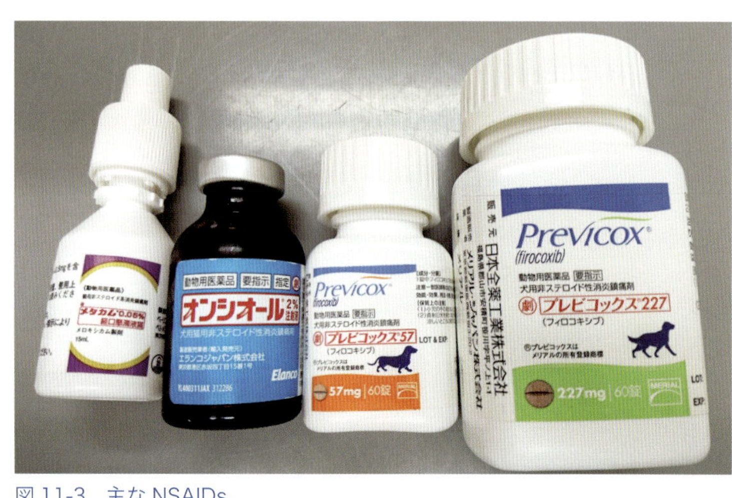

図 11-3　主な NSAIDs

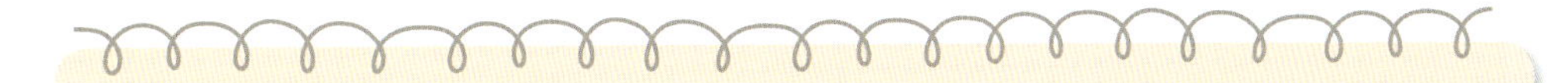

熱のあるところに水あり

熱と水はとても密接な関係があります。動物の体の約60%は水といわれているだけあって、いろいろな衝撃から身を守るクッションのような存在ですよね。水があることで、寒いときは、血液を温めて熱を貯め、温めた血液を流して体温を維持し、血液量を調節するべく排尿を促します。一方、暑いときは、体温を下げるために肉球から汗、口から唾液や呼気を蒸散して熱を放出します。水なくして皮膚の弾力、脳への栄養、消化吸収などなど生命維持はありえません。出て行った水分はしっかり補給することが大切です。水自体にカロリー（熱量）がないので見逃されがちですが、水の有難みを改めて感じてみてはいかがでしょう。雨も水道水も体内の水分も同じ「水」なんですよね。

●プロピオン酸系

消化器症状がみられることがあります。猫への長期投与は推奨されていません。

●オキシカム系

関節炎の疼痛やがん治療の補助薬として使用されます。

●メロキシカム

猫への解熱作用も証明されています。低用量であれば猫への長期投与も可能です。

●コキシブ系

消化器症状がみられることがあります。

薬剤にはそれぞれ特性がありますので、長期投与が必要な動物は、定期的な血液検査にて肝酵素のモニタリングが大切です。

発熱は、生体が外部から侵入した細菌やウイルスを沈静化させるために体温を上昇させたり、生命を維持するために体温調節する一環であったり、とても必要な反応ですから、発熱＝すぐに解熱をすればよいというわけではありません。

生命維持に必要なしくみだけに、その原因疾患は本当にたくさんありますから、全身状態を注意深く観察して、小さなサインもみつけられるとよいですね。

医学、獣医学の歴史を紐解いてみても、痛みや炎症に関する研究は医学の発展の原点ともいえるのではないでしょうか。古代ギリシャでも中国でも日本でも、さまざまな薬草から抽出して薬をつくってきました。例えば、その効果から現在も使われている強い鎮痛作用をもつモルヒネは、ケシの実を原料とするアヘンからつくられますし、アスピリンがヤナギの樹皮から抽出して使用されたのは紀元前400年ごろという記録もあるようです。植物性アルカロイドというくくりでは、抗がん剤として使われるビンクリスチンはビンカ属のニチニチソウから抽出、生成されています。痛みや炎症とヒトは昔から闘っていたのですね。

そんな歴史が脈々とつながって現代の動物医療に今まさに携わっていることに思いを馳せながら、今日も痛みや炎症と闘っている動物たちの看護に従事してくださいね。

参考文献

1. 長谷川篤彦，辻本 元監訳（2011）；SMALL ANIMAL INTERNAL MEDICINE【第4版】上下巻，インターズー，東京．
2. 真島英信（1986）；生理学改訂第18版，文光堂，東京．
3. 西田 利穂（2001）；動物の基礎生理学セミナー，インターズー，東京．
4. 大地陸男（2017）；生理学テキスト第8版，文光堂，東京．
5. 野村隆英，石川直久編集（2014）；シンプル薬理学，南江堂，東京．
6. 大草 潔，折戸謙介編集（2016）；犬と猫の治療薬ガイド2017，インターズー，東京．

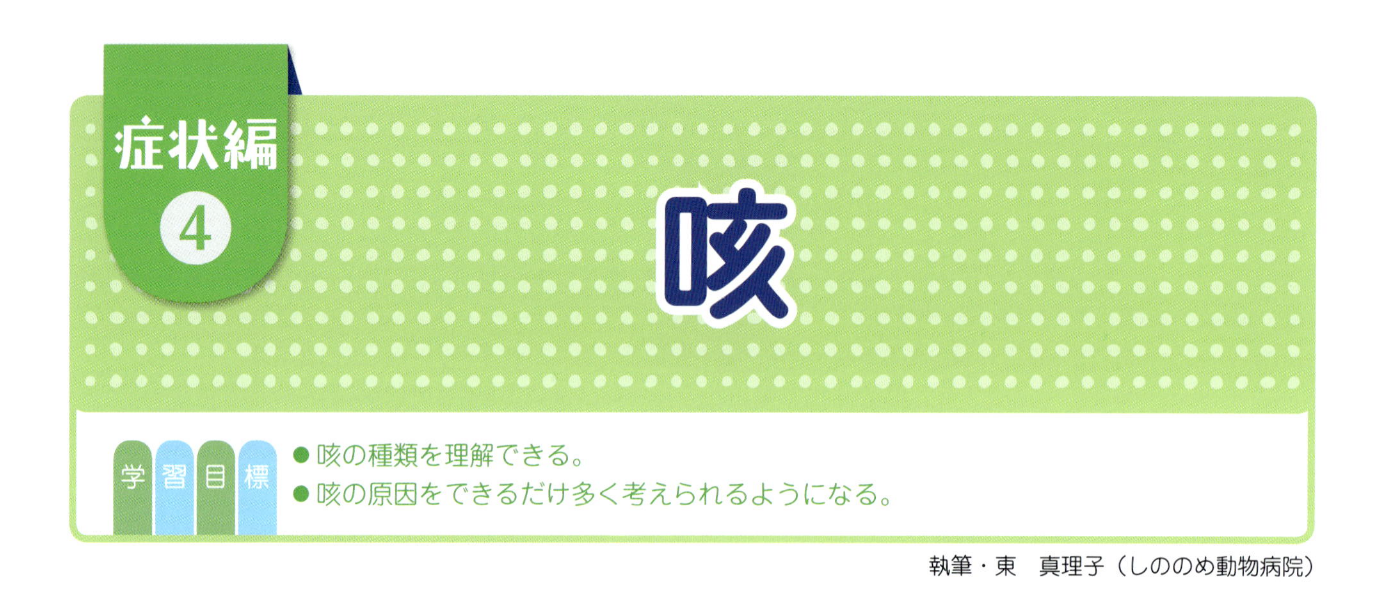

症状編 4 咳

学習目標
- 咳の種類を理解できる。
- 咳の原因をできるだけ多く考えられるようになる。

執筆・東　真理子（しののめ動物病院）

「咳」は飼い主さんからみても顕著な症状であり、夜中に咳が続くとヒトも眠れないなど、共に暮らす上で影響の大きい症状ではないでしょうか。

また、ペットの高齢化に伴い、咳を主訴に来院する件数は増加傾向にあると思われます。
咳といっても原因は、呼吸器の疾患なのか、心疾患なのか、あるいは両方に疾患があるのか見極めが必要になります。「咳」は外部からの侵入物や体内の過剰な貯留物を排泄しようとする、とても大切な防御反応です。

ところで、消化管は口から入って消化吸収をして肛門から排泄されますし、血液は肺と心臓の働きにより動静脈を介して循環しています。一定の方向性という観点でみると、呼吸器は、鼻から入って肺に入った空気が再び鼻から出てくる、というように流れからみてみると、いい方によっては逆流している珍しい器官ですね。

ここでは、咳に対する知識を深め、飼い主さんと動物との暮らしを少しでも快適になるアドバイスをできることを目標に学んでいきましょう。

呼吸器ってどんな働きをしているの？

呼吸とは、空気中の酸素を取り入れ、二酸化炭素を排出するガス交換を行うことです。呼吸器は、気道である鼻腔、咽喉頭、気管、気管支と、ガス交換を行う肺から成り立ちます。

呼吸器系は空気の通り道だけでなく、生命を維持するのに非常に重要な役割を担っています。主なものは以下のとおりです。

呼吸器の役割

●ガス交換による換気

気道から入った酸素の多い空気は、二酸化炭素の多い肺胞気と、肺胞と毛細血管の間で拡散により交換されます。ヘモグロビンと結合し正常化された血液は心臓に入り、血流により全身に送られ、末梢の毛細血管と組織細胞の間で再び拡散によりガスは移動していきます（図 12-1）。

呼吸は、**延髄にある呼吸中枢によって調節**されています。安静時の吸息では、横隔膜の収縮により胸腔が広がり、呼息では受動的に横隔膜が弛緩します。換気がさらに必要になると外肋間筋も収縮します。また、吸気時には、肺を広げる反射が起きて吸気中枢が抑えられています。これをへーリング・ブロイエル反射といいます。

●異物の侵入を防ぐ

鼻腔の粘膜には静脈叢や粘液腺があり、異物を吸着·

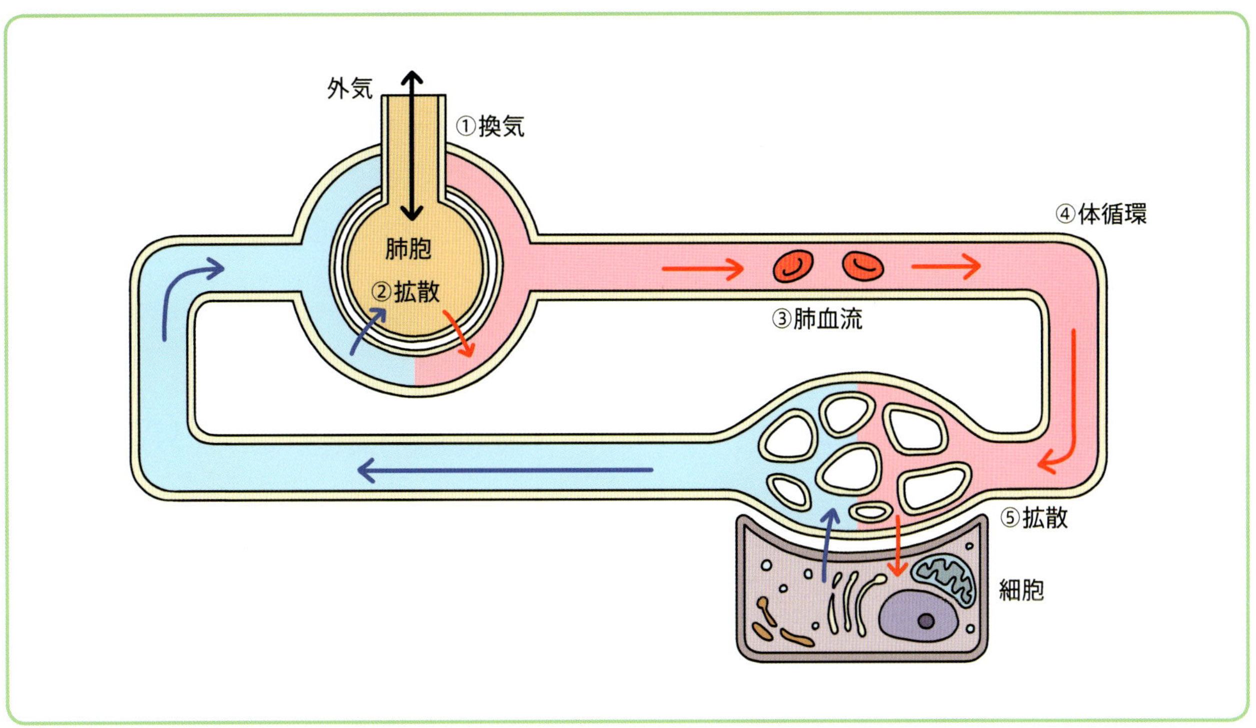

図 12-1　換気の模式図

除去します。また、刺激臭や粒子などの侵入から、咳やくしゃみなどの上部気道の反射によって防御しています。

●体温の調節、発声など

気道の粘膜からの気化熱を利用して体温上昇を抑えたり、気管支内の粘液により、湿度を保ったりしています。発声は、喉頭部の輪状披裂筋が神経支配を受けて声帯の開閉を調節しています。

咳はどうして起こるの？

咳は、空気を気道から押し出す反射で、気道内の異物を排出しようという重要な防御機構のひとつです。ここでは、①咳の種類と主に原因となりうる疾患、②呼吸器疾患か心疾患かという視点でまとめてみましょう。

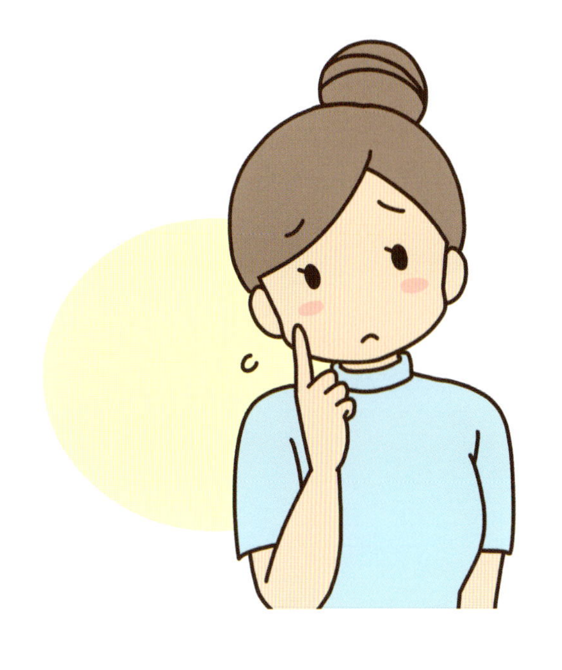

咳の種類

●乾性の咳

痰がからまない、いわゆる「空咳（からせき）」と呼ばれる乾いた咳です。「コホコホ」「コンコン」などの表現が近いでしょう。主に喉頭や気管、気管支の病変がみられます。

➡**主な原因となりうる疾患**

気管虚脱（気管虚脱の咳はガチョウの鳴き声のような特徴的な咳がみられます）、急性喉頭炎、急性咽頭炎、初期のウイルス性気管気管支炎（ケンネルコフなど）、気管内異物、刺激性のあるガス、冷気、気管支内腫瘍、縦郭の腫瘍（図 12-2）、左房肥大（僧帽弁閉鎖不全症や心筋症）。

●湿性の咳

痰がからんだ咳で、乾性の咳に対して「ガラガラ」「ゴホゴホ」などと表現されます。異物に対する反射的な咳よりも、気道内の粘液増加や肺の過剰な液体貯留などの刺激が迷走神経を介して起こる咳です。咳中枢が嘔吐中枢と同じく延髄にあるため、咳が長く続くと粘液や貯留物を除去するために嘔吐もしくは嘔気がみられることもあります。

➡**主な原因となりうる疾患**

慢性気管支炎、気管支拡張症、アレルギー性気管支炎、猫の気管支疾患（気管支喘息など）、肺炎（気管支肺炎、線維素性肺炎、間質性肺炎、肉芽腫性肺炎、塞栓性肺炎）。

呼吸器疾患 or 心疾患

先ほどは咳の種類から類症鑑別をしましたが、原因となるのは呼吸器疾患なのか心臓疾患なのか、それとも両方なのか、という見方もできます（図 12-3）。

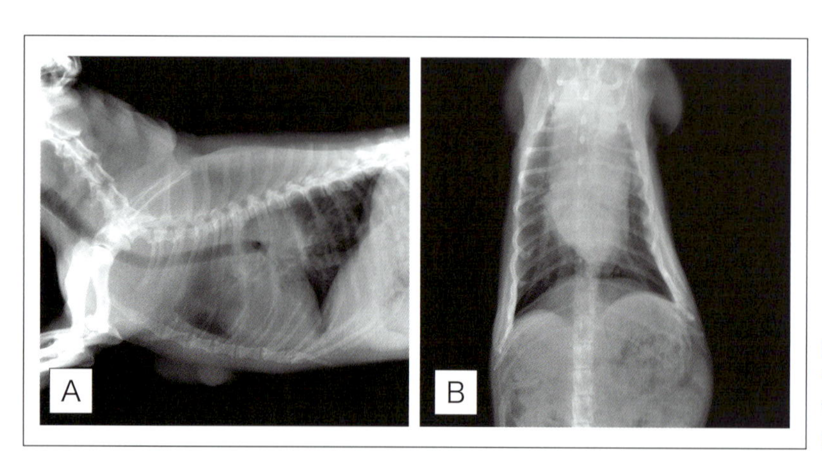

図 12-2 前縦隔型リンパ腫のX線画像。ラテラル像(A)とVD像(B)。肺の圧迫がみられます。呼吸が苦しそう、咳をする、じっとしていることが多いなどの症状がみられます

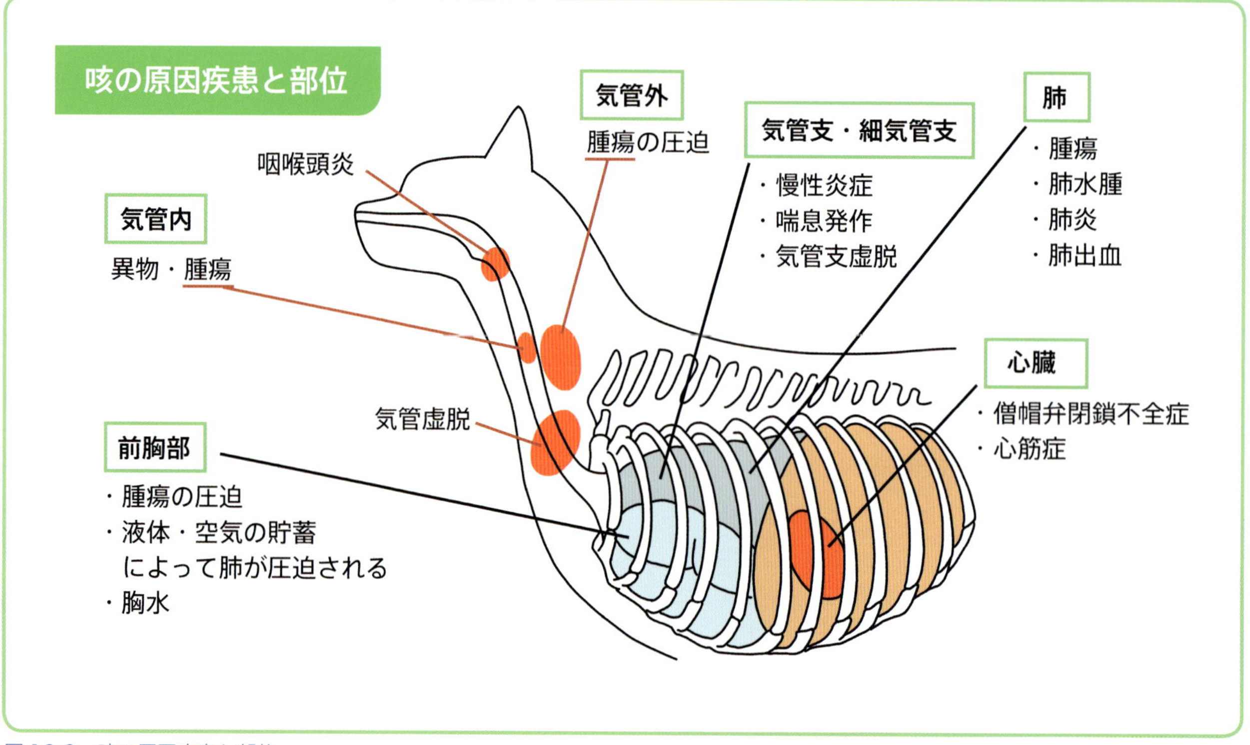

図 12-3 咳の原因疾患と部位

●呼吸器疾患

①上部気道；喉頭麻痺、喉頭腫瘍

②気管・気管支；気管・気管支虚脱（図 12-4）、気管狭窄、気管低形成

③肺；肺炎、肺腫瘍（図 12-5）、肺膿瘍、喘息、胸水（図 12-6）

●心疾患

①寄生虫疾患；糸状虫症、アレルギー

②左心不全に伴う肺水腫；主に僧帽弁閉鎖不全症（図 12-7）

③左房拡大；猫では心筋症、犬では僧帽弁閉鎖不全症（図 12-7）

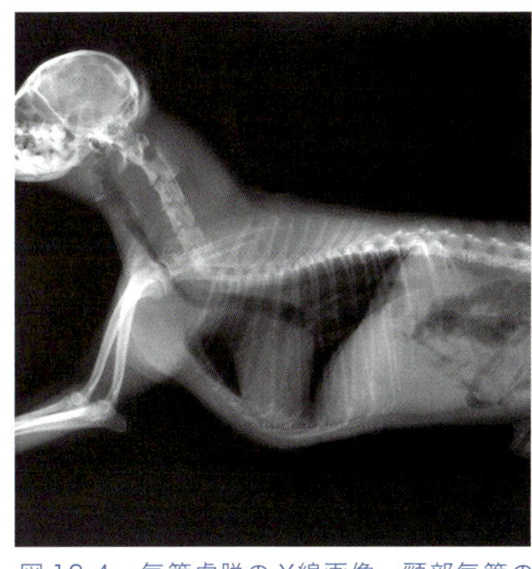

図 12-4　気管虚脱の X 線画像。頸部気管の虚脱部分が確認できます。水を飲むとむせる、首輪をつけて散歩をしていると咳が出るなど、咳の大きさが気になるという相談で来院されることが多くみられます

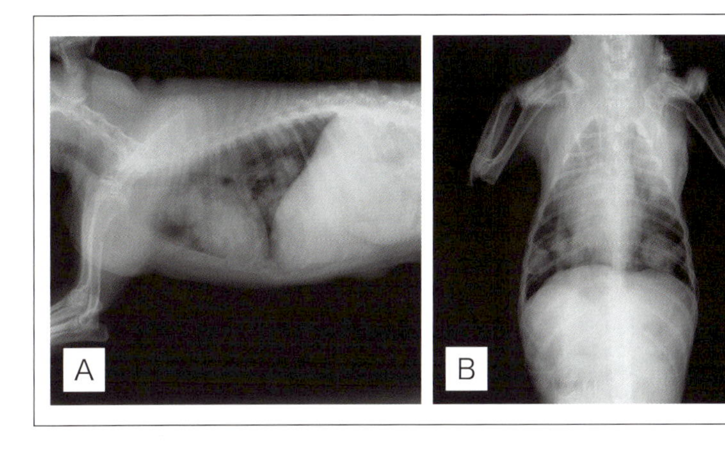

図 12-5　乳腺腫瘍肺転移の X 線画像。ラテラル像（A）と V D 像（B）。肺転移は徐々に肺を圧迫し、換気が不十分になります。乳腺腫瘍の切除手術を行う前や手術後の経過において、肺転移の有無を把握しておく必要があります

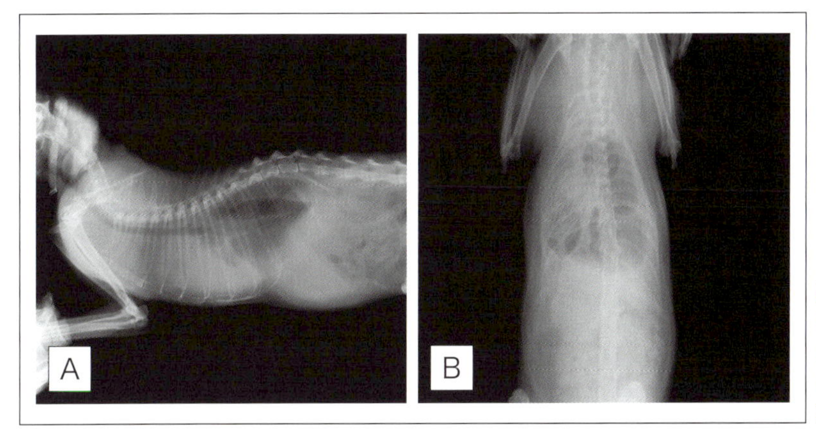

図 12-6　猫の胸水の X 線画像。ラテラル像（A）と V D 像（B）。肺が十分に広がらず、開口呼吸をし始めて飼い主さんが気が付くことがあります。X 線撮影時には興奮させないよう細心の注意が必要になります

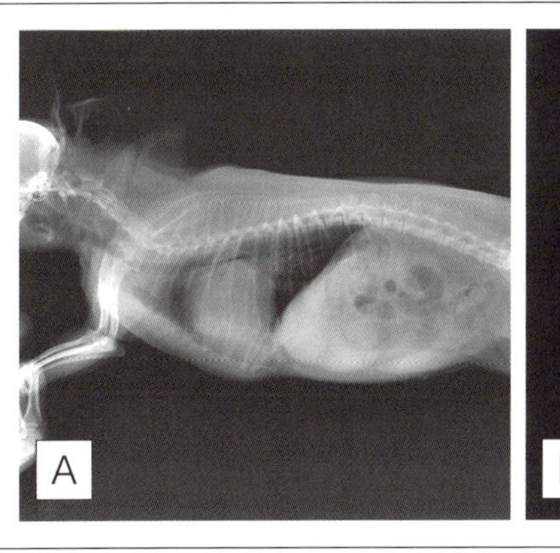

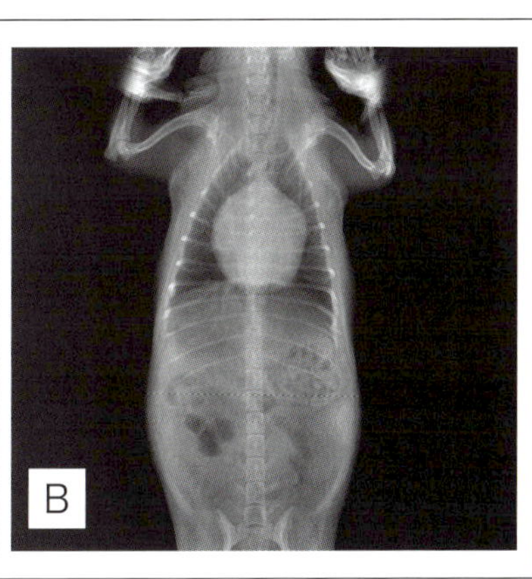

図 12-7　僧帽弁閉鎖不全症（MR）の X 線画像。ラテラル像（A）と V D 像（B）。左房の拡大が顕著です。夜中に咳が続きよく眠れない、動きたがらないなどの症状が現れます

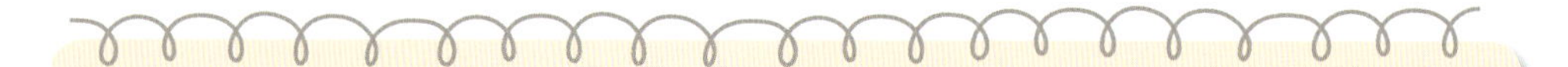

集団感染する危険性を忘れずに！

ヒトでは咳の予防といえば、うがい・マスク・手洗いが鉄則ですよね。しかし、犬や猫には当てはまらないものばかり。咳は、体液中に含まれたウイルスや細菌が他人の粘膜に付着して飛沫感染が成立するきっかけとなります。ヒトの咳によって感染が拡大する代表的なものには、インフルエンザや風疹、エボラ出血熱、SARS（コロナウイルス）などがあります。犬でも咳で感染が拡大するケンネルコフなど油断できない疾患には注意が必要です。免疫力の低い幼若犬や高齢犬は常に高いリスクで感染します。ドッグランやペットと泊まれるホテルやペットホテルなど、他の犬と接する環境は増えていることも踏まえて飼い主さんにワクチンでの予防を再確認してもらいましょう。

咳はどのように診断するの？

問診の注意点

「咳をしている」という主訴について、どのような咳なのかを聞く必要があります。飼い主さんが「吐きたそうにゲーゲーしています」「喉に何か引っかかっているみたい」というのが、実は咳だったということもあります。飼い主さんの話を聞きつつ、以下の項目をチェックしておくとよいですね。

●タイミング

どのようなタイミングで咳をしているのかを確認します。夜中なのか、安静時なのか、水を飲んだ後や激しい運動の後などなのかを聴きます。

●種類

どんな咳なのか？　乾いた咳なのか湿った咳なのかを確認します。

●状態

呼吸は安定しているか？　来院時点でチアノーゼを起こしていないかを確認します。

咳の診断

咳は、前述のとおり原因となりうる疾患が多いことと、X線検査や血液検査で異常がみられない場合など、原因を特定するのは容易ではありません。

まず身体検査がとても大切になりますので、来院した動物の様子をよく観察してください。緊急性を要するものは以下のような症状です。

●姿勢

苦しくて横になれない、首を伸ばして酸素を取り込もうとしているなど。

●呼吸状態

浅くて速い呼吸、深くて速い呼吸、チェーンストーク呼吸。

●粘膜

チアノーゼ。

その他、触診、聴診、打診、検温などを行い、必要な検査を考えます。

疑わしい疾患から大きなふるいにかけて、除外しながらしぼりこんでいく必要があります。

心疾患はX線、心電図、心エコーなど比較的日常的に行える検査がありますが、呼吸器疾患は、X線検査、生化学血液検査で異常値がみつからない場合、気管支鏡検査、CT、MRI検査、気管支肺胞洗浄、生検など専用の設備が必要になり、物理的に診断が困難な状況が避けられません。動物の状態からみても麻酔下での検査はリスクが高い場合があります。

例えば、子犬にみられるケンネルコフは、飼育環境、ワクチン歴、月齢、身体検査によって疾患を疑い治療を始めることがあります。確定診断をするにはウイルスの同定や抗体価の測定など、結果に時間がかかり現実的でないことも日々の診療では遭遇することです。だからこそ、身体検査や問診からの情報をより多く得ることはとても重要なのです。

咳はどんな治療や管理方法があるの？

当然のことながら、原因疾患に見合った治療が必要になります。

薬物療法

●気管支拡張薬

β刺激薬、キサンチン誘導体など気管支の収縮を改善します。

●抗菌薬

細菌性肺炎の原因菌に対応します。気道感染を防止します。

●強心剤

心筋の収縮を促します。

●利尿剤

心臓におけるうっ血を改善します。

●去痰剤

気道粘液を溶解します。

●鎮咳剤

中枢性麻薬性鎮咳。

●その他

酸素吸入やネブライザーをします。

飼い主さんへのアドバイス

咳を患っている動物に対して、病院では検査や治療そして薬の処方などをしますが、その時間は飼い主さんが動物と家庭で過ごす時間に比べるととても短いものですよね。

咳は、呼吸器と心臓の機能的構造的問題であれば慢性化することも多く、飼い主さんの理解と協力と根気が必要です。継続の薬だけを取りに来院されたときにも、咳が落ち着いているか、投薬はうまくできているか、飼い主さんが寝不足で疲れていないか、通院がつらくなっていないかなど、生活の質を維持できるよう動物看護師の目線ならではの寄り添い方をみつけてくださいね。

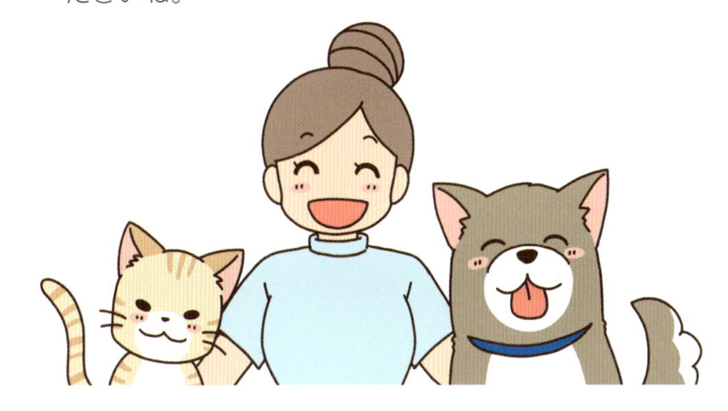

参考文献
1. 長谷川篤彦，辻本 元監訳 (2011)；SMALL ANIMAL INTERNAL MEDICINE【第４版】上下巻，インターズー，東京．
2. 真島英信（1986）；生理学改訂第 18 版，文光堂，東京．
3. 西田 利穂（2001）；動物の基礎生理学セミナー，インターズー，東京．
4. 大地陸男（2017）；生理学テキスト第 8 版，文光堂，東京．
5. 野村隆英，石川直久編集（2014）；シンプル薬理学，南江堂，東京．
6. 大草　潔，折戸謙介編集（2016）；犬と猫の治療薬ガイド 2017，インターズー，東京．

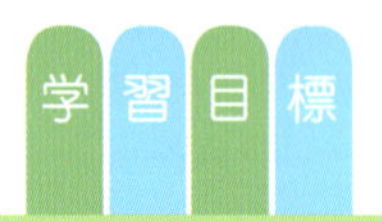

かゆみ

学習目標
- かゆみが起こるメカニズムを正しく理解する。
- かゆみを伴う皮膚疾患を理解し、診察の流れを学ぶ。

執筆・小沼　守（千葉科学大学）

看護を実践するなかで、「かゆみ」という言葉はよく使いますが、その意味を深く考えたことは意外に少ないのではないでしょうか。現場では「犬や猫のかゆみ＝アレルギー」として使われることが多いかもしれませんが、実はかゆみの原因がすべてアレルギーではありません。猫については今だ不明な点も多いため、本項ではかゆみのメカニズムについて犬を中心に解説していきます。

かゆみって何？

かゆみの定義

かゆみの定義として知られているのは「掻(か)きたいという欲求を引き起こす皮膚や粘膜の不快な感覚」(Steinhoff M, 2006;関口麻衣子 , 2013)であり、かゆみの原因となる外部からの刺激物（病原体、昆虫、外部寄生虫、植物、アレルゲンなど）を取り去るために備わっている生体にとって必要な自己防衛システムと考えられています。(Paus R, 2006)

かゆみの分類

実はかゆみは中枢性と末梢性に分類されています（深町晶子 , 2010)。中枢性はヒトでは内臓疾患により発生し、末梢性は皮膚疾患や精神障害などにおいて発症するものです（深町晶子 , 2010)。しかし中枢性のかゆみは犬猫では一般的ではないため、本項で使われるかゆみは、主に末梢性のかゆみとなります。

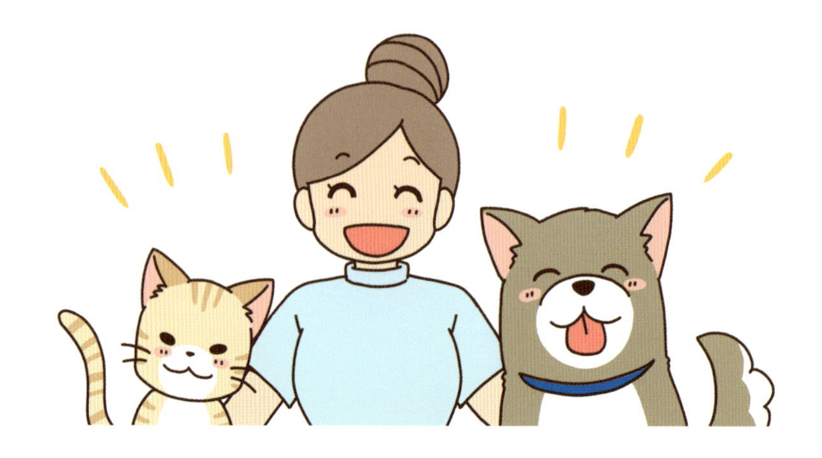

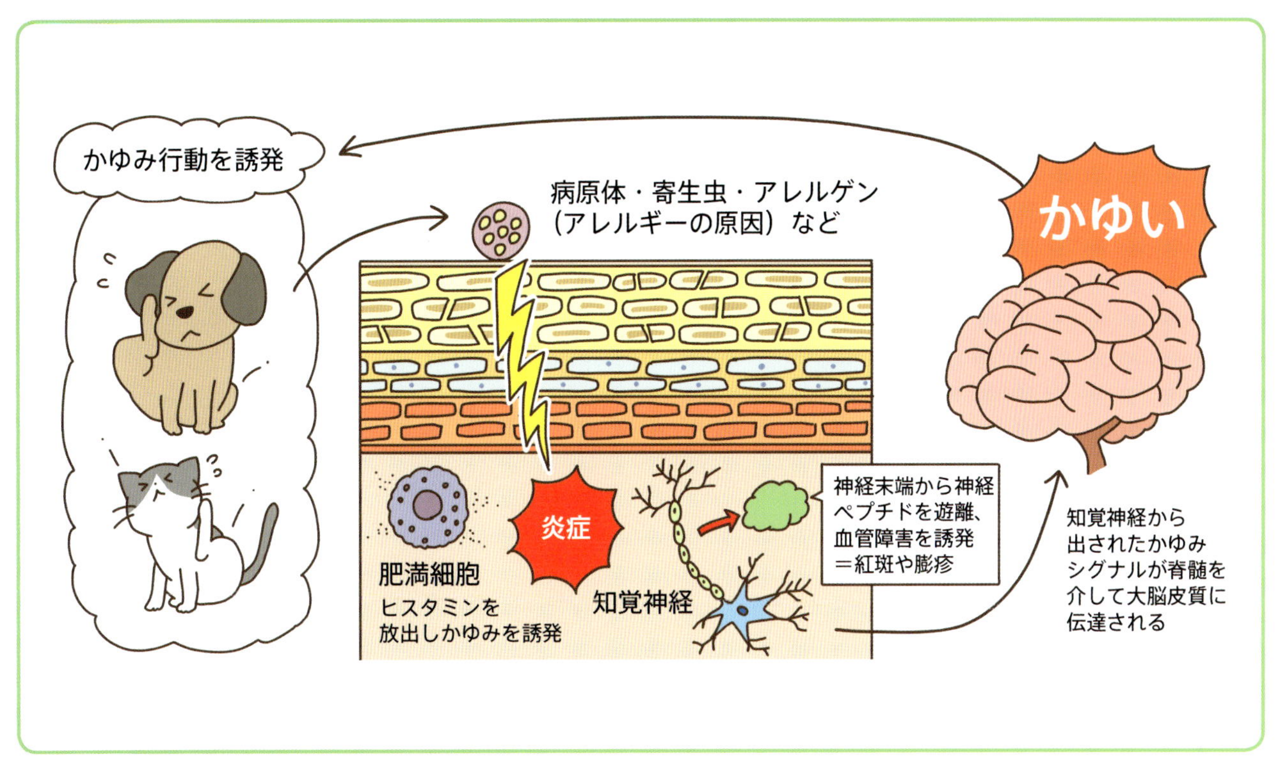

図 13-1　かゆみのメカニズム

かゆみはなぜ起こるの？

かゆみのメカニズム

知覚神経C線維の末端が外部からの刺激により活性化し、かゆみシグナルが脊髄を介して大脳に伝達され、かゆみとして認識されます。さらに知覚神経は、かゆみシグナルを伝達した経路（神経末端）ではない別の経路（神経末端）から神経ペプチド（サブスタンスP）を遊離し、その神経ペプチドは血管障害を作用させたり、肥満細胞に作用しヒスタミンなどの化学物質を放出させ、紅斑や膨疹を引き起こさせます(Steinhoff M, 2006;Paus R, 2006;深町晶子, 2010）（図 13-1）。

また、アトピー性皮膚炎ではこの知覚神経が皮膚表面（表皮）まで伸びて外的刺激によるかゆみをさらに生じさせやすくなることも知られています（富永光俊, 2010)。このようにかゆみのメカニズムは複雑なのです。

皮膚炎悪化のメカニズム

かゆみは生体防御のために引っ掻く行動（掻爬（そうは））を発現させますが、そのかゆいところを引っ掻く行動（掻爬）自体が、かゆみ物質をさらに生み出し皮膚の炎症を悪化させることで慢性化させます（竹内聡, 2010)。これらのサイクルを「かゆみ—掻爬（そうは）サイクル」といいます。

かゆみの原因

かゆみの原因には感染性、寄生性、アレルギー性、その他に分類されます。感染性および寄生性には、細菌、マラセチア、ヒゼンダニなど、アレルギー性では、アトピー性皮膚炎、ノミアレルギー、食物アレルギーなどが多いです（関口麻衣子 ,2013)。その他としては、免疫介在性疾患、ある種の腫瘍、精神的要因、異物、局所の違和感などがあります（関口麻衣子 ,2013)。

かゆみが出ることが多い犬の皮膚疾患は？

主なかゆみを発現することの多い犬の皮膚疾患を分類、原因、かゆみを発現させるメカニズム、特徴について表13-1にまとめました（関口麻衣子、2013;Bruet V, 2012; Maina E,2011;小沼　守,2017）。

表13-1　かゆみを発現することの多い犬の皮膚疾患

皮膚疾患名	分類	原因	かゆみのメカニズム	かゆみの強さ	かゆみの初発年齢	その他の特徴
膿皮症	感染性	皮膚の表在性の細菌感染症	主に*Staphylococcus pseudointermedius*の増殖により発症する	弱い	若年～中高年	ブツブツ（図13-2）や表皮小環（図13-3）という皮膚病変が特徴的。アレルギー性皮膚炎と関連することがある
マラセチア性皮膚炎	寄生性	皮膚における常在するマラセチア（主に*Malassezia pachydermatis*）（図13-4）	マラセチアの増殖や過敏反応	弱い～やや強い	中高年	アレルギー性皮膚炎と関連することがある（図13-5）
疥癬	寄生性	イヌセンコウヒゼンダニ（図13-6）、ネコセンコウヒゼンダニ	ヒゼンダニ感染による皮膚疾患	強い	若年に多い	過敏反応の関与する通常疥癬（図13-7）とかさぶたが多くつくられる角化型疥癬がある。かゆみが強い
ノミアレルギー	寄生性	ノミの感染	主にノミの唾液中のタンパク質に対するアレルギー反応	弱い～やや強い	中高年	背部、腰背部（図13-8）、尾部*
食物アレルギー	アレルギー性	食物アレルゲン	食物アレルゲンに対するアレルギー反応	強い	1歳以下	軟便が多い、皮膚炎は肛門周囲のかゆみが多いが手足や顔も発現する（図13-9）
アトピー性皮膚炎	アレルギー性	遺伝的なアレルギー体質	特に環境抗原に対してIgE抗体を産生しやすい	弱い～やや強い	3歳以下	かゆみのある皮膚炎は手足の裏、顔面（図13-10）、頸部、胸部側面、腋窩部などに多い

＊ノミアレルギーではないノミの感染症（ノミ刺症）では腹部と大腿部内股に多い

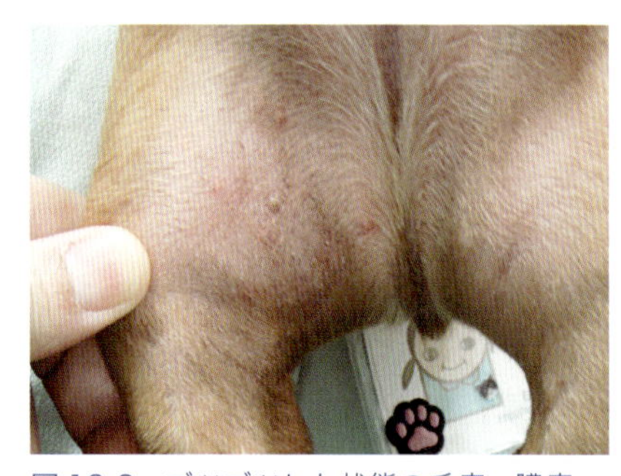
図13-2　ブツブツした状態の丘疹、膿疱

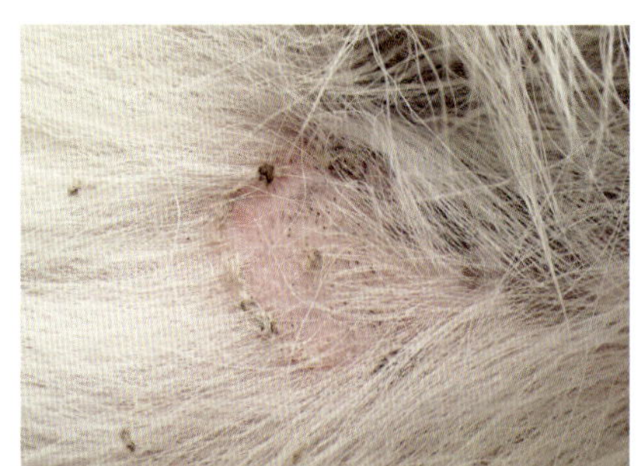
図13-3　表皮小環

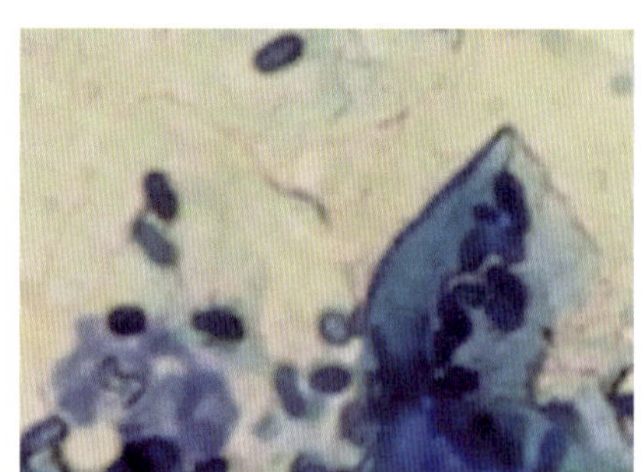
図13-4　マラセチア

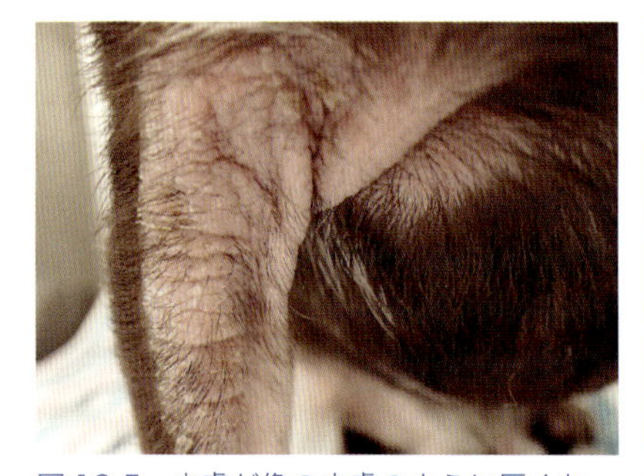
図13-5　皮膚が像の皮膚のように厚くなっている

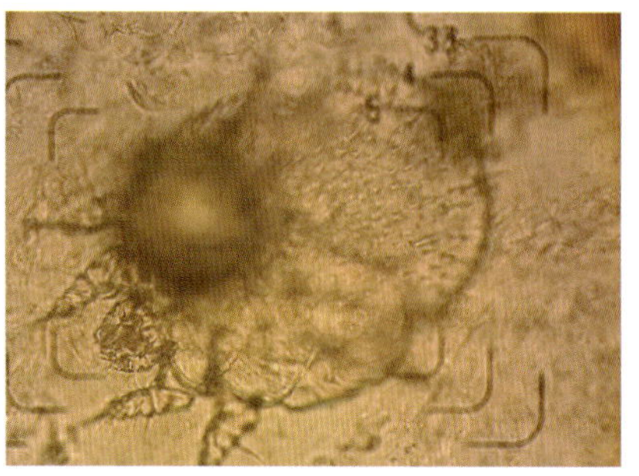
図13-6　イヌセンコウヒゼンダニ

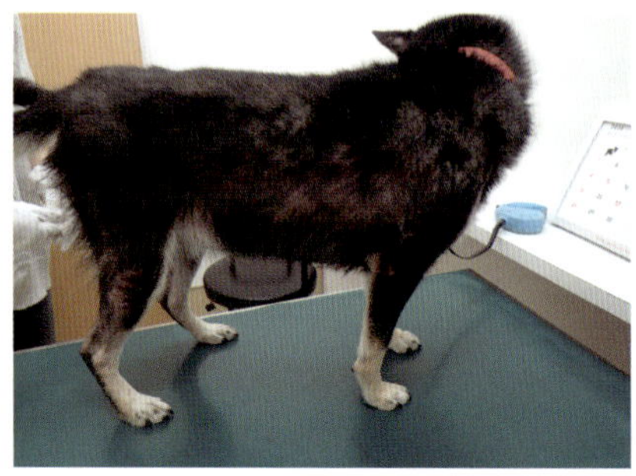
図13-7　疥癬の犬

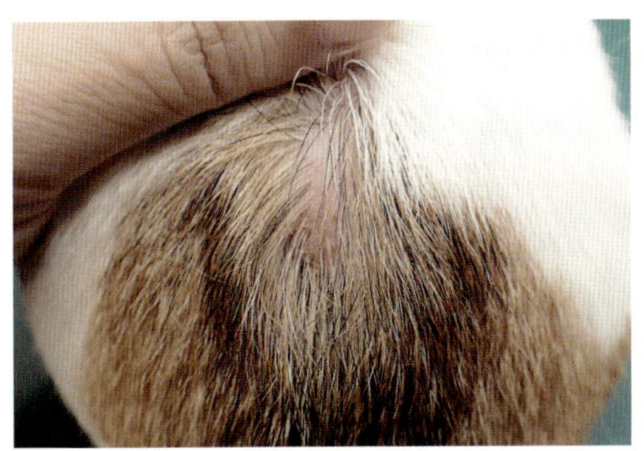

図 13-8　腰背部にみられるノミアレルギーの症状

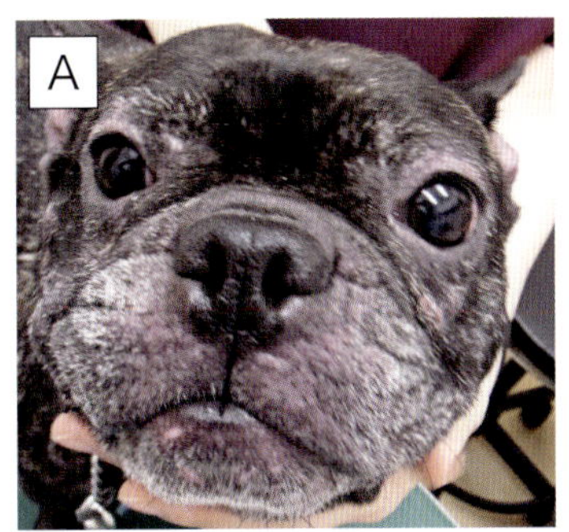

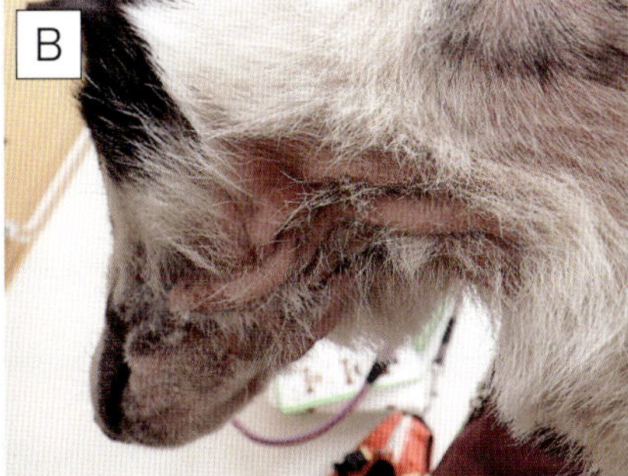

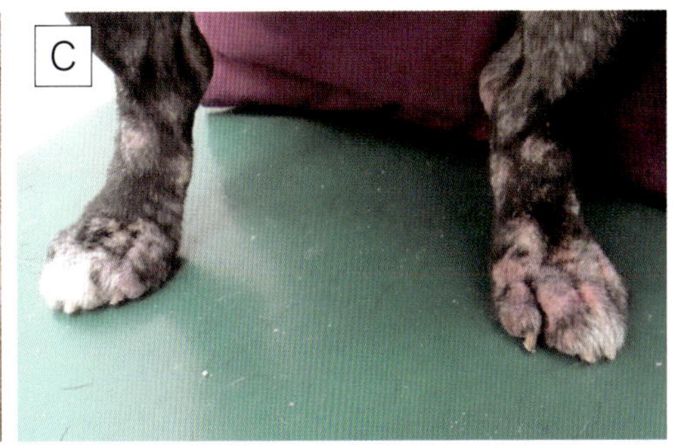

図 13-9　食物アレルギーの発生部位。顔部分（A）、頸部（B）、肢端（C）

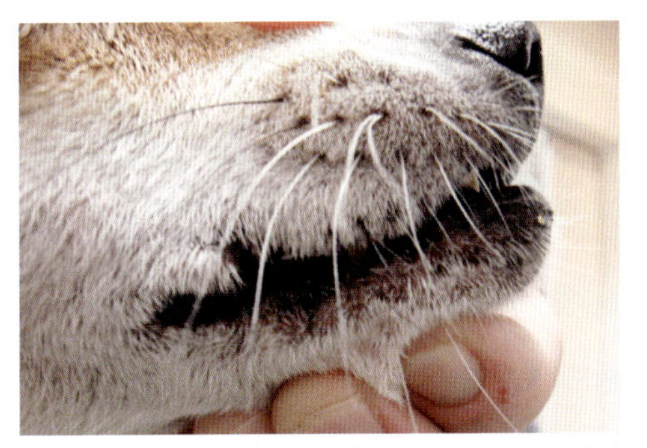

図 13-10　アレルギー性皮膚炎による口周囲の炎症

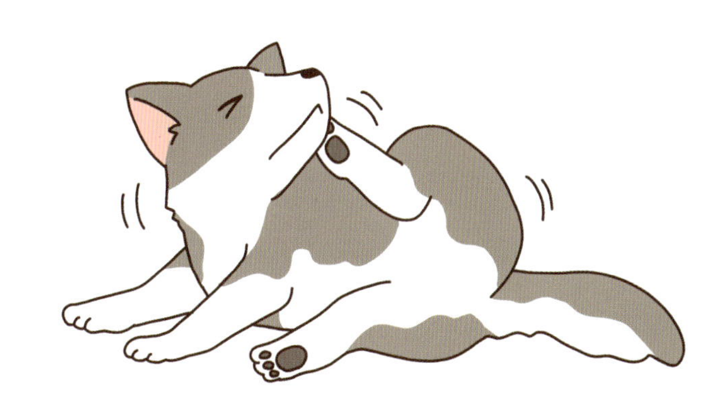

かゆみの検査と治療はどんなことをするの？

かゆみの検査

かゆみに限定した検査はなく、主に一般的な皮膚病の検査が行われます。飼い主さんからの稟告、一般皮膚検査、皮膚押捺塗抹検査、皮膚掻爬検査、各種アレルギー検査（アレルゲン特異的 IgE抗体検査、リンパ球反応検査、皮内反応検査、食物負荷・除去食試験）、皮膚病理組織検査などがあげられます（関口麻衣子、2013）。

かゆみの治療

かゆみの原因となる病原体の除去が根本となり、薬剤としては炎症を抑制する薬剤が使われます（関口麻衣子、2013）。ヒスタミンがかゆみに関与することは前述しましたが、予防的投与以外は効果がないといわれています（Saridomichelakis MN,2016）。

最も有効なかゆみ止めはグルココルチコイドです（Saridomichelakis MN,2016）。近年、犬のかゆみ物質として知られるサイトカインの一種であるIL-31の阻害薬(抗体医薬)や、ヤヌスキナーゼ(JAK)阻害薬がグルココルチコイドと同等であることが知られ、臨床現場でも使われています(Gonzales AJ,2014)。

その他としては、免疫抑制薬、必須脂肪酸、向精神薬、時に物理的刺激を抑制するため、エリザベスカラー®が使われることもあります(関口麻衣子、2013)。

猫のかゆみについて教えて

犬と同様に、猫にかゆみを発現させる皮膚疾患も、感染性、寄生性、アレルギー性に分類されます。しかしアレルギー性皮膚疾患の病態は解明されておらず、精神的要因による掻爬行動がかゆみを発現させる皮膚疾患との鑑別も難しいのが現状です。そこで本項では、臨床徴候を中心に、考えられる主な鑑別診断リストを提示する形で解説します(表13-2)(柴田久美子、2015)。

表13-2　かゆみを発現することの多い猫の皮膚疾患

臨床徴候	感染性	寄生性	アレルギー性	その他
頭部掻爬痕(図13-11、図13-12)	皮膚糸状菌症	疥癬 耳ヒゼンダニ症	食物アレルギー 非ノミ非食物性アレルギー性皮膚炎(ノミでもなく、食物アレルギーでもない皮膚炎)	身体的疾患による掻爬行動(外耳道炎など)精神的要因
対称性脱毛	皮膚糸状菌症(図13-13、図13-14)	ニキビダニ症	食物アレルギー ノミアレルギー性皮膚炎(下腹部) 非ノミ非食物性アレルギー性皮膚炎	身体的疾患による舐性行動(猫下部尿路疾患、肥満など)、精神的要因(局所脱毛:図13-15)
粟粒性皮膚炎*(図13-11、図13-12)	皮膚糸状菌症	蚊刺症(鼻梁、耳介、耳前部など) 耳ヒゼンダニ症(耳介、頸部周囲)	食物アレルギー ノミ刺症あるいはノミアレルギー性皮膚炎(腰背部および下腹部) 非ノミ非食物性アレルギー性皮膚炎	精神的要因
好酸球性皮膚炎(図13-16、図13-17)	不明	ノミの感染	食物アレルギー ノミアレルギー性皮膚炎(下腹部) 非ノミ非食物性アレルギー性皮膚炎	遺伝的要因 精神的要因

*図は頭部中心だが、特にノミが関与した粟粒性皮膚炎は背部に起こることが多い

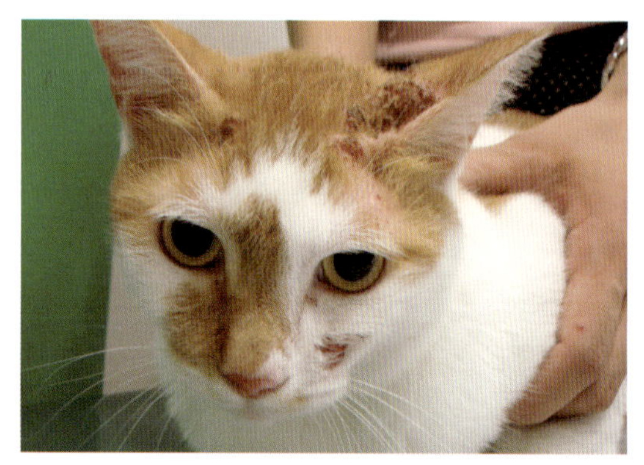

図13-11　頭部掻爬痕(粟粒性皮膚炎)
アレルギーの原因が特定できてはいないアレルギー性皮膚炎①

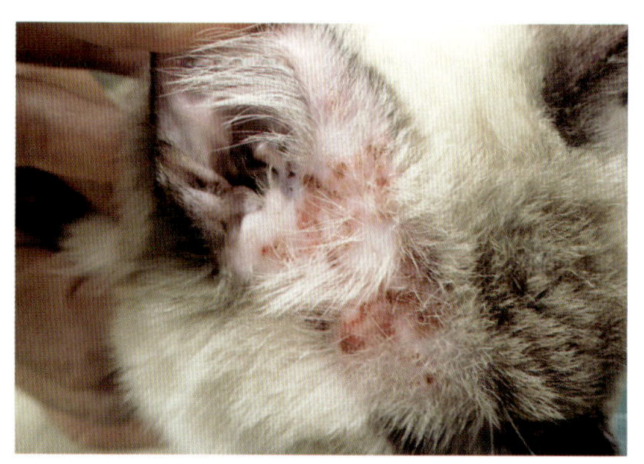

図13-12　頭部掻爬痕(粟粒性皮膚炎)
アレルギーの原因が特定できてはいないアレルギー性皮膚炎②

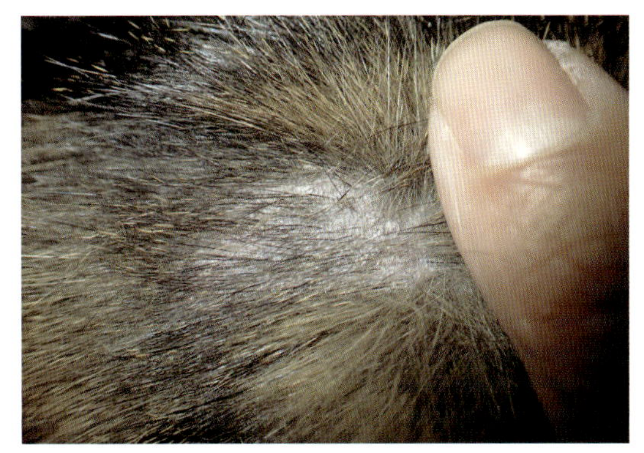

図 13-13　背部の皮膚糸状菌症による局所脱毛

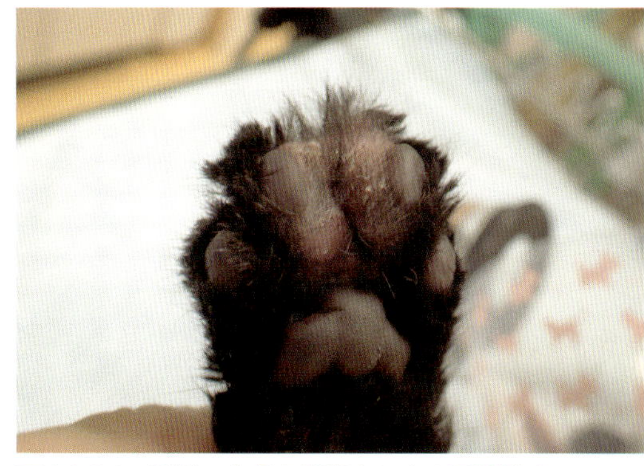

図 13-14　肢端の皮膚糸状菌症による局所脱毛

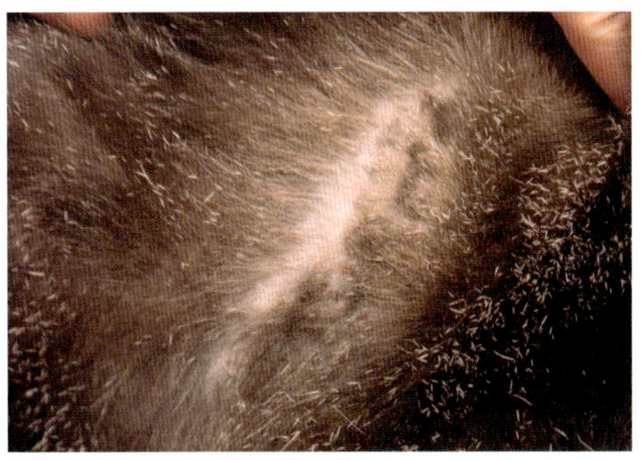

図 13-15　精神的要因による自咬による脱毛

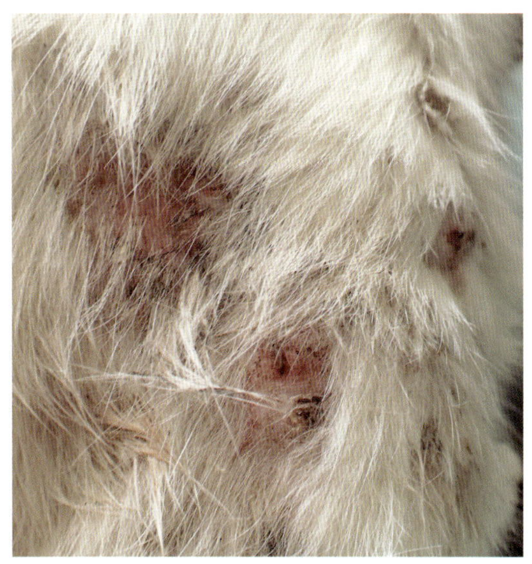

図 13-16　好酸球性肉芽腫と鑑別診断が必要な病態。重度なかゆみと背部の脱毛、糜爛、潰瘍が認められる

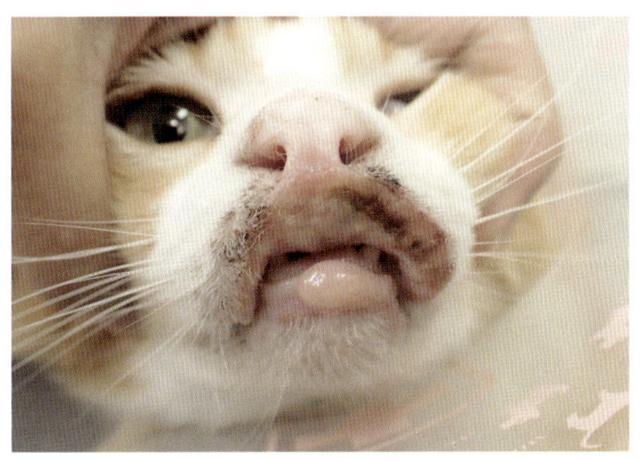

図 13-17　上下唇に好酸球性の無痛性潰瘍が認められる

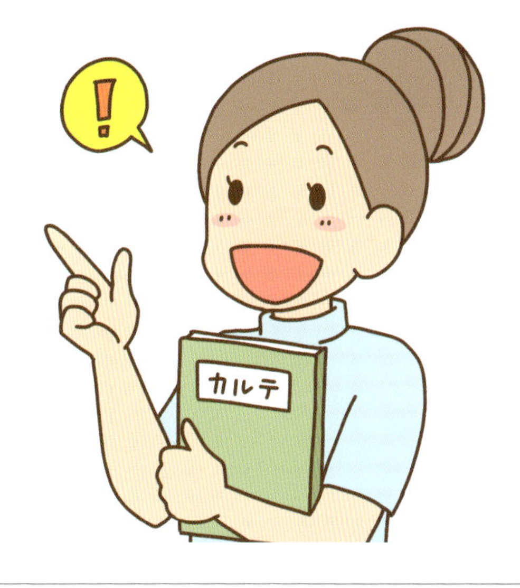

参考文献

1. Steinhoff M, Bienenstock J,Schmelz M, et al(2006):Neurophysiological,neuroimmunological,and neuroendocrine basis of pruritus. J Invest Dermato1,l26:l705-l718.
2. Paus R Schmelz M.Biro T, et al(2006):Frontiers in pruritus research: scratching the brain for more effective itch therapy.J Clin Invest.l16:1174-1186.
3. 深町晶子（2010): 痒みのメカニズム , ファーストステップ皮膚免疫学 (戸倉新樹編), 中外医学社 , 東京 ,107-115.
4. 富永光俊 . 高森建二（2010）：痒みにおける表度内神経の制御機構 . アレルギー・免疫 ,17:l498-1504
5. 竹内聡 . 古江増隆（2010）：痒みの最新治療 . アレルギー・免渡 17:1530-1538.
6. Bruet V.Bourdeau PJ.Roussel A, et a1.(2012):Characterization of pruritus in canine atopic dermatitis flea bite hypersensitivity and flea infestation and its role in diagnosis Vet Dermatol.23(6)487-493.
7. Maina E.Galzerano M.Noli C.(2011):Perianal pruritus in dogs with skin disease.Vet Dermato1,25:204-209.
8. Saridomichelakis MN.0livry T.(2016):An update on the treatment of canine atopic dermatitis.Vet J.207:29-37.
9. Gonzales AJ, Bowman JW.Fici GJ.et al(2014).0clacitinib (APOQUEL) is a novel Janus kinase inhibitor with activity against cytokines involved in allergy. J Vet Pharmacol Ther. 37:317-324.
10. 関口麻衣子、掻痒、659-662、プライマリー・ケアのための診療指針ー犬と猫の内科学ー、長谷川篤彦監修 , 2013.
11. 小沼　守 . めざせ早期発見！ わかる犬の病気 . インターズー , 東京 .2017.
12. 柴田久美子 . 猫の痒みに対する診断の考え方 , In: 特集猫の痒み . Dermatology.31:6-10. インターズー , 東京 .2015.

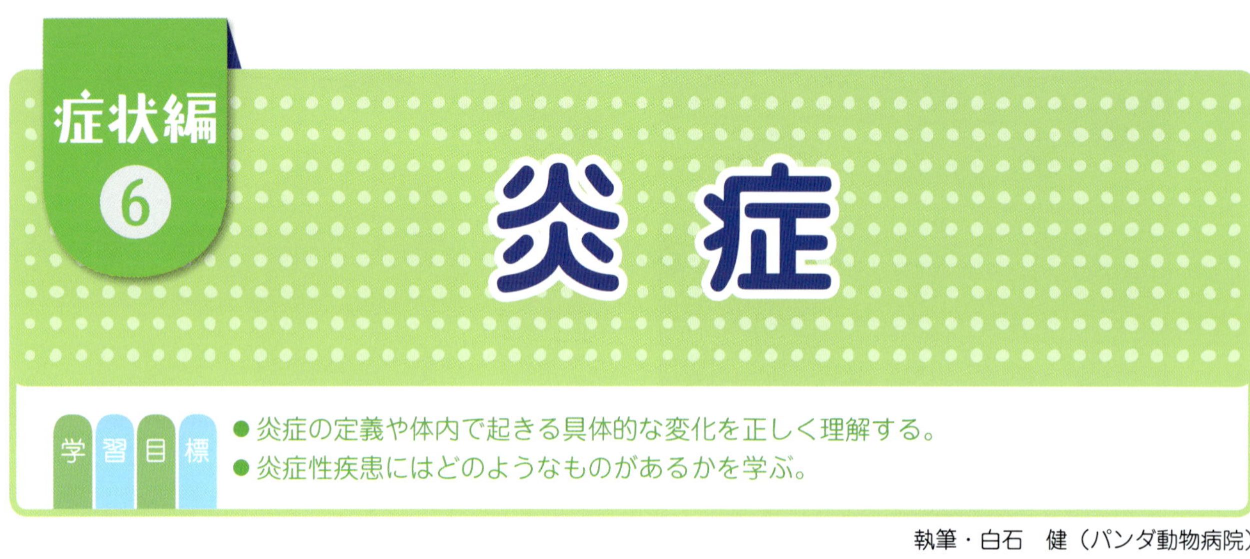

学習目標
- 炎症の定義や体内で起きる具体的な変化を正しく理解する。
- 炎症性疾患にはどのようなものがあるかを学ぶ。

執筆・白石　健（パンダ動物病院）

私たちが働く動物病院では「炎症」という言葉を耳にしない日はないかもしれません。あるいは日常生活のなかでさえ頻繁に接することのある言葉ではないでしょうか。

炎症というと、「熱っぽい」「痛い」「赤い」などのイメージがすぐに浮かんできます。皮膚炎や外耳炎、関節炎、胃炎、結膜炎……など「炎」が付く病名も簡単に思い付きます。

今回は、「炎症」の定義とともに、「なぜ熱っぽい？」「なぜ痛い？」「なぜ赤い？」といった部分を勉強していきたいと思います。当たり前だと思っていた部分でも理由がはっきりとわかると思います。皆さんの疑問がスッキリ解決されると幸いです。

炎症の原因は？　どのような経過をたどるの？

私たちヒトも含め動物の体は外部からのさまざまな有害な刺激を受け続けています。また一方で、体内からも絶えず有害な物質が産生されています。炎症とはそれら外因性・内因性のさまざまな刺激に対する体のもつ防衛機構だといえます。

▶炎症の原因は？

- 細菌やウイルス、寄生虫などの病原生物の感染
- 物理的刺激（外傷、火傷、凍傷、紫外線、放射線など）
- 科学的刺激（強酸、強アルカリ、その他の有害物質）
- アレルギー反応（遅延性過敏症など）
- 代謝産物やその蓄積による炎症

なんらかの刺激により体が傷害を受けた場合は、体はそれに反応して障害の原因や傷害を受けた細胞の壊死物質を取り除こうとします。例えば、細菌やウイルスに感染すれば、侵入した細菌やウイルスを体から取り除こうと体が反応します。けがを負った場合は、けがした組織が元に戻ろうと反応します。このような**さまざまな有害な刺激から体を守り、立ち直ろうとする反応が炎症反応**です。

ところが、本来体を守るはずの炎症反応が腫脹や痛みを起こして患者を苦しめる結果になることがあるのです。

炎症反応はその時間的な経過により、急性炎症と慢性炎症に分けることができます。急性炎症とは急激に発症し、早期に終息する炎症反応をいいます。一方で、急性炎症の原因となった刺激をうまく取り除くことができずに治癒が完了しなかった場合や、ゆるやかに起こり長期間継続している炎症を慢性炎症といいます（図 14-1）。

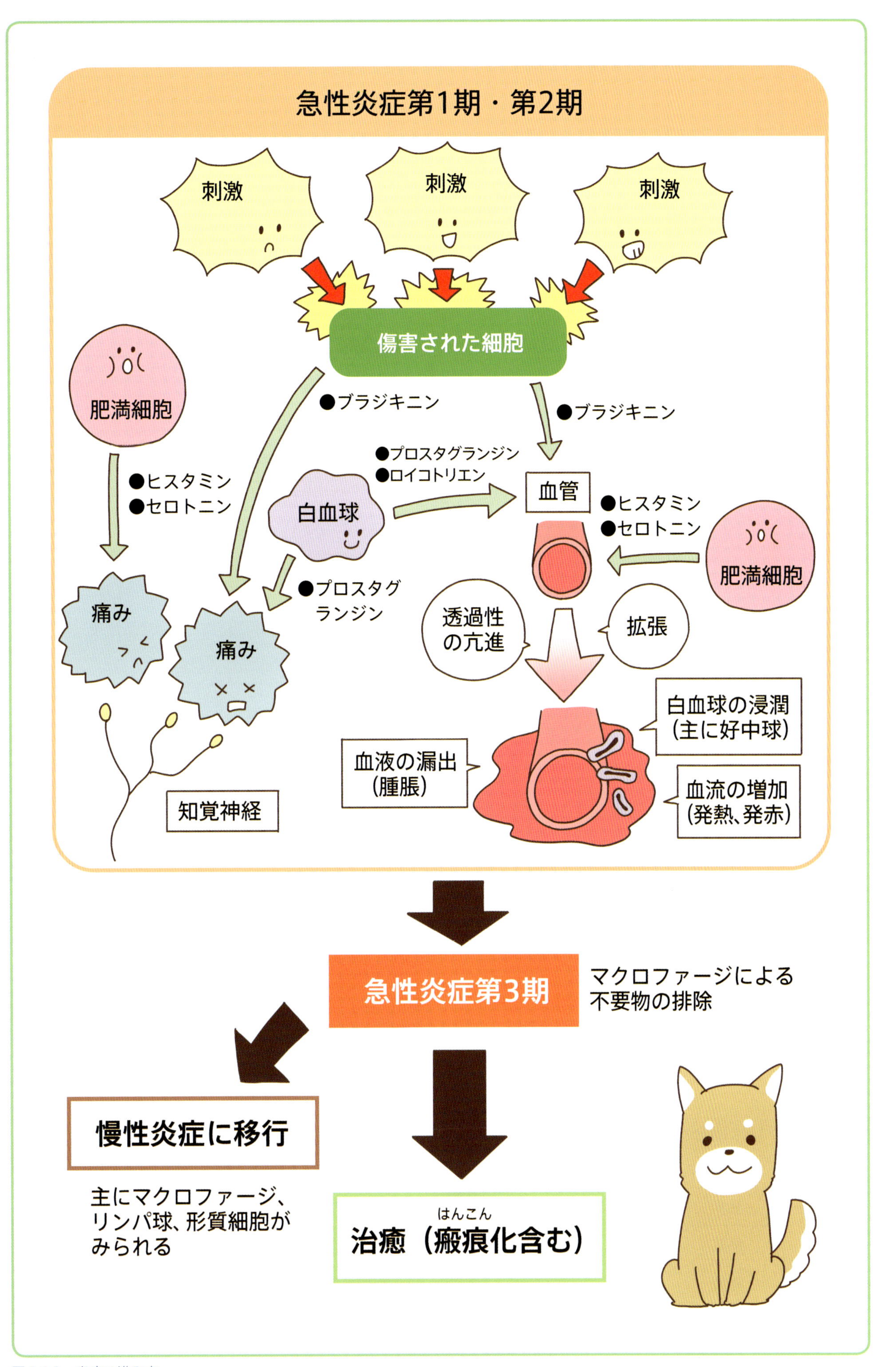
急性炎症第1期・第2期
刺激
刺激
刺激
傷害された細胞
肥満細胞
●ブラジキニン
●ブラジキニン
●ヒスタミン
●セロトニン
●プロスタグランジン
●ロイコトリエン
白血球
血管
●ヒスタミン
●セロトニン
肥満細胞
痛み
痛み
●プロスタグランジン
透過性の亢進
拡張
白血球の浸潤（主に好中球）
血液の漏出（腫脹）
血流の増加（発熱、発赤）
知覚神経
急性炎症第3期
マクロファージによる不要物の排除
慢性炎症に移行
主にマクロファージ、リンパ球、形質細胞がみられる
治癒（瘢痕化含む）

図 14-1　炎症の進み方

急性炎症

急性炎症反応を病理学的にみると、次の３期に分類できます。

●急性炎症の第１期

有害な刺激を受けた部位は一時血管が収縮した後、血流確保のために血管が拡張しはじめます。拡張した血管には血流が増加して発赤や熱感がみられるようになります。また、同時に血管透過性が亢進するため、血漿成分が血管内皮細胞の隙間から血管外に漏出（ろうしゅつ）します。このことにより炎症部位の腫脹がみられます。

●急性炎症の第２期

腫脹した部分の血流は停滞するため白血球が血管壁に接着しやすくなり、その後血管外へと滲出（しんしゅつ）します。血管外へ出た白血球は、炎症の原因を取り除くために病巣部へ移動します。これを遊走といいます。滲出する順番は好中球が最初で、単球、リンパ球と続きますが、急性炎症のこの時期は好中球がほとんどを占めます。

●急性炎症の第３期

急性炎症の後半は、炎症の原因の種類、傷害の程度や性質、傷害部位、動物の回復能力などに左右され次の３つのパターンの結果を迎えます。

パターン１―炎症の原因は除去されて炎症反応も終息し、完全治癒へと向かいます。

パターン２―炎症の原因は除去されますが、組織の傷害範囲が大きかったり再生がうまくいかないために線維化や瘢痕化（はんこんか）へと進みます。

パターン３―炎症の原因がうまく取り除かれなかった場合、あるいは原因が取り除かれたとしても炎症反応が終息に向かわない場合に炎症反応は慢性化します。原因が感染だったときや炎症後に細菌感染を受けたときは化膿性炎症に進行することがあります。

慢性炎症

炎症が数週間から数年間にわたって長く継続している状態です。慢性炎症は、急性炎症からの移行、低病原性微生物の保有、自己免疫疾患、基礎疾患の存在（FIV、腫瘍など）が原因となって起こります。また、好中球が主体の急性炎症に対し、慢性炎症ではマクロファージやリンパ球、形質細胞が炎症部位に浸潤します。さらに、浸潤した細胞による組織の破壊や修復、血管新生、線維化が起きるのが特徴です。

そもそも炎症ってどういう状態のこと？

炎症部位の特徴的な局所症状として発赤や熱感、腫脹、疼痛がみられます。昔からこれらは「炎症の４兆候」として知られていましたが、1858年これに機能障害を加えて「炎症の５兆候」というように定義されました（表14-1）。また、全身的には食欲不振や発熱、元気消失、頭痛、関節痛がみられることがあります。

表14-1　炎症の５徴候

炎症反応	兆候の原因と意義
発赤	血管拡張と血流増加→組織修復物質の供給
熱感	血管拡張と血流増加、発熱物質→抵抗性の賦活化（ふかつか）
疼痛	発痛物質やpHの変化→細胞傷害への警告
腫脹	血管透過性の亢進→異物の希釈
機能障害	上記の各変化や肉芽形成

炎症が起こると体内ではどんな変化があるの？

細胞と化学物質の変化

炎症時にみられる局所の変化（血管透過性亢進、白血球の活性化、白血球の遊走など）のほとんどは炎症時に現れる細胞とそれらの細胞や血漿由来の化学物質によって引き起こされます。

炎症時にみられる細胞は炎症の原因や経過時間に左右されます。おおまかにいうと急性炎症の第１期・第２期では白血球（主に好中球）、マクロファージ、肥満細胞が出現し、急性炎症の第３期や慢性炎症ではマクロファージ、線維芽細胞などが出現します。炎症にみられる主な細胞と化学物質を表 14-2、表 14-3にまとめました。

表 14-2　炎症時にみられる主な細胞

細胞	形態的特徴	働き
好中球	・濃縮した分葉核をもつ ・細胞質は透明	細菌や壊死物質を貪食
マクロファージ	・大型の細胞 ・あまり濃くない核をもつ ・広い細胞質に空胞や顆粒をもつ	強い貪食作用 プロスタグランジン、インターフェロン、インターロイキンを放出 T 細胞への抗原提示
リンパ球 (T細胞、B細胞)	・比較的小型の細胞 ・類円形の比較的濃い核をもつ ・狭い細胞質をもつ	リンホカインの放出
形質細胞	・偏在した濃い核 ・核の横に白く抜ける領域をもつ	免疫グロブリンを放出
好酸球	・好中球に似た分葉核をもつ ・細胞質にオレンジがかった明るい顆粒をもつ	寄生虫感染時やアレルギー反応時に出現
好塩基球	・好中球に似た分葉核をもつ ・細胞質に紫の顆粒をもつ	ヒスタミン、ヘパリンを放出
肥満細胞	・細胞質に赤紫～濃い紫の顆粒を多量に含む	セロトニン、ヒスタミン、ヘパリンを放出
線維芽細胞	・核小体が明瞭な楕円形の核をもつ ・淡青～淡紫の長い細胞質をもつ	損傷部位で増殖
血小板	・Ø3μmの円板状 (Ø1μm～ 15μmまでばらつきがある。赤血球は Ø7μm) ・無核 ・淡青色の細胞質内に赤紫の顆粒塊をもつ	止血作用、セロトニンの放出

表 14-3　炎症反応に関する主な化学物質

化学物質	働き	供給源
ヒスタミン	血管透過性の亢進／発痛	肥満細胞、好塩基球、血小板
セロトニン	発痛	肥満細胞、血小板
リソソーム酵素	細胞傷害作用	好中球、マクロファージ
プロスタグランジン	血管透過性の亢進／発痛	すべての白血球、血小板、内皮細胞、マクロファージ
ロイコトリエン	血管拡張	すべての白血球
血小板活性化因子	血小板を刺激	すべての白血球、内皮細胞
サイトカイン	白血球の遊層など炎症反応の惹起（じゃっき）	リンパ球、マクロファージ、内皮細胞
ブラジキニン	血管透過性の亢進／発痛／血管拡張	血漿キニンから合成

炎症の検査

●白血球数検査と百分比

一般的に、炎症が起きると白血球の増加がみられます。また、増加した白血球の種類を調べることで炎症の原因や経過を推測することができます。

▶主な白血球と炎症の関連性

- 好中球→炎症初期に増加、細菌感染で増加
- 好酸球→寄生虫感染やアレルギー反応で増加
- リンパ球→慢性炎症で増加
- 単球→慢性炎症で増加

●C反応性タンパク（CRP）測定

CRPは炎症刺激により産生されたサイトカインの作用によって肝臓で産生される血漿タンパクです。炎症が起きるとそれに反応して急激に増加し、炎症が起こって24時間後にはピークに達します。また、炎症が改善すると6時間ほどで減少するので、炎症の存在や重症度、治療の効果判定に利用できます※。

※犬では利用できますが、現在猫には利用できません。

炎症性疾患にはどんなものがあるの？

外耳炎

外耳炎は外耳道の炎症として定義されます。耳道内や耳介には発赤や腫脹など炎症の兆候がみられます（図14-2）。動物は頭を振る、耳介を後ろ肢で引っ掻く、耳を地面にこすりつける、耳から悪臭がするなどの典型的な理由で来院することが多いといえます。ただし、炎症が中耳へ進行してしまった場合は斜頸やふらつき、眼振などの症状で来院します。

●主な原因

- アトピー、食物アレルギー
- ミミヒゼンダニ、毛包虫も感染
- 細菌、真菌の感染
- 耳道内の腫瘍やポリープ、毛
- 脂漏症による耳垢過多
- 上記疾患の複数の併発

●診断

外耳炎は病名ではなく症状名なので、臨床症状と耳道内検査の所見により診断します。耳道内の所見としては、外耳道の発赤や腫脹、疼痛もしくは掻痒感（そうようかん）がみられ、すでに慢性化している場合は耳道の肥厚がみられます。また、悪臭を放つ耳垢や滲出物が耳道をふさいでいます。

●検査

耳垢や耳道内分泌物の鏡検は状態把握や時には原疾患確定のための重要な検査になります。

●外耳炎を慢性化させる因子

- 細菌感染

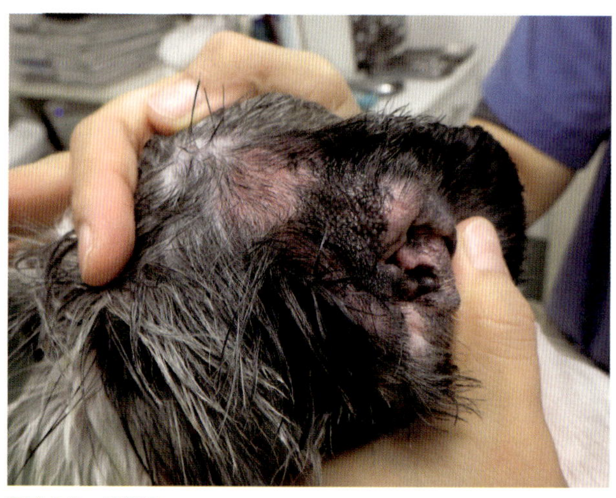

図14-2　外耳炎

・真菌感染
・耳道の過形成、耳垢腺の過形成および耳垢腺炎、軟骨の石灰化

●入院および外来

外耳炎ではほとんどの場合外来治療で行いますが、重篤な前庭症状がみられるときなどには入院治療が必要になることがあります。

●内科治療

局所治療（点耳薬の使用）は、治療の点からも症状のコントロールの点からもたいへん有効です。以下はその手順です。

①外耳道内の耳垢や滲出物を取り除くために洗浄を行います。耳道洗浄用のローションも利用できますが、炎症がひどいときなどは温生理食塩水でていねいに洗うようにします。動物の性格や痛みの程度によっては鎮静処置を施すこともあります。
②洗浄後、検査結果に基づいた薬を耳道内に点耳します。一般的には抗菌薬やコルチコステロイド、抗真菌薬、殺ダニ薬などが処方されます。
③洗浄後、耳を気にするようであればカラーを装着するなどして、耳を地面にこすりつけたり、後肢で引っ掻いたりすることを防止します。

●全身治療

全身治療は外耳炎の治療のためだけではなく、基礎疾患の治療のために実施します。全身性の抗菌薬の投与は重度の細菌性外耳炎や鼓膜の破裂による中耳炎の症例では必須といえます。また、多数の酵母菌や真菌感染のある場合には抗真菌薬が効果的です。コルチコステロイドは外耳炎による腫脹や疼痛を緩和するだけでなく耳道内の脂質の生成を減らす働きがありますが、使用は短期間にとどめるようにします。耳道内に毛包虫やミミヒゼンダニが認められた場合は、イベルメクチンやドラメクチンの全身投与や局所投与が有効です。このときコルチコステロイドは使用できません。初期の消炎治療のみに使用するか、使用しません。

●外科治療

耳道に重度の狭窄（きょうさく）や閉塞がみられる場合、あるいは腫瘍やポリープがある場合は外科的処置が必要となります。

垂直耳道切開術は、耳道内の過形成や狭窄により、局所治療が困難な場合に有効な手術といえます。垂直耳道の外側を切除することにより、水平耳道の治療が可能となり、治療後のケアも行いやすくなります。また、鼓室胞切開術は鼓室胞内の進出物を除去し洗浄することにより、中耳炎の治癒を促進します。

ただし、外科処置により症状の改善が望めますが、外耳炎の治療自体は内科治療を継続することにあります。

●食べ物

原疾患に食物アレルギーがあれば、療法食による治療を行います。

●飼い主さんへのアドバイス

耳の治療とケアの指導は外耳炎の治療とその後の健康な耳の維持には必要不可欠です。正しい耳そうじの方法と治療方法を指導しなければなりません。

●外耳炎の進行の様子（今後の経過）

・週に１～２回は耳垢検査を繰り返し行い、耳道の治癒と感染の経過などを観察する必要があります。また、飼い主さんが家庭で投薬がきちんとできているかを確認し、難しいようであれば再度投薬のコツなどを指導するか、持続性のある点耳薬に変えるという選択もよいでしょう。
・外耳炎の治療がうまくいかないと、中耳炎、聾（ろう）、前庭疾患、顔面神経麻痺などへ進行することもあります。
・急性炎症でも通常３～４週間かかって治癒します。耳道の狭窄や軟骨の石灰化、アレルギーなどの原疾患がある場合は慢性化することも少なくありません。また、中耳炎に進行している場合は、前庭症状の消失と鼓膜の再生まで６週間以上の抗菌薬の全身投与が必要になります。

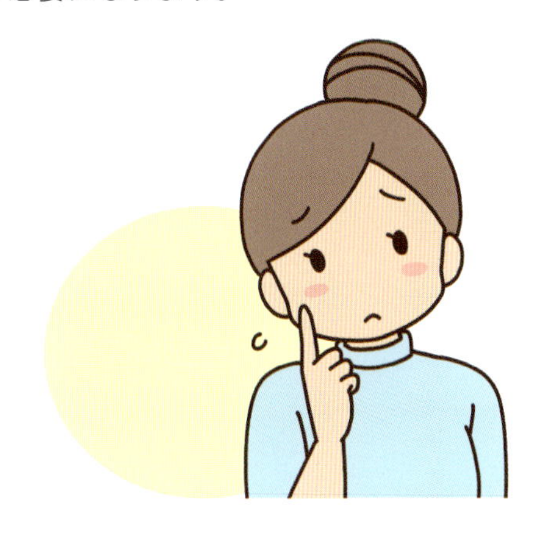

前部ぶどう膜炎

虹彩と毛様体の炎症性疾患で、動物は疼痛による羞明や眼瞼痙攣、流涙、眼脂を主訴に来院します。

前部ぶどう膜炎とは原因にかかわらず血液房水関門の破綻による二次的な組織破壊といえます(図 14-3)。ヒスタミン、セロトニン、プロスタグランジンおよびロイコトリエンが介在する血管透過性の増加は、血漿、血漿タンパク、および細胞の血管外遊出を結果的に起こし、次のような臨床症状を呈するようになります。

●臨床所見

・結膜充血、前房出血および血球成分の貯留
・角膜浮腫(青や白っぽくみえます)
・盲(歩行中物にぶつかるようになります)
・低眼圧(経過により緑内障を発症している場合は高眼圧を示します)
・縮瞳
・毛様体充血
・前房フレア(眼房水の混濁が進行して生じます。フィブリン塊がみられることもあります)

●主な原因

・感染→細菌やトキソプラズマの感染など
・外傷性→穿孔や打撲など鈍性の外力
・代謝性→糖尿病、高血圧など
・腫瘍性→黒色腫(原発性)、リンパ腫(続発性)
・免疫介在性→白内障、免疫介在性血管炎、免疫介在性血小板減少症など

●検査

・眼検査→対光反射、眼圧検査など
・感染症検査→感染が疑われるときはトキソプラズマ症などの検査が必要です
・凝固系検査→原因がはっきりしない眼房出血がある場合に必要になります
・X線検査→腫瘍の有無を調べます(原発性では黒色腫が多く、続発性ではリンパ腫が多くみられます)

●入院および外来

重症の場合は、初期治療の徹底と原因追求のためにも入院が適しています。軽度で眼圧が高くなければ外来で治療します。

●点眼治療

点眼治療の手順は以下になります。

①コルチコステロイドの点眼を重症例で1～2時間おきに点眼します。軽症例でも6時間おき点眼します。
②角膜潰瘍がある場合は非ステロイド系の点眼薬を使用します(ステロイドは禁忌)。
③散瞳薬(アトロピン)点眼を6～12時間のおきに点眼します。虹彩後癒着を最小限に抑えるためと痛みの緩和に有効です。

●全身治療

感染症や糖尿病が認められない場合はコルチコステロイドの投与を行い、感染症が疑われる場合は疾患に応じて抗菌薬や抗真菌薬の投与を行います。

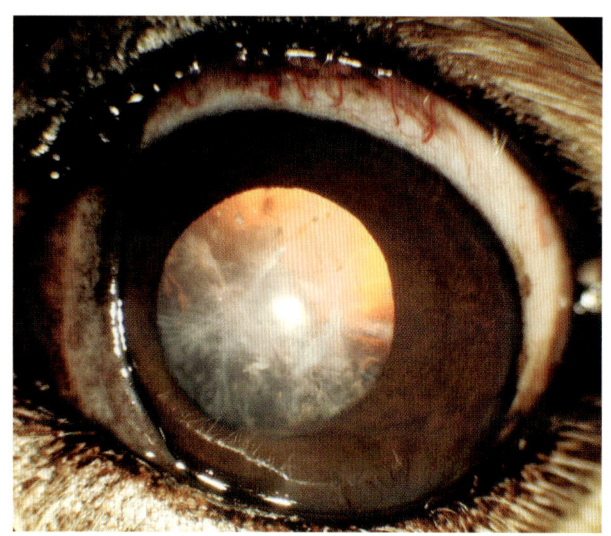

図 14-3 アメリカン・コッカー・スパニエルの水晶体原性ぶどう膜炎
(写真提供:金井一享先生 北里大学)

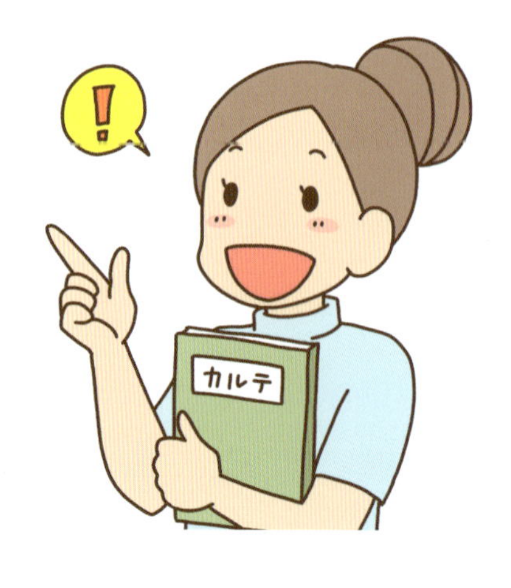

●前部ぶどう膜炎の進行の様子（今後の経過）

続発した前部ぶどう膜炎の場合、予後は原疾患によるところが大きくなります。重大な続発症として失明や眼内炎、白内障、虹彩後癒着、緑内障などがあります。また、原因や治療の経過にかかわらず、血液房水関門は傷害されているので最低でも８週間の治療期間を要します。

日々、炎症性疾患を診るにあたり、急性炎症では原因の追究と初期治療が重要であり、慢性炎症では繰り返しの検査と治療、飼い主さんへの指導が重要であると感じています。どちらの場合も飼い主さんの協力なく治療を進めることはできません。根気のいる治療を成功させるためには動物看護師の皆さんによる飼い主さん指導と励ましが必要不可欠となります。本項が皆さんの炎症性疾患に対する自信の一助になれば幸いです。

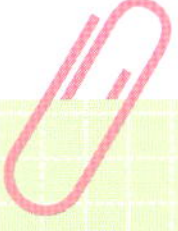

臨床現場で遭遇しやすい目でみえるさまざまな炎症

炎症は皮膚や眼、口腔など目にみえるものもあれば、体内のみえないところで起こり検査結果から予測しなければならないものもありますが、以下に臨床現場で遭遇しやすい目でみえる炎症のいくつかをご紹介します。

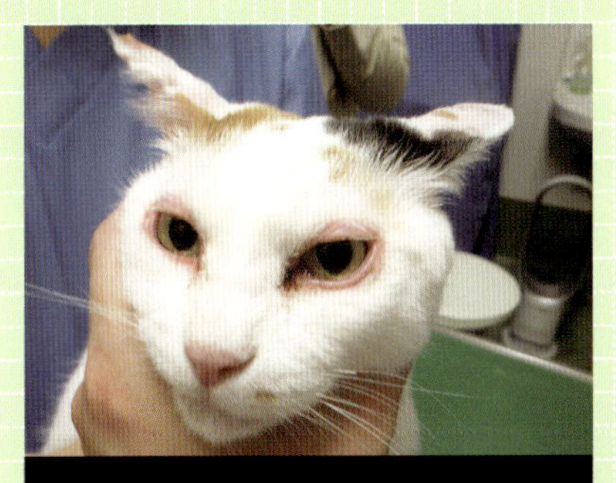

図 14-4　猫のアレルギー性眼周囲皮膚炎

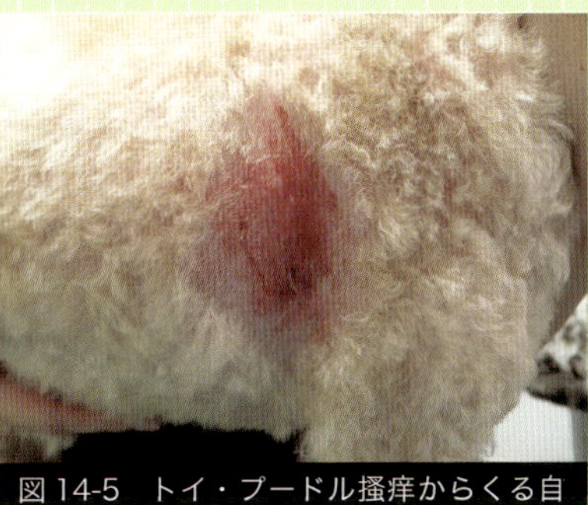

図 14-5　トイ・プードル掻痒からくる自傷による皮膚炎

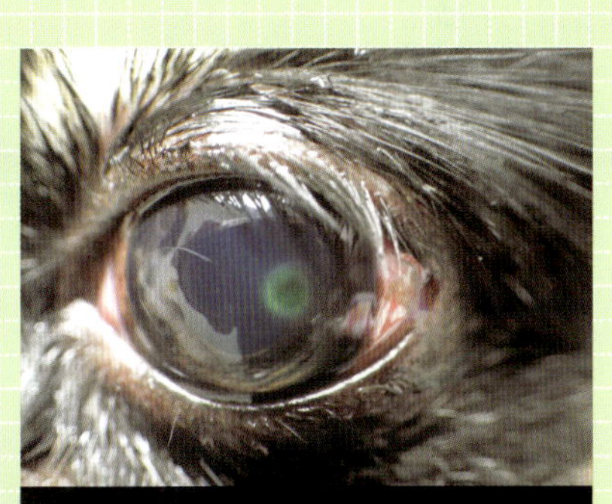

図 14-6　チワワの角膜炎および結膜炎

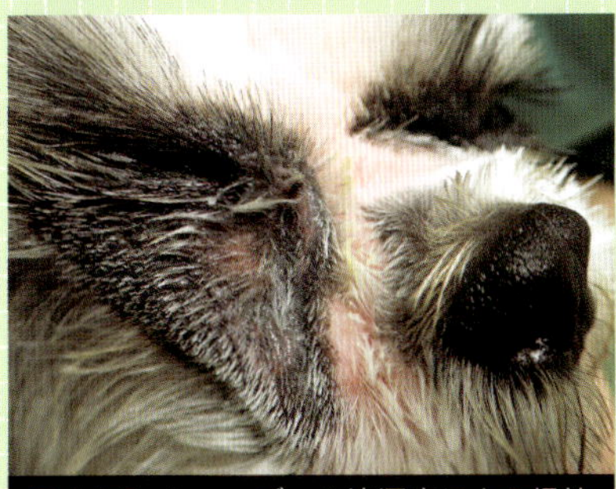

図 14-7　シー・ズーの流涙症による慢性炎症と苔癬化

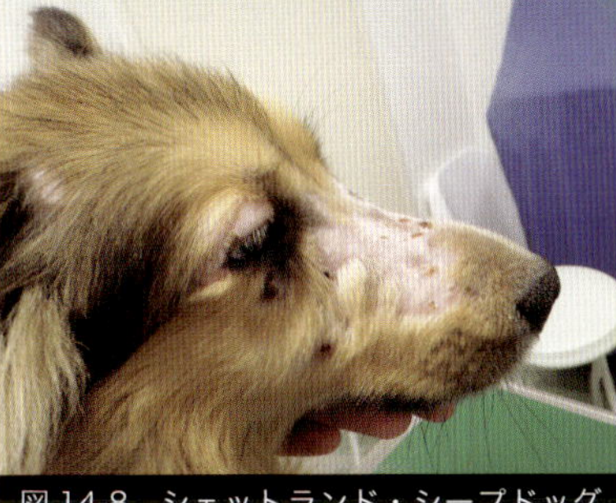

図 14-8　シェットランド・シープドッグの家族性皮膚筋炎

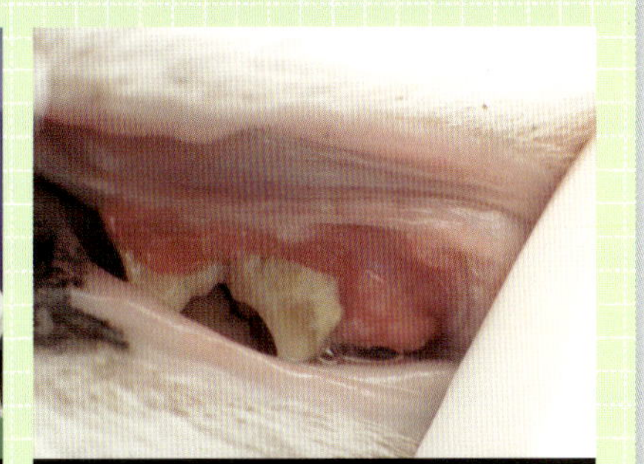

図 14-9　猫の歯周病における歯肉炎

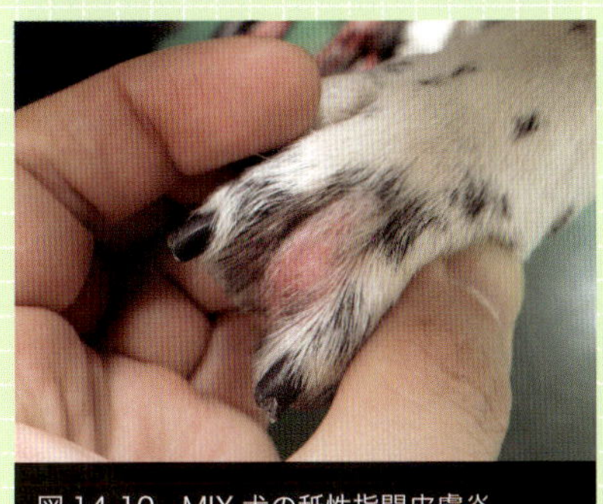

図 14-10　MIX 犬の舐性指間皮膚炎

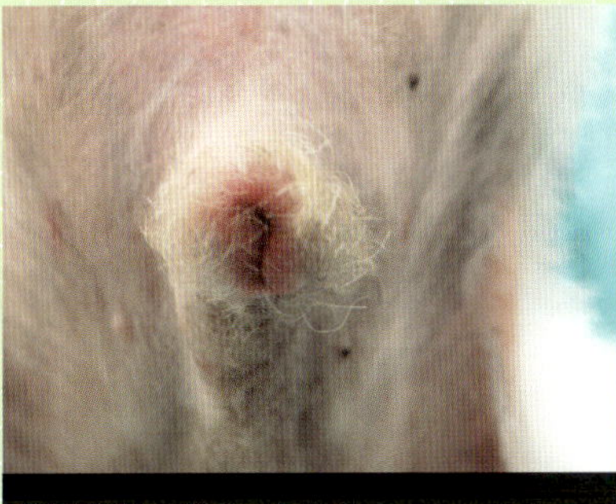

図 14-11　雄犬の包皮炎

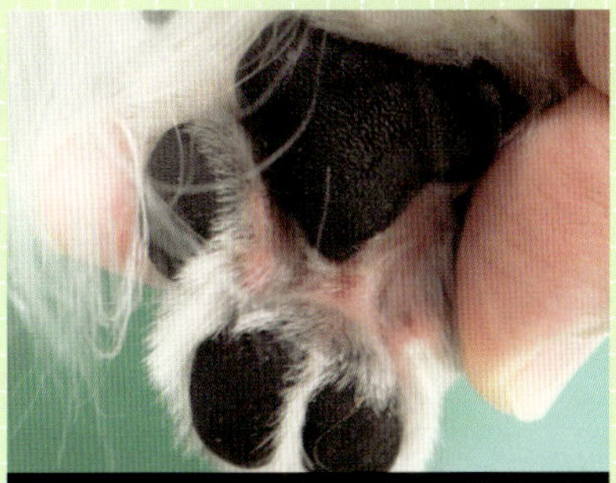

図 14-12　パピヨンのマラセチア性パッド間皮膚炎

症状編 7

浮 腫

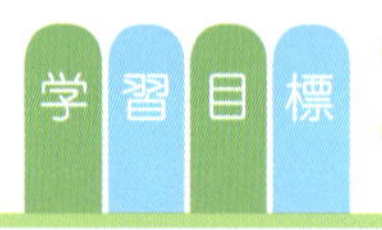

- 浮腫とは、体にどのようなことが起こっている状態なのかを正しく理解する。
- 浮腫を起こすさまざまな病気を理解する。

執筆・白石　健（パンダ動物病院）

勉強するなかで、また看護を実践するなかで、「浮腫」という言葉を日常的によく耳にすると思います。では、具体的に浮腫とはいったいどのような状態をいうのでしょうか？　体のなかではどのような変化が起こっているのでしょうか？　少し難しい内容になりますが、これらの疑問を解決して、より深みを持った看護が行えるように頑張りましょう。

浮腫ってどんな状態なの？

浮腫の定義

浮腫はむくみとも呼ばれていて、私たちの日常生活のなかでもよくみかける病態です。簡単な例をあげると、私たちも長時間の立ち仕事で足がむくんでくることがあります。夕方になると靴下や靴が窮屈に感じた経験のある人もいるのではないでしょうか。これは、地球の重力に逆らって足の血液を心臓に戻すのに大きな負担を強いられるから起こる浮腫で、二足歩行の産物ともいえます。

内側のくるぶしの指二本分上の位置を５秒ほど押してみてください。もしも浮腫があると指の跡がくっきりと残ります。教科書的にいうと、１フィンガー・１インチ・１ミニット。つまり、１本の指で内側のくるぶしから2.54cmの位置を１分間圧迫し、下腿の浮腫を判定すると記載されています。また、妊娠期における体のむくみや泣いた後などに起こるまぶたの腫れも浮腫の仲間です。

動物病院でよくみる浮腫といえば、ワクチン接種後のムーンフェイスや猫の結膜炎などにみられる激しい結膜の腫れや膨化、角膜炎時にみられる角膜の膨化・白濁、手術部位周辺の腫れ、腫瘍などによるリンパ管の閉塞によるむくみなどがあげられます。静脈留置針設置時などに包帯やテープを強く巻きすぎた場合に肢端がパンパンに腫れてしまう現象も、血管内圧の上昇により血液中の水分が皮下組織にしみ出すことで生じる浮腫です。気を付けて設置しなければなりません。また、心不全時にみられる肺水腫や胸水、肝不全時の腹水も浮腫の仲間になります。

これらの浮腫は「間質液の量が過剰に増加した状態」と定義されます。

間質液の増量

犬や猫の体を構成している成分の最も大きな割合を占めるものが水分です。この水分には電解質や栄養素、代謝産物などが含まれ体液と呼ばれます。肥満や年齢にも左右されますが、生体の約60％をこの体液が占めています。この体液は大きく分けて体の３つの部分に以下のように分布します。

60％の体液の内訳は？
細胞内液：生体の約40％
間質液：生体の約15％
血漿：生体の約5％

間質液の量は通常一定に維持されていますが、この調節に不具合が起こると間質液が増加して浮腫の状態になります。小動物では正常範囲での増加と軽度の異常な増加を臨床的に見分けることは難しいといえますが、中程度から重度の増加（約30％）では間質液により起こる変化を判別することは容易といえます。しかし、多くの場合では、飼い主さんは、浮腫を主訴として来院するのではなく、浮腫による二次的な痛みや跛行（はこう）などの機能不全の治療を求めて来院します。

浮腫は、肺水腫のように直接生命を脅かすものから皮下浮腫のようにそれ自体が生命を脅かすことがほとんどないものもありますが、動物の健康を脅かす何らかの病気を知らせる危険信号として重要な臨床兆候といえます。

浮腫はどうして起こるの？

浮腫の原因

皮下補液や点滴漏れなどの外部からの要因を除いては、後に述べる5つの機序のいずれか1つまたは2つ以上の関与によって発症するといえます。正常な状態では、体液は毛細血管から間質へ濾過（ろか）され、同時に間質からリンパ管系へと流れ出ます。この一連の流れが一定に保たれることで普段は間質液の量が維持されています。

浮腫が起こっている場合は、**毛細血管から間質への濾過量が増加している、もしくは間質からリンパ管への流出量が減少している、もしくはその両方が組み合わさる状態**であるといえます（図15-1）。

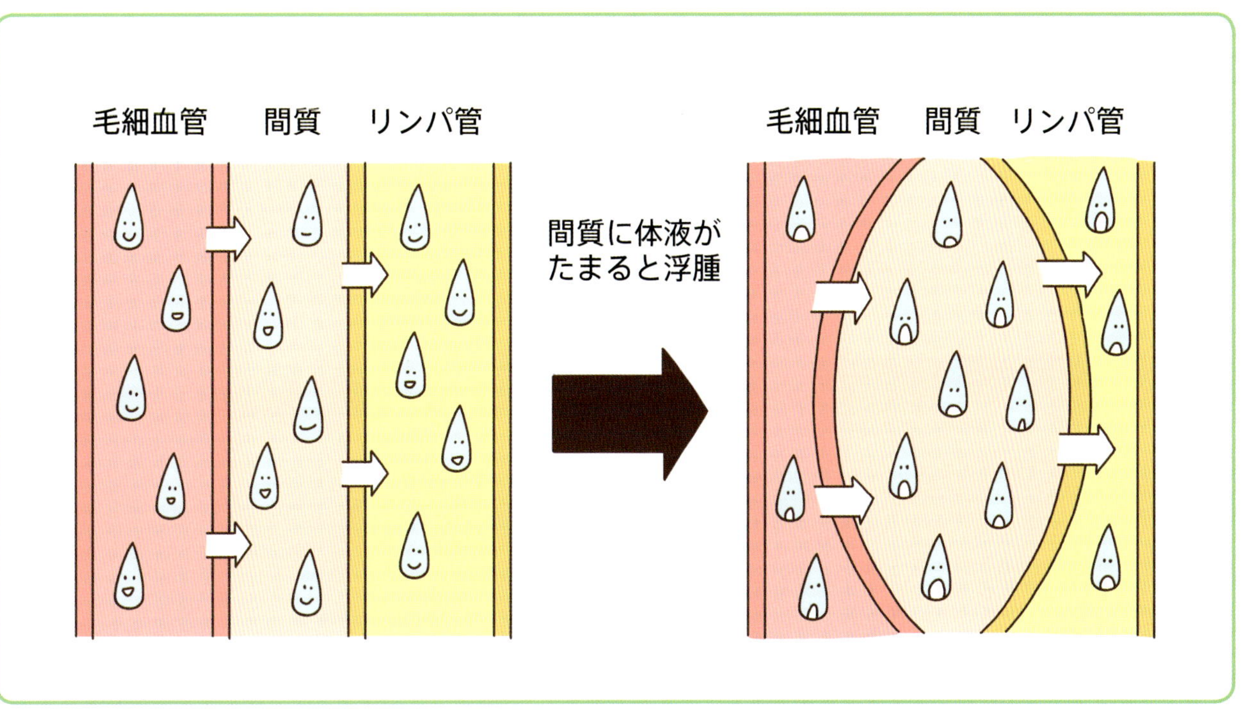

図15-1　体液の流れ

毛細血管から間質への体液の濾過量はさまざまな要因に影響されますが、その正味の濾過量は下記の等式により求めることができます。

$$F=K_{fc}[(P_c-P_i)-\sigma(\pi_c-\pi_i)]$$

F：正味の濾過量、Ｋfc：濾過係数、Ｐc：毛細血管静水圧、Ｐi：間質液静水圧、
σ：反射係数、πc：血漿膠質浸透圧、
πi：間質液膠質浸透圧

この公式を成り立たせているいくつかの要因に異常が起きると正味の濾過量が増加して浮腫が発生します。この式を簡単に説明すると以下のようにいえます。

①毛細血管と間質液の静水圧差の上昇。
→ 体液が血管外へしみ出す力が増えている状態。
②血漿膠質浸透圧の低下。
→ 体液を血管内へ保持する力が衰えている状態。
③濾過係数の増加。または反射係数の低下。
→ 血管壁から水やタンパクが血管外へ漏れやすくなっている状態。

以上３つが毛細血管からの濾過量増加の原因となります。そして、この３つの要因に

④間質からリンパ管への流出の異常。
→ 間質から体液が排出されない状態。
⑤間質ゲル基質の増加。
→ 体液を間質に保持する力が強い状態。

の２つの要因を加えたものが浮腫の発生要因の５つの因子といえます。

どんな病気がそれぞれの浮腫を起こすの？

①毛細血管と間質液との静水圧差の上昇

●心臓性浮腫

心臓の機能が低下してくると血液を全身に送り出しにくくなります。そして、右心系の機能が主に障害されると右心より前の肝臓をはじめとする全身に浮腫が生じたり、腹水が生じます。左心系の場合は左心より前の肺の高血圧により肺水腫が生じます。

➡例）フィラリア症、僧帽弁閉鎖不全症

●静脈炎や静脈血栓による浮腫

静脈の狭小化や閉塞によって血流が妨げられることにより浮腫が生じます。

●腫瘤による浮腫

癌などの腫瘤病変が血管を圧迫することで血流が妨げられることにより浮腫が生じます。

●腎臓性浮腫

腎臓の機能が低下することで、余分な水やナトリウムをうまく排泄できずに体にたまり、高血圧で浮腫が生じます。

➡例）ネフローゼ症候群

②血漿膠質浸透圧の低下

血漿タンパク濃度の低下による血漿膠質浸透圧の低下）が原因です。

●肝臓性浮腫

肝臓の機能が低下してくると、血液のなかに水分を留めておくのに必要なタンパク質であるアルブミンの合成が低下して血漿タンパク濃度が低下します。また、肝臓の血流が障害されてくるため肝門脈の血圧が上昇し、これによって浮腫が生じます。

➡例）肝硬変、肝炎、肝臓癌

●腎臓性浮腫

腎臓の機能が低下することにより、腎臓からタンパクが尿中に排泄されてしまうために低タンパク血症となります。その結果、血漿膠質浸透圧が下がり浮腫が生じます。

➡例）ネフローゼ症候群

●タンパク漏出性の浮腫

血漿タンパクが胃腸粘膜から胃腸管腔へ異常に漏出することによって起こる低タンパク血症を主な兆候とした症候群です。低タンパク血漿から浮腫を生じます。

➡例）慢性の炎症性腸炎、バセンジーにおける免疫増殖性腸症、消化管型リンパ腫、腸リンパ管拡張症など

●滲出性病変による浮腫

腹膜炎や大きな皮膚創がある場合などは、その滲出性病変部からタンパクを喪失するため浮腫を生じることもあります。

③濾過係数の増加や反射係数の低下

●透過性浮腫

濾過係数は毛細血管固有の水透過性の道しるべで、反射係数はタンパクの血管不透過性の道しるべです。毛細血管壁における水の透過性が上昇したり、タンパクの不透過性が低下すると、血管内に水やタンパクを保持できなくなりそれらが間質へと流出して浮腫が生じます。一般に透過性浮腫は炎症や感染の原発領域に限局して発生します。

➡例）火傷、凍傷、血管炎、血管外傷、毒素、感染、アレルギーなど

④リンパ管への流出減少

●リンパ浮腫（リンパ水腫）

リンパ管を流れるリンパ液は組織などでできた不要な体液やタンパク質を心臓に戻す役割を果たしていて、リンパ管への流出は体液と間質タンパクを除去または再循環する唯一の経路です。この経路に異常をきたすと間質液量が増加し、リンパ浮腫あるいはリンパ水腫と呼ばれる浮腫が発生します。

➡例）リンパ系の感染や腫瘍、あるいは他の腫瘍によるリンパ管の圧迫、外傷など

癌の治療では癌の転移を防ぐ目的で、病巣とリンパ節を一緒に切除するか、または、放射線でリンパ節の機能を失わせるのが一般的です。リンパ節がなくなるとリンパ液の流れが停滞、水分やタンパク質が皮下組織にたまり硬くなります。乳腺腫瘍などの手術でリンパ節を切除したために四肢がむくむのがまさにこのリンパ浮腫になります。

また、ヒトのフィラリア症はソ径リンパ付近にフィラリアが寄生するため、ソ径リンパ節支配領域のリンパの流れが傷害され、陰嚢や足に浮腫が起こります。この浮腫を起こした足が象のような外観になることから象皮症と呼ばれていることはよく知られています。

⑤間質基質ゲルの増加

●甲状腺機能低下症による浮腫（粘液水腫）

甲状腺機能低下症により間質のムコ多糖類含量が増加することがあります（粘液水腫）。これにより間質の水分保持力が高まります。この場合の浮腫は間質内の液が不動性なので押した場合もくぼみをつくらない硬い浮腫を示します。前述の浮腫とは特徴が異なりますが、これも浮腫の定義（前述）に当てはまります。

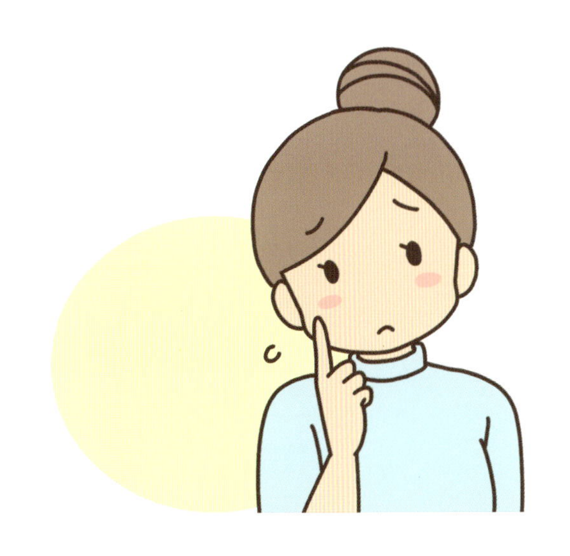

浮腫がある場合、飼い主さんから何を確認したらいい？

浮腫の稟告聴取

図15-2、図15-3は浮腫の状態ですが、このような場合、全体的な病歴や予防歴を聴取するのはもちろんのこと、下記のような浮腫に的をしぼった聴取も大切です。

・発生が急性かどうか
・浮腫の状態は初めてみつけたときと比べてどうか
・浮腫をみつける前にも痛みや機能不全はあったか
・外傷はあるか、またはその可能性
・毒物摂取の可能性
・ヘビや昆虫による刺傷の可能性
・体重の減少
・消化器障害の症状（下痢や嘔吐など）
・心疾患の症状（運動不耐性や咳、呼吸困難）
・腎疾患を思わせる変化（飲水量や排尿行動の変化）
・動物が投薬を受けているか

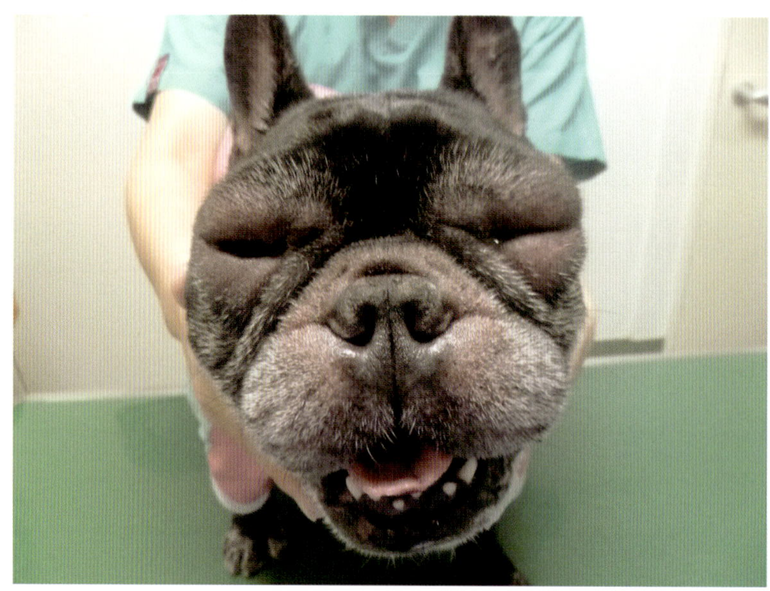

図15-2　フレンチ・ブルドッグの急性顔面浮腫

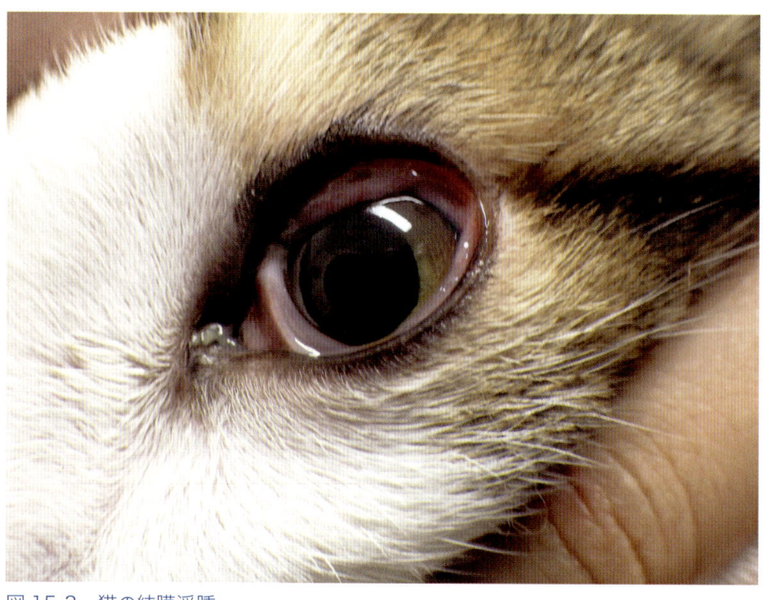

図15-3　猫の結膜浮腫

浮腫はどんな治療をするの？

治療は、浮腫を起こしている原因疾患に対して行います。しかし、遺伝的なリンパ系の欠損や原因疾患不明の浮腫の場合は原疾患の治療を行うことができません。この場合は、対症療法により浮腫の改善をはかることとなります。

低タンパク血症にはコロイド液を静脈点滴します。毛細血管圧上昇にはナトリウム制限や利尿剤、血管拡張薬を投与します。透過性浮腫ではステロイドやNSAIDsの投与を行います。また、マッサージによるリンパ流の改善や外から圧迫するストッキングをはかせることなどにも効果はみられます。

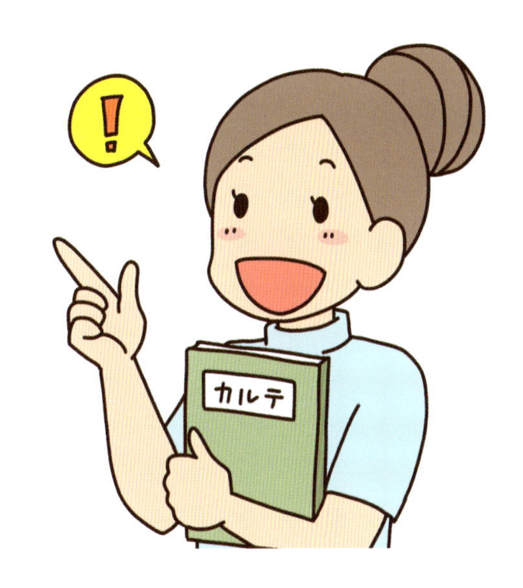

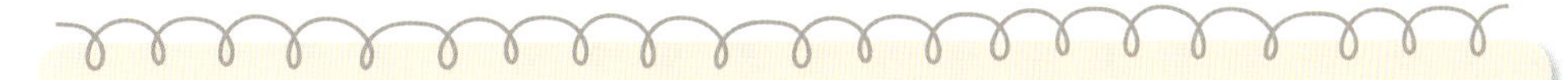

象皮症って何？

象皮病は重度の足の浮腫として有名ですが、これはリンパ浮腫の一つです。象皮症は乳癌や子宮癌などの手術でリンパ節を広い範囲で切除した場合や、ヒトのフィラリア寄生虫の感染によって起こります。ヒトのフィラリア症はフィラリアが直接リンパ管へ寄生するのでリンパ浮腫が代表的な症状としてみられます。ヒトのフィラリアは日本では撲滅に成功しましたが、中南米やアジア、アフリカなどの熱帯から亜熱帯にかけての感染が多く、世界中では約1億2千万人が感染しています。

症状としては、手足のむくみがまず現れ、そのまま放置すると皮膚がガサガサした状態になります。重症の場合はその部分を手術によって切除することもあります。

参考文献
1. プロベット（2000）；臨時増刊号 Vol.13 No.11, インターズー , 東京 .
2. 鈴木一由（2009）；小動物の輸液療法の最新情報 , インターズー , 東京 .
3. 亘　敏広ら（2002）;SA　medicine　19 号 , 腹水・浮腫 , インターズー , 東京 .
4. William F.Ganong(1969)；医科生理学展望 , 丸善 , 東京 .
5. Richard B.Ford 編 (1993); 小動物における臨床兆候と診断 , 文永堂出版 , 東京 .

症状編 8

黄疸

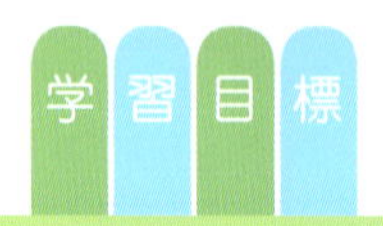

- 黄疸が起こるしくみを正しく理解する。
- 黄疸をまねく病気にはどんなものがあるかを学ぶ。

執筆・白石　健（パンダ動物病院）

黄疸は取っつきにくいテーマですが、一度そのシステムを理解してしまえば、黄疸という症状からいくつかの原因となる病気がパッと頭に浮かぶようになります。ちょっとした不注意から難病まで、黄疸をまねく原因はさまざまであることを勉強しましょう。

黄疸って何？

特定の病態の犬や猫では白目（強膜）や皮膚、粘膜が黄色を帯びてみえるようになります。これを黄疸といい、血液中に黄色い色素であるビリルビンが過剰になることで起こります。

肉眼的に黄疸を判別できる場合は、**血清ビリルビン濃度が2mg/dL以上になっている**といえます。

ビリルビンの排出

ビリルビンの大部分は老朽化した赤血球中のヘモグロビンの分解によって生成されます。老朽化した赤血球は脾臓や肝臓、骨髄などへ運ばれます。ここで赤血球中のヘモグロビンはヘムとグロビンに分解された後、ヘムから鉄が離れてビリルビンへと変わります。ここでグロビンと鉄は再利用されますが、ビリルビンは図16-1のような過程で処理されます。

ヘモグロビンから生成されたビリルビンは、脂溶性のため水に溶けにくい状態です。この段階のビリルビンは非抱合型（間接）ビリルビンと呼ばれます。非抱合型ビリルビンはアルブミンと結合し、血流に乗って肝臓へ運ばれます。血液中から肝臓内へ取り込まれたビリルビンは、グルクロンサン抱合を受けて水溶性である抱合型（直接）ビリルビンとなります。抱合型ビリルビンはコレステロールやリン脂質、胆汁酸塩とともに胆汁中に排泄されます。

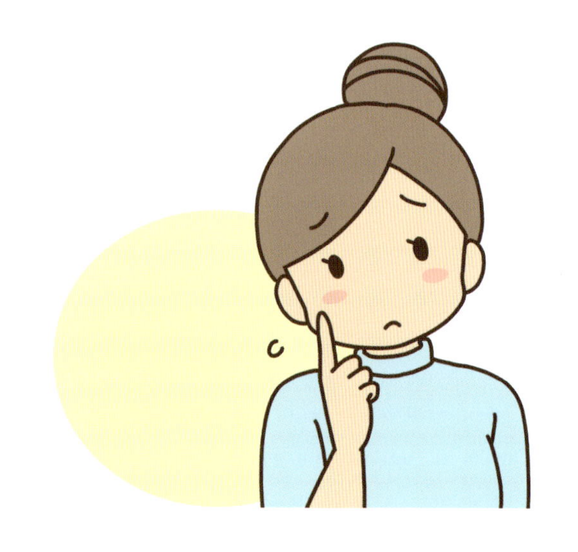

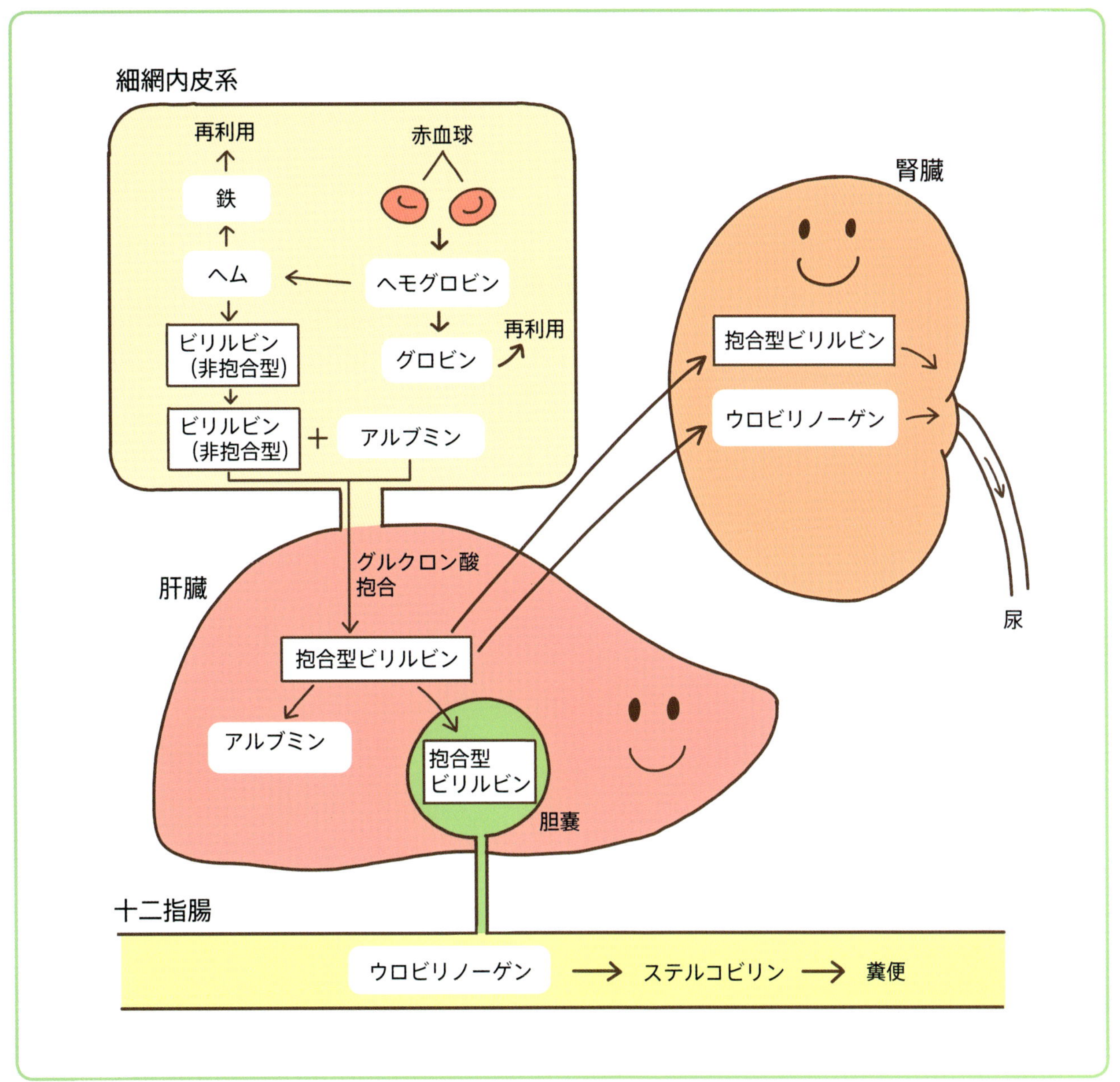

図 16-1　ビリルビンの処理過程

なんだか体が黄色いとき

黄疸はその原因物質であるビリルビンの黄色が症状としても現れ「黄疸」という名前の由来になっています。私たちも日常生活のなかで身体が黄色く変化することがあります。足をぶつけたときなどにできてしまう「アザ」がありますが、アザは皮膚の下で組織が損傷して出血した状態です。皮下に出血していますので最初は赤い色をしています。しかしその色は時間とともに「赤→青→黄」に変化していきます。これはアザの部分に残る血液中のヘモグロビンがヘム、そしてビリルビンに変化することによります。皮膚が黄色くなってびっくりするかもしれませんが、アザがもうすぐ治る証なので心配いりません。

また、ミカンをたくさん食べた後に皮膚が黄色くなります。あれはビリルビンの黄色ではなくみかんに含まれるカロテンという成分によるもので、食べるのを控えれば治ります。カロテンはカボチャやニンジン、ブロッコリーなどにも多く含まれますので食べ過ぎると皮膚が黄色くなります。

黄疸はどうして起こるの？

黄疸の原因が血中ビリルビン濃度の上昇であること、さらにビリルビンの生成・処理過程がわかれば、黄疸の理由は意外と簡単にみえてきます。ここでは黄疸を３つのタイプに分類し、それぞれについていくつかの病気を紹介します。

①溶血性黄疸

●状態

ビリルビンがつくられ過ぎてしまうケース。つまり赤血球が過剰に分解されて血中ビリルビン濃度が上昇してしまう黄疸を「溶血性黄疸」（図 16-2）と呼びます。ビリルビンの肝臓への取り込み以前に問題があることから、肝前性黄疸とも呼ばれます。

●溶血性黄疸の原因となる疾患

以下が考えられます。

・毒物や薬物の摂取：タマネギ、アセトアミノフェン（ヒト用風邪薬など）、プロピレングリコール（半生フードなど）、ナフタリン（防虫剤）
・寄生虫の赤血球への寄生：バベシア症、ヘモプラズマ症
・血球破壊：脾臓の腫瘍、急性フィラリア症（大静脈症候群）、免疫介在性溶血性貧血
・赤血球の欠陥：ピルビン酸キナーゼ欠乏症

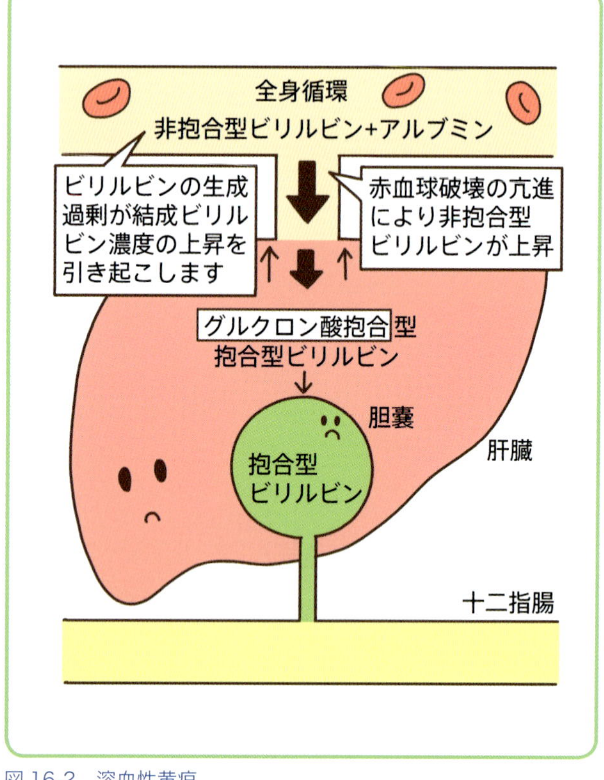

図 16-2　溶血性黄疸
ビリルビンの生成過剰が血清ビリルビン濃度の上昇を引き起こします。

②肝性黄疸

●状態

肝臓でビリルビンの取り込み、肝臓内輸送、グルクロンサン抱合、排泄などの障害が起きることによる黄疸を「肝性黄疸」（図 16-3）といいます。

●肝性黄疸の原因となる疾患

以下が考えられます。

・肝炎（ウイルス、細菌、薬物）
・肝硬変

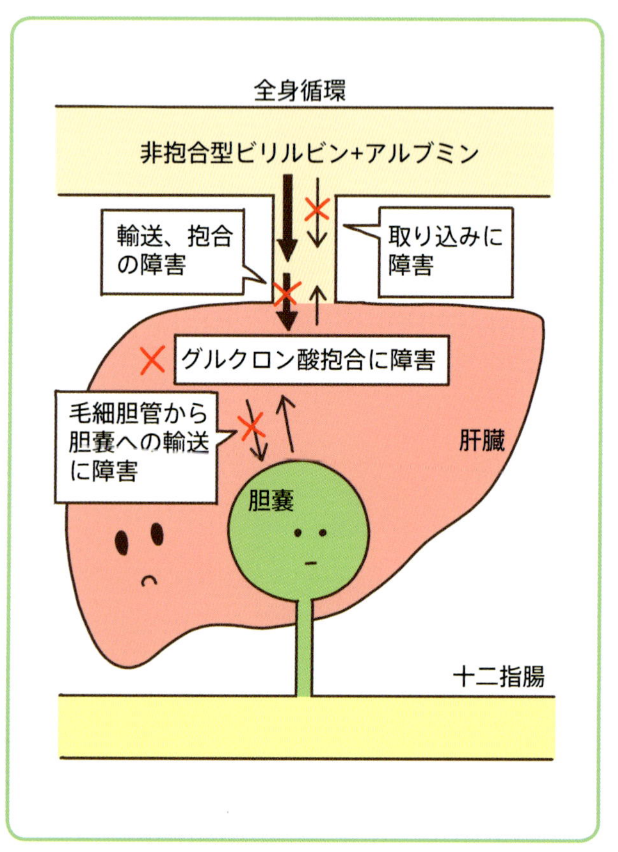

図 16-3　肝性黄疸

- 肝腫瘍、他の腫瘍肝転移
- 肝リピドーシス（猫）
- コルチコステロイドなどによる胆汁うっ滞

③閉塞性黄疸

●状態

総胆管の閉塞によるビリルビンの逆流によって起こる黄疸を「閉塞性黄疸」と呼びます。肝臓でのビリルビン処理後に問題があるため「肝後性黄疸」（図16-4）ともいいます。総胆管が完全に閉塞した場合は、数時間以内に血清ビリルビン濃度は上昇します。

●閉塞性黄疸の原因となる疾患

以下が考えられます。

- 胆石症
- 胆泥症（たんでいしょう）
- 胆管炎
- 肝臓、胆嚢、胆管、脾臓、十二指腸の腫瘍
- 膵炎

以上のように大きく3つに分けると、多種多彩な黄疸を示す疾患もわりと簡単に理解できるようになります。

日頃の診断のなかで黄疸へのアプローチが必要な場合を、以下にあげました。

▶黄疸へのアプローチが必要なのはいつ？

① 主訴として黄疸がある場合
② 身体検査で黄疸がみつかった場合
③ 血液検査時に黄疸がみつかった場合
④ 尿の黄色が強い場合
⑤ 尿中にビリルビン血症が検出された場合（図16-5）

以上のようなときには、血清ビリルビン濃度の測定および病因へのアプローチが必要です。実際は、黄疸を主訴として来院するケースは少なく、多くの場合は原因疾患に付随するその他の症状を主訴とします。しかし、私たちが身体検査や排泄物の世話のときなどに少しだけその色を意識することで、黄疸とその原因疾患発見の手助けをすることができるといえます。

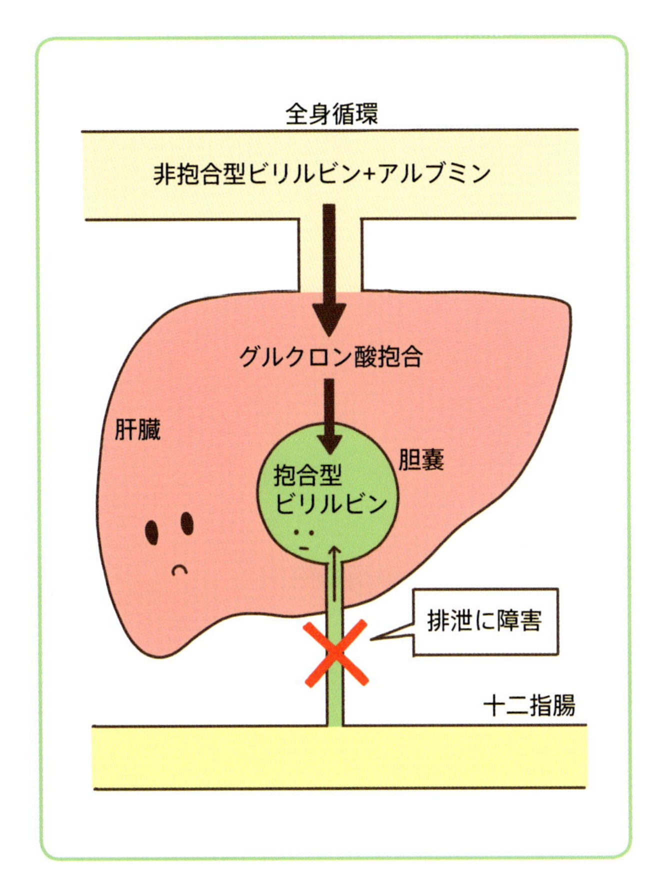

図16-4　閉塞性黄疸

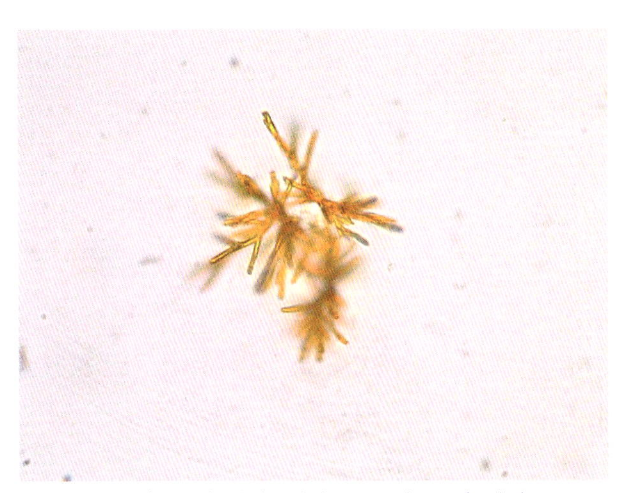

図16-5　高ビリルビン血症で生成されるビリルビン血症
（写真提供：皆上大吾先生　日本獣医生命科学大学）

症状編 9

アシドーシス・アルカローシス

学習目標
- 酸塩基平衡とは何かを正しく理解する。
- 酸塩基平衡の異常の分類とその状態を理解する。

執筆・白石　健（パンダ動物病院）

私たち人間が夏場の暑さに汗が出るというのは、体が体温を調節するために備えている機能によるものです。発汗の他にも動物には体の秩序を一定に保とうとするさまざまな機能があり、これはホメオスタシスと呼ばれています。今回は、そのホメオスタシスの一つである酸塩基平衡についてのお話になります。

酸塩基平衡（さんえんきへいこう）って何？

血液のpH

動物の血液のpHは生体の働きによって、7.35～7.45という非常に狭い範囲内に維持されています。内外からさまざまな刺激を受けたとしても、血液のpHを一定に保つために体の緩衝（かんしょう）作用が働いて、酸とアルカリがバランスよく存在するように調節します。このバランスを酸塩基平衡といいます。酸塩基平衡が崩れて正常範囲を下まわり、体が酸性側に傾く病態を「アシドーシス」、上まわってアルカリ側に傾く病態を「アルカローシス」と呼んでいます。

化学的なpHの中性は7ですが、**動物の血液では7.4が中性値**になります。血液のpHの導き方を説明すると、とても煩雑（はんざつ）なので、本書では、以下に結論をより簡潔に示すことにします。

酸塩基平衡の理論は、物理化学者のヘンダーソンとハッセルバルヒによる数式によって説明されています。

血液の酸と塩基のバランスは以下の式で示される炭酸-重炭酸緩衝系によって調節されています。

$$H_2O + CO_2 \Leftrightarrow H_2CO_3 \Leftrightarrow H^+ + HCO_3^- \cdots (\mathrm{I})$$

この式においてCO_2が増加すれば反応が右に進み、HCO_3^-が増加すれば反応が左に進んでバランスを保とうとします。

途中式は省略しますが、（Ⅰ）式を変形して得られる下記の式が血液のpHを示しています。

$$pH = 6.1 + \log[HCO_3^-] / [PCO_2] \times 0.031 \cdots (\mathrm{II})$$

（37℃において）

※ HCO_3^-：重炭酸、PCO_2：二酸化炭酸分圧

この式だけだとまだ複雑でわかりにくいのですが、（Ⅱ）式にみられる6.1や0.031という数字は定数で変化しません。次に、変化する値に注目すると、それは$\log[HCO_3^-]/[PCO_2]$だけになります。さらに、

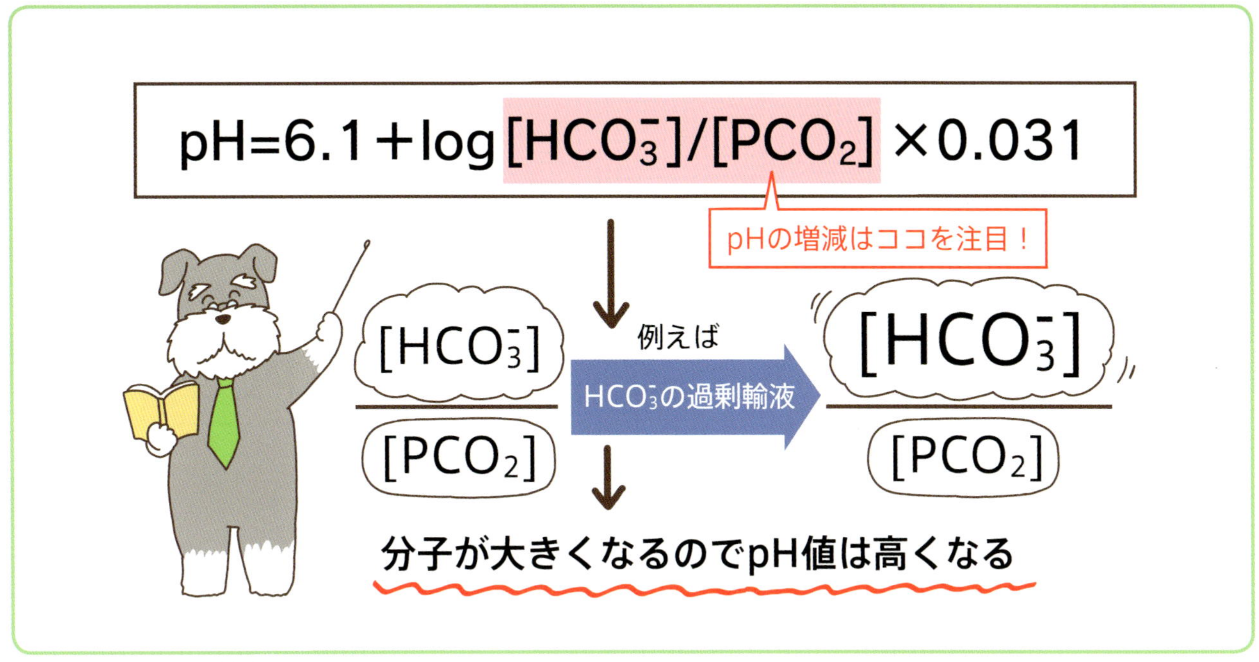

図 17-1　血液の pH の増減

値の増減だけに注目すればlogは無視できますので、分数$[HCO_3^-]/[PCO_2]$だけがpHの変化に関与していることがわかります。

例えば、HCO_3^-の過剰輸液によって血液中の$[HCO_3^-]$が増加すれば、分子が大きくなるので、pH値は高くなり体はアルカリ性に傾きます。つまり、アルカローシスであると判断できるのです（図 17-1）。

酸塩基平衡の異常にはどんなものがあるの？

アシドーシスとアルカローシスの分類

血液のpHは$[HCO_3^-]/[PCO_2]$によって決定されることを示しましたが、その調節は腎臓と肺によって行われています。**$[HCO_3^-]$の調節は主として腎臓が、$[PCO_2]$は肺が行います。**

血液中の$[HCO_3^-]$が変化してpHが変動することを代謝性変化と呼びます。代謝性変化のほとんどに腎臓が関与していますが、他にも糖尿病による酸の過剰生産などが原因になることもあります。代謝性変化によるアシドーシスとアルカローシスをそれぞれ**代謝性アシドーシス**、**代謝性アルカローシス**と呼びます。

一方、$[PCO_2]$が変化してpHが変動することを呼吸性変化と呼び、肺が関与しています。呼吸性変化によるアシドーシスとアルカローシスをそれぞれ**呼吸性アシドーシス**、**呼吸性アルカローシス**と呼びます。

▶酸塩基平衡異常は４つ

- 代謝性アシドーシス
- 代謝性アルカローシス
- 呼吸性アシドーシス
- 呼吸性アルカローシス

●代謝性アシドーシス

代謝により酸性の物質が過剰に産生される、あるいは腎不全などが原因で酸が排泄されないことにより血液中のH^+が増加します。この病態では、HCO_3^-が中和のために消費されるためHCO_3^-が減少してしま

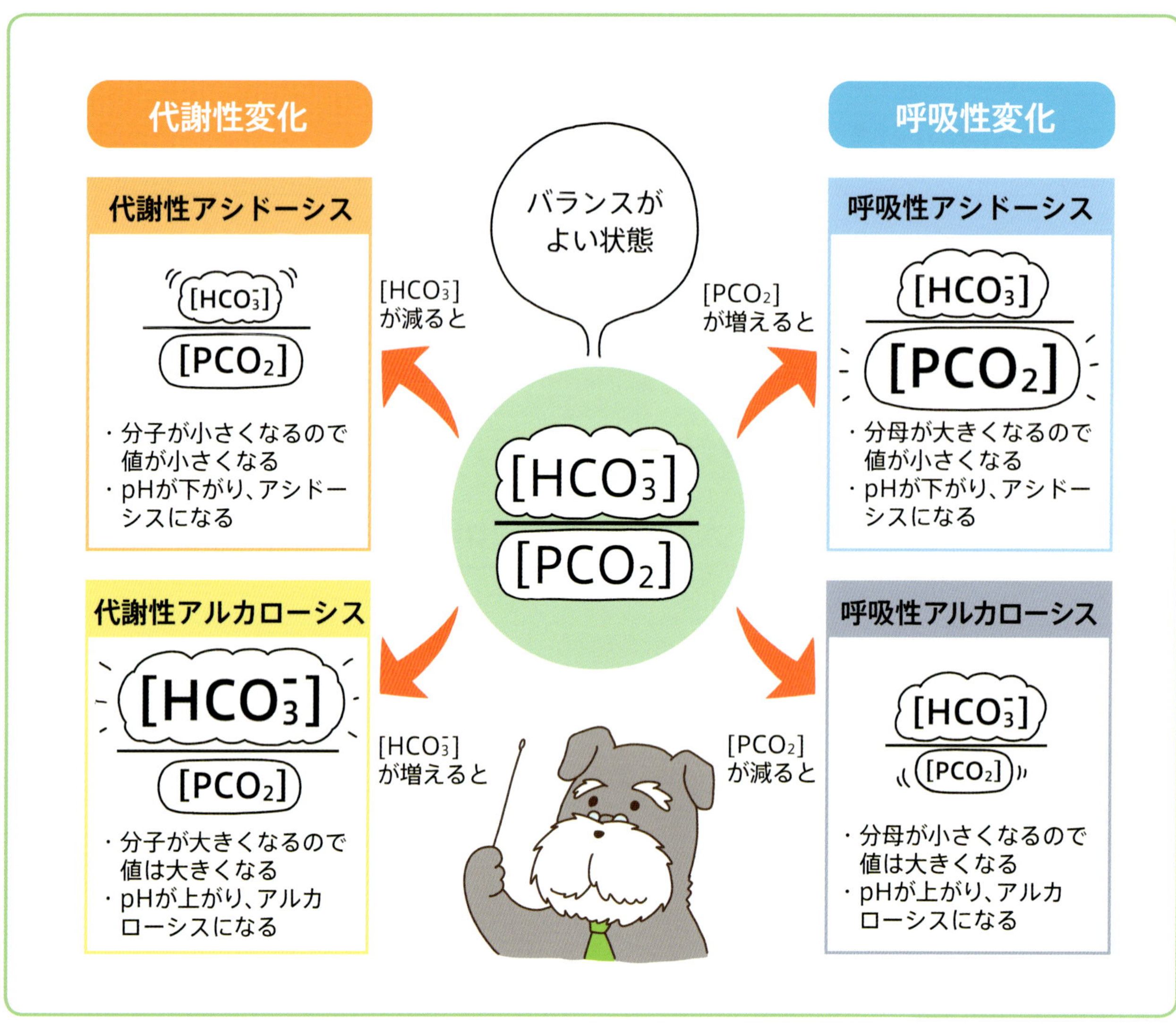

図 17-2　pH の変化

います。また、重度の下痢により HCO_3^- 自体が排泄されてしまうことによっても起こります。動物では最も出会う可能性が高い酸塩基平衡異常です。腎不全や糖尿病、肝疾患、痙攣（けいれん）、重度下痢など多くの疾患が原因になります。

●代謝性アルカローシス

点滴などにより重炭酸塩を過剰に摂取したり、嘔吐で胃酸を体外に失ったことにより血液中の HCO_3^- が過剰となります。また、利尿剤の投与やカリウムの欠乏によっても引き起こされます。

<酸（[H^+]）が失われると [HCO_3^-] が増える理由>

（Ⅰ）式　$H_2CO_3 \Leftrightarrow H^+ + HCO_3^-$

（Ⅰ）式において [H^+] が減少すると、減った [H^+] をつくるために矢印の右への反応が進み、結果として HCO_3^- が増加します。

●呼吸性アシドーシス

呼吸器疾患や循環器疾患による換気能力の低下や、鎮静剤の投与による呼吸抑制効果などにより喚起不全が起こると、血液中に二酸化炭素（CO_2）が蓄積します。

●呼吸性アルカローシス

肺の過換気により、血中の二酸化炭素が減少した場合に起こるアルカローシスで、ヒトだと過喚起症候群が知られています。動物では通常、遭遇する状況はまれだと考えられますが、麻酔中の過剰な人工呼吸などが原因になりえます。

以上の４つの酸塩基平衡異常の pHの変化について図 17-2に示しました。

アシドーシス、アルカローシスはどんな治療をするの？

アシドーシス、アルカローシスの治療は原疾患の治療が主体となりますが、同時に酸塩基平衡異常を補正することが大切になります。

代謝性変化

①代謝性アシドーシス

多くが原疾患の治療により改善が望めますが、重度の場合は炭酸水素ナトリウム（メイロン）の投与を行いHCO_3^-の不足を補います。ただし、原疾患の治療によるアシドーシスの改善を考慮し、メイロンの使用によるアルカローシスを招かないように注意する必要があります。

②代謝性アルカローシス

通常は[HCO_3^-]は直ちに腎臓で排泄されるので、代謝性アルカローシスが継続することはありません。代謝性アルカローシスが存在する場合は、代謝性アルカローシスを維持しようという働きが存在するといえます。そのため、治療には嘔吐などの原因疾患の治療とともに、代謝性アルカローシスを維持する要因を除去する必要があります。代謝性アルカローシスを維持する要因には、循環量の減少や低カリウム血症、低クロール血症、クッシング症候群があります。

呼吸性変化

③呼吸性アシドーシス

低換気の改善として酸素治療、人工呼吸などを行います。酸素投与による呼吸抑制を防ぐために呼吸促進剤を投与することもあります。

④呼吸性アルカローシス

人工呼吸を調節するなどして、過剰な換気を防止します。

酸塩基平衡は目立たない分野ではありますが、輸液療法の肝（きも）となることもある重要なものです。本項が、皆さまの酸塩基平衡理解の一助になればうれしく思います。

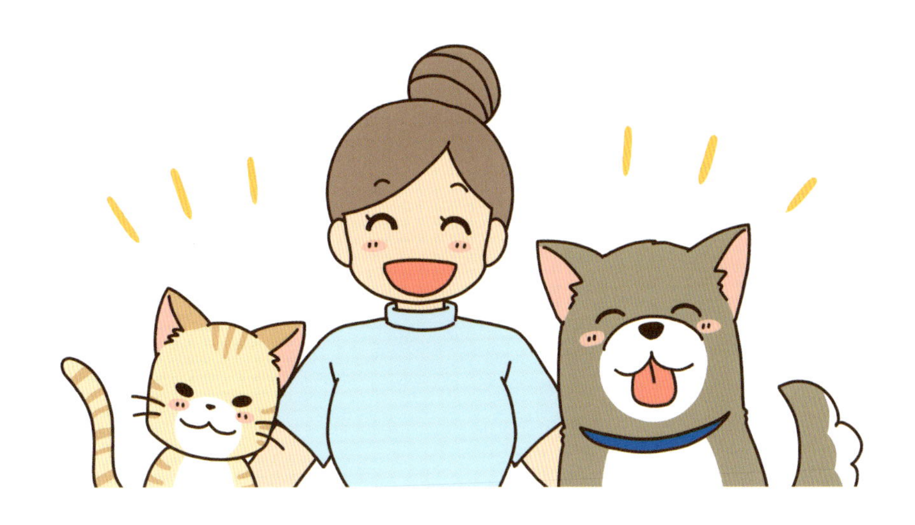

さくいん 索引

【あ】

【い】

【う】

【え】

【お】

【か】

【き】

【く】

【け】

【こ】

【さ】

【し】

【す】

【せ】

【そ】

【た】

【ち】

【つ】

【て】

【と】

【な】

【に】

【ね】

【の】

【は】

【ひ】

【ふ】

【へ】

aS BOOKS

今さら聞けない!?
動物医療の基礎知識
予防・症状編

2017年 9 月15日　第1版第1刷発行
2017年12月14日　第1版第2刷発行
2019年 6 月10日　第1版第3刷発行
2021年11月29日　第1版第4刷発行
著者　呰上真理、東　真理子、小沼　守、兼島　孝、栗田吾郎、佐伯英治、白石　健、戸田功、古谷　成、堀　達也、万年和明（五十音順）
編集　aS編集部
発行者　西澤行人
発行所　株式会社EDUWARD Press
〒194-0022　東京都町田市森野1-27-14
サカヤビル2F
編集部　Tel.042-707-6138　Fax.042-707-6138
業務部（受注専用）Tel. 0120-80-1906 Fax. 0120-80-1872
振替口座　00140-2-721535
E-mail　info@eduward.jp
Web Site　https://eduward.online/　（オンラインショップ）
https://www.eduward.jp/　（コーポレートサイト）

表紙・本文デザイン・DTP　秋山智子
イラスト・図　松井美那枝
図（p.37 図5-5）　邑上真澄
印刷・製本　株式会社シナノパブリッシングプレス

ISBN978-4-89995-998-4 C3047